临床护理一本通

神经外科临床护理

主　审　郭　明

主　编　丁淑贞　于桂花

副主编　于　霓　苏丽萍　韩　姝　田　雪

编　者（以姓氏笔画排序）：

丁淑贞　于　冰　于　霓　于桂花　王庆华

田　雪　苏丽萍　李　岩　李　硕　李世博

吴　爽　张　彤　赵瑾瑶　姜　艳　费　娜

凌　峰　高艳萍　桑　甜　韩　姝　翟　艳

U0276751

中国协和医科大学出版社

图书在版编目（CIP）数据

神经外科临床护理／丁淑贞，于桂花主编. —北京：中国协和医科大学出版社，2016.4

（临床护理一本通）

ISBN 978-7-5679-0439-2

Ⅰ．①神… Ⅱ．①丁… ②于… Ⅲ．①神经外科学－护理学

Ⅳ．①R473.6

中国版本图书馆 CIP 数据核字（2016）第 053308 号

临床护理一本通

神经外科临床护理

主　　编：丁淑贞　于桂花
策划编辑：吴桂梅
责任编辑：刘　婷

出版发行：**中国协和医科大学出版社**
　　　　　（北京东单三条九号　邮编 100730　电话 65260431）
网　　址：www. pumcp. com
经　　销：新华书店总店北京发行所
印　　刷：北京玺诚印务有限公司

开　　本：710×1000　　1/16 开
印　　张：26.75
字　　数：400 千字
版　　次：2016 年 10 月第 1 版
印　　次：2017 年 8 月第 2 次印刷
定　　价：56.00 元

ISBN 978-7-5679-0439-2

前　言

护理学是将自然科学与社会科学紧密联系起来的为人类健康服务的综合性应用学科。随着医学科学的迅速发展和医学模式的转变，医学理论和诊疗护理不断进行更新，护理学科领域发生了很大的变化。"临床护理一本通"旨在为临床护理人员提供最新的专业理论和专业指导，帮助护理人员熟练掌握基本理论知识和临床护理技能，提高护理质量，是对各专科临床护理实践及技能给予指导的专业参考书。

近年来，神经外科医学技术飞速发展，护理服务模式发生了巨大的变化，其护理知识与要求也应随之相应地提高和完善。为了促进广大神经外科医务人员在临床工作中更好地认识、了解神经外科疾病，普及和更新神经外科的临床及护理知识，从而满足神经外科专业人员以及广大基层医务工作者的临床需要，结合临床经验，我们编写了这本《神经外科临床护理》。

本书在概述了神经外科专业常见病和多发病的临床表现、辅助检查、治疗原则等的基础上，重点阐述了相关疾病的护理评估、护理诊断、护理措施及健康教育等内容。语言简洁，内容丰富，侧重临床护理的实用性和可操作性，力求详尽准确。本书适合神经外科及相关专业广大医护人员使用。

由于时间仓促，编者经验水平有限，不足之处在所难免，恳请读者批评指正。

编　者

2016 年 1 月

目　录

第一章　神经外科护理查体

一、一般表现

1. 发育状态

（1）标准（理想）体重（kg）：可根据公式计算：体重(kg)＝身高(cm)－105。超过 20% 为肥胖，偏低 10% 为消瘦。

（2）体质指数（BMI）：体重（kg）／身高（m²）。<18.5 为消瘦，≥25 为肥胖。

2. 营养状态

根据皮肤、毛发、皮下脂肪（前臂屈侧或上臂背侧下 1/3 皮下脂肪充实度）、肌肉强度、体重变化及体质指数等判断，分为营养良好、营养中等和营养不良。

营养不良的常见原因有：①摄入与消化障碍：见于消化系统疾病、肾衰竭、神经系统病变等。②消耗增加：见于肿瘤、结核、糖尿病、甲状腺功能亢进症等。

3. 意识形态

根据大脑功能被抑制的程度分为：嗜睡、意识模糊、昏睡、昏迷（浅昏迷、深昏迷）。其主要特征为：①嗜睡：可唤醒，并可正确应答。②意识模糊：可唤醒，但存在定向力障碍。③昏睡：强刺激可唤醒，但不能正确应答，并迅速陷入睡眠状态。④昏迷：不能唤醒；浅昏迷时生理和病理反射可引出，压眶有反应；深昏迷时所有反射消失，压眶无反应。谵妄是一种特殊的意识形态，患者表现亢奋、并有定向力障碍。

4. 面容

面容包括急性病容、慢性病容、二尖瓣面容、肝病面容、甲状腺功能亢进症面容、贫血面容、黏液性水肿面容（甲状腺功能减退）、肢端肥大症面容、满月面容（库欣综合征）、苦笑面容（破伤风）等。

5. 体位

体位包括自动体位、被动体位和强迫体位。常见的强迫体位有：①强迫坐位（端坐呼吸）：见于急性左心衰竭、严重哮喘或者慢性阻塞性肺疾病（COPD）发作。②强迫仰卧位：见于急性腹膜炎。③辗转体位：

见于肠痉挛、泌尿系结石、胆道蛔虫病。④强迫蹲位（蹲踞）：见于先天性发绀型心脏病。⑤强迫停立位：见于心绞痛、下肢动脉狭窄。⑥角弓反张位：见于破伤风、脑膜炎。

二、皮肤及黏膜检查

1. 颜色

皮肤颜色深浅与皮内色素量的多少、皮肤厚度、毛细血管的分布、血液充盈度、血红蛋白多少及皮下脂肪的薄厚等均有关，另外亦与职业、阳光照射的程度和时间有关。在检查时应注意暴露部位与不暴露部位对比；与皮肤横纹、褶皱部位对比；与黏膜、巩膜、舌、唇、手足掌、指甲等处对比。

（1）苍白：表现为全身皮肤、黏膜苍白，可因各种原因的贫血及末梢毛细血管痉挛或者充盈不足所致。

（2）发红：见于发热性疾病如肺炎、肺结核、猩红热等，亦可见于阿托品及一氧化碳中毒时。持续发热见于库欣综合征及真性红细胞增多症和部分皮肤病患者。

（3）发绀：较明显部位是口唇、舌、耳垂、面颊、肢端及甲床等。

（4）黄染：表现为皮肤、黏膜呈黄色，包括：①黄疸：轻者仅见于巩膜及软腭黏膜，严重时皮肤才会出现黄染。②胡萝卜素增高。

（5）色素沉着：表现为全身或者部分皮肤色素加深，见于肾上腺皮质功能减退、肝硬化、肝癌、肢端肥大症、黑热病及某些药物应用等。

（6）色素脱失：表现为全身或者部分皮肤色素脱失，色泽变浅。全身色素脱失见于白化病；部分皮肤色素脱失见于白癜风和可能成为癌变前的白斑。

2. 湿度与出汗

（1）全身多汗：见于风湿病、布氏杆菌病等。夜间睡眠中出汗而醒后汗止者为盗汗，是活动性结核的特征。

（2）半身多汗：见于中枢神经系统疾病。

（3）局部多汗：见于交感神经兴奋。

3. 弹性

皮肤弹性与年龄、营养状态、皮下脂肪及组织间隙内所含液体量的多少有关。检查皮肤弹性时用示指和拇指将皮肤捏起，然后松开。皮肤弹性良好时在手捏后很快恢复常态，弹性减退时褶皱持久不消。

4. 皮疹

发现皮疹时应注意其形态色泽、分布部位、发展顺序、表面情况、存在时间及有无自觉症状等。常见皮疹有斑疹、丘疹、斑丘疹、玫瑰疹、荨麻疹、疱疹等。

5. 紫癜

紫癜是病理状态下的皮肤下出血，直径 2~5mm，如直径<2mm 称为淤点及出血点，＞5mm 称为淤斑。

6. 皮肤脱屑

麻疹时为米糠样脱屑；猩红热时为片状脱屑；银屑病时为银白色的鳞状脱屑。

7. 蜘蛛痣与肝掌

蜘蛛痣是由一支中央小动脉和很多向外辐射的细小血管形成，形如蜘蛛。检查时用火柴棍压迫中央，周围扩张的小血管充血消失，多出现在上腔静脉分布的区域内，见于急、慢性肝炎及肝硬化患者。慢性肝病患者的手掌面大小鱼际、指腹处手指根部皮肤发红，压之褪色称之为肝掌。

8. 水肿

水肿是皮下组织水肿及组织间隙内液体聚集过多时的表现，一般多观察眼睑、小腿胫骨前、踝骨。卧位患者应注意枕部及腰骶部。轻度水肿用手指按压后呈凹陷；非压凹性水肿见于黏膜性水肿和象皮肿。

9. 皮下结节

除视诊可发现的皮下结节外，较小的结节必须靠触诊才能发现，发现结节时应注意其部位、大小、数目、硬度、活动度、有无压痛及其表面皮肤颜色等。临床常见的皮下结节有风湿小结、结节性红斑、痛风结节、Osler 小结等。

10. 瘢痕

瘢痕是指真皮或其深部组织外伤、病变或者手术切口愈合后结缔组织增生所形成的斑块。临床上有萎缩性瘢痕和增生性瘢痕，瘢痕的存在常为患者曾患过某些疾病提供了证据。

11. 毛发

应注意毛发的色泽、脱落、丛生、分布状况。

三、淋巴结检查

正常淋巴结的直径一般不超过 1cm，因不同部位而异，一般无压痛。

1. 正常浅表淋巴结的组成

（1）头颈部淋巴结：包括耳前淋巴结、耳后淋巴结、枕后淋巴结、颌下淋巴结、颏下淋巴结、颈前淋巴结、颈后淋巴结、锁骨上淋巴结。

（2）上肢淋巴结：包括腋窝淋巴结、滑车上淋巴结。

（3）下肢淋巴结：包括腹股沟淋巴结、腘窝淋巴结。

2. 浅表淋巴结的检查

（1）检查顺序：为颌下、颈部、锁骨上窝、腋窝、滑车上、腹股沟等。检查中若发现肿大淋巴结，应注意其部位、大小、形状、数目、硬度、活动度、有无压痛、表面特点、与周围组织有无粘连及局部皮肤有无红肿、瘢痕、窦道等情况。

（2）检查方法

1）颌下：右手扶患者的头部，使头倾向右前下方，再以左手（四指并拢）触摸右颌下淋巴结，同法用右手检查左颌下淋巴结。

2）颈部：双手四指并拢，同时检查左右两侧，每侧以胸锁乳突肌为界，分前后两区，依次检查。

3）锁骨上窝：双手四指并拢，分别触摸两侧锁骨上窝处。

4）腋窝：先让被检查者将左上肢稍向外展，前臂略屈曲，用右手并拢四指，稍弯曲，插入患者腋窝深处，沿胸壁表面从上向下移动进行触摸，同法用左手检查患者右腋窝。

5）腹股沟：患者平卧，下肢伸直，用手触摸。

6）滑车上：左手扶托被检查者前臂，以右手在滑车上部分由浅入深地进行触摸。

四、头、颈部检查

1. 头部

检查头颅大小、外形和头部器官。头部器官检查包括：

（1）眼：眉毛（脱落）、眼睑（水肿、下垂）、结膜（苍白、充血、出血点、水肿）、巩膜（黄染）、角膜（溃疡）、眼球（突出、运动、震颤）、瞳孔（大小、形状、对光反应）。

（2）耳：外耳道（分泌物）、乳突（压痛）。

（3）鼻：鼻道（分泌物）、鼻窦（压痛）。

（4）口腔：口唇（颜色、疱疹）、口腔黏膜（色素沉着、斑疹）、舌（颜色、运动、舌苔）、扁桃体（大小、渗出物）。

2. 颈部

（1）颈部：活动、颈抵抗、颈部血管（静脉怒张、动脉杂音）。

（2）甲状腺：大小、对称性、软硬度、结节。

（3）气管：气管移位。

五、胸部检查

1. 视诊

包括胸廓形态、呼吸运动、呼吸的频率和节律、呼吸时相变化。

（1）胸廓形态

1）正常胸廓形态：两侧对称、椭圆形，前后径与左右径之比约为1:1.5。

2）异常胸廓：①桶状胸：前后径:左右径≥1，同时伴肋间隙增宽，见于肺气肿。②佝偻病胸：为佝偻病所致胸廓改变。包括佝偻病串珠、漏斗胸、鸡胸。③脊柱畸形所致胸廓畸形：脊柱前凸、后凸或者侧弯均可造成胸廓形态异常。见于脊柱结核、外伤等。④单侧胸廓形态异常：a. 单侧胸廓膨隆，见于大量胸腔积液、气胸等。b. 单侧胸廓塌陷，见于胸膜肥厚粘连、大面积肺不张、肺叶切除术后等。

（2）呼吸运动

1）正常呼吸运动：胸式呼吸多见于成年女性；腹式呼吸多见于成年男性及儿童。

2）呼吸运动类型变化及其临床意义：①胸式呼吸减弱或消失：见于肺及胸膜炎症、胸壁或肋骨病变。②腹式呼吸减弱或消失：见于腹膜炎、大量腹水、肝及脾极度增大、腹腔巨大肿物、妊娠。

3）呼吸运动强弱变化的临床意义：①呼吸浅快：见于肺、胸膜疾患及呼吸肌运动受限（膈肌麻痹、肠胀气、大量腹水）。②呼吸深快：见于剧烈运动、情绪激动、库斯莫尔呼吸（Kussmaul rpspiration）（代谢性酸中毒）。

4）两侧呼吸动度变化：两侧呼吸动度不对称，提示呼吸动度弱的一侧有病变影响该侧的通气量，如肺炎、腹膜炎、胸膜炎、胸腔积液、气胸等。

（3）呼吸的频率和节律

1）正常人呼吸运动的频率和节律：正常 16~18 次/分，与脉搏之比约为 1:4，节律均匀而整齐。

2）呼吸运动频率变化：①呼吸过快：>24 次/分，见于缺氧、代谢旺盛（如高热）。②呼吸过缓：<12 次/分，见于呼吸中枢抑制及颅压增高等。③呼吸运动节律异常的类型：a. 潮式呼吸（Cheyne-Stokes 呼吸）：间歇性高通气和呼吸暂停周期性交替。呼吸暂停持续 15~60 秒，然后呼吸幅度逐渐增加，达到最大幅度后慢慢降低直至呼吸暂停。见于药物所致呼吸抑制、充血性心力衰竭、大脑损害（通常在脑皮质水平）。b. 间停呼吸（Biots 呼吸）：呼吸暂停后呼吸频率和幅度迅速恢复到较正常水平，然后在呼吸暂停时呼吸迅速终止。见于颅压增高、药物所致呼吸抑制、大脑损害（通常在延髓水平）。c. Kussmaul 呼吸：呼吸深快。见于代谢性酸中毒。d. 叹息样呼吸：见于神经症。

（4）呼吸时相变化

1）吸气相延长：主要见于上呼吸道狭窄、大气道（气管）狭窄，常常伴有三凹征，即吸气时出现胸骨上窝、锁骨上窝和肋间隙凹陷。

2）呼气相延长：主要见于哮喘、COPD。常常伴有桶状胸、哮鸣音等异常体征。急性左心衰竭时亦可出现，称为心源性哮喘，需与支气管哮喘鉴别。

2. 触诊

（1）呼吸动度：检查者两手置于胸廓下前侧部，左右拇指分别沿两侧肋缘指向剑突，拇指尖在前正中线两侧对称部位，而手掌和伸展的手指置于前侧胸壁，嘱患者做深呼吸运动，观察并感觉胸廓的运动是否一致。

（2）触觉语颤

1）检查方法：检查者将左右手掌的尺侧缘轻放于两侧胸壁的对称部位，然后嘱被检查者用同等强度重复发"yi"长音，自上而下，从内到外比较两侧相应部位语音震颤的异常。

2）触觉语颤异常的临床意义：①语颤增强：见于肺实变、接近胸膜的肺部巨大空腔等。②语颤减弱：见于肺气肿、阻塞性肺不张、大量胸腔积液或气胸、胸膜高度肥厚粘连、胸壁皮下气肿等。

（3）胸膜摩擦感：双手置于左右前下胸部进行触诊。阳性为存在于吸气相和呼气相的粗摩擦感。见于胸膜炎早期、尿毒症。

3. 叩诊

包括肺界叩诊、对比叩诊，主要采用间接叩诊进行检查。间接叩诊的注意事项：垂直叩打、力量和节奏固定、快下快起、自上而下、左右对比。

（1）肺界叩诊：通常检查锁骨中线和肩胛下角线上肺界。①正常肺下界：右锁骨中线第6肋间、左右腋中线第8肋间、左右肩胛下角线第10肋间，体型瘦长者可下移一个肋间，体型肥胖者可上移一个肋间。左锁骨中线上有心脏影响，不检查肺下界。②肺下界检查异常：上升：见于肺不张、胸腔积液、膈肌膨升等。下降：见于肺气肿（双侧）、气胸等。

（2）对比叩诊：主要检查有无异常叩诊音。正常肺叶叩诊呈清音，若出现浊音、实音、过清音或鼓音，则视为异常叩诊音。①浊音或实音：肺大面积含气量减少或不含气的病变，如各种原因所致的大叶肺炎、肺不张、肺肿瘤等；胸膜增厚或胸腔积液（实音）等。②过清音：肺含气量增多，如肺气肿、肺充气过度（哮喘发作）。③鼓音：叩诊部位下方为气体占据，主要见于气胸。

4. 听诊

（1）异常呼吸音：呼吸音减弱：见于各种原因所致的肺泡通气量下降，如气道阻塞、胸膜病变（胸腔积液、气胸、胸膜肥厚）等。

（2）啰音

1）干啰音：发生机制为气管支气管或细支气管狭窄，包括炎症、平滑肌痉挛、黏稠分泌物。①高调性干啰音（哮鸣音或哨笛音）：见于小支气管或细支气管病变。②低调性干啰音（鼾音）：见于气管或主支气管病变。③喘鸣音：见于上呼吸道或大气道狭窄，如喉头痉挛、气管肿物。

2）湿啰音：发生机制为气体通过呼吸道内存在的稀薄分泌物产生水泡，破裂后产生。主要见于支气管病变（COPD、支气管扩张）、感染性或非感染性肺部炎症、肺水肿、肺泡出血。

六、心脏检查

1. 视诊

（1）正常心尖搏动：第 5 肋间，左锁骨中线内 0.5~1.0cm，搏动范围直径 2.0~2.5cm。

（2）心尖搏动强度变化：①增强：见于心室肥大、运动、高热、严重贫血、甲状腺功能亢进症。②减弱：见于心肌梗死、扩张型心肌病、心肌炎。

2. 触诊

（1）心前区震颤：①胸骨右缘第 2 肋间，收缩期震颤，见于主动脉瓣狭窄。②胸骨右缘第 2 肋间，收缩期震颤，见于肺动脉瓣狭窄。③胸骨右缘第 3~4 肋间，收缩期震颤，见于室间隔缺损。④胸骨右缘第 2 肋间，连续性震颤，见于动脉导管未闭。⑤心尖部，收缩期震颤，见于重度二尖瓣关闭不全。⑥心尖部，舒张期震颤，见于二尖瓣狭窄。

（2）心包摩擦感：心包腔内纤维素性渗出致心包表面粗糙，见于急性纤维素性心包炎。

3. 叩诊

（1）叩诊顺序：先叩左界、后叩右界；由下而上、由外向内。

（2）正常心浊音界：右界各肋间与胸骨右缘几乎一致；左界自第 2 肋间起向外逐渐形成一个外凸弧线直至第 5 肋间，第 3 肋间心界距前正中线距离是第 5 肋间的一半。

（3）心浊音界改变及临床意义：①左心室增大：心界向下增大，呈靴形心，见于高血压病、主动脉瓣病变。②右心室增大：心界向两侧扩大，以向左显著，见于肺心病、二尖瓣狭窄。③心包积液：心界向两侧扩大，可随体位改变而变化，呈烧瓶样，见于心包积液。

4. 听诊

（1）听诊顺序：从心尖部开始至肺动脉瓣区→主动脉瓣区→第二主动脉瓣区→三尖瓣区。

（2）正常心音及特点

1）第一心音：代表心室收缩开始。

特点：心尖部听诊最响，音调较低钝、强度较强、历时较长，与心尖搏动同时出现。

2）第二心音：代表心室舒张开始。

特点：音调高脆、在心底部听诊最强。

3）第三心音：心室快速充盈期末。

特点：低频低振幅，正常不能被人耳听到。

（3）额外心音

1）舒张早期奔马律：常见于心力衰竭、急性心肌梗死、重症心肌炎、心肌病等。

2）舒张晚期奔马律：见于阻力负荷过重的心脏病，如高血压病、肥厚型心肌病、冠心病、主动脉瓣狭窄等。

（4）心脏杂音

1）二尖瓣区收缩期杂音：①功能性杂音：吹风样，见于运动、发热、贫血、甲状腺功能亢进症。②器质性杂音：粗糙、响亮，见于二尖瓣关闭不全。

2）主动脉瓣区收缩期杂音：器质性杂音：喷射性、粗糙响亮，常伴有震颤，见于主动脉瓣狭窄。

3）肺动脉瓣区收缩期杂音：①生理性杂音：多见，柔和、吹风样，见于青少年及儿童。②器质性杂音：喷射性、粗糙，见于肺动脉瓣狭窄。

4）二尖瓣区舒张期杂音：器质性杂音：低调，隆隆样，见于二尖瓣狭窄。

5）主动脉瓣区舒张期杂音：见于主动脉瓣关闭不全，杂音为舒张早期叹气样。

（5）心包摩擦音：音质粗糙、高音调、搔抓样、与心搏一致，可发生在收缩期与舒张期，位于心前区易听到。见于急性心肌梗死、尿毒症等。

七、血管检查

1. 脉搏、脉率及脉律

（1）脉搏：最常用检查部位为桡动脉。

脉率：正常为 60~100 次/分，脉率小于心率称为脉搏短绌，见于心房颤动、期间收缩等。

脉律：脉律完全不整见于心房颤动。

（2）水冲脉：脉搏骤然起落，犹如潮水涨落，见于主动脉瓣关闭不全、甲状腺功能亢进症等。

（3）奇脉：吸气时脉搏减弱，甚至不能触及，呼气时脉搏又可恢复触及的现象。见于心包积液、心脏压塞、缩窄性心包炎。

2. 周围血管征

毛细血管搏动：见于重度主动脉瓣关闭不全。

八、腹部检查

1. 腹部的分区

（1）四区：右上腹部、左上腹部、右下腹部、左下腹部。

（2）九区：右季肋部、心窝部、左季肋部、右中腹部、脐部、左中腹部、右髂部、下腹部、左髂部。

（3）七区：左上腹、左下腹、心窝部、脐部、耻骨上部、右上腹、右下腹。

2. 视诊

（1）腹部外形，腹部增大时应测量腹围。

（2）腹壁有无静脉曲张，注意其分布及血流方向。

（3）有无胃型、肠型及蠕动波，注意蠕动波的部位及方向。

（4）腹壁有无手术瘢痕、妊娠纹、阴毛分布和脐疝等。

（5）呼吸运动是否存在。

3. 触诊

（1）注意事项：患者取平卧位，双下肢屈曲，使腹肌放松后进行触诊。触诊应从正常部位开始，最后检查病变部位，检查压痛及反跳痛要放在最后进行。护士位于患者右侧。

（2）肝：患者取仰卧位。检查者将手掌紧贴于患者腹壁，示指和中指末端与肝下缘平行。然后嘱患者行均匀而深的腹式呼吸。检查者的手随腹壁的上下起伏，呼气时由浅入深。

（3）脾：患者取仰卧位。检查者先用单手从左下腹向肋缘触摸，如不能摸到可采用双手触诊法。

（4）肾：患者取仰卧位。用双手触诊法，检查者的左手托住患者的肋脊角部位，右手放在季肋部脊柱稍外处，微弯的手指末端恰在肋弓下方。

（5）肿块：触到肿块时，应注意其部位、大小、形态、硬度、压痛和移动性。

（6）波动感：患者仰卧，检查者一手掌放在腹部的一侧，以另一手之手指快速轻打对侧腹部。

4. 叩诊

（1）移动性浊音：用于确定腹腔内有无游离液体。患者仰卧位，操作者立于患者右侧。如仰卧位左侧腹部或右侧卧位之浊音区变为鼓音，或鼓音区在侧卧位叩诊时变为浊音区，提示浊音区随体位变动而变动，即存在移动性浊音。

（2）肝区和肾区叩击痛：检查肝区叩击痛时，检查者将左手置于被检查的肝区，以右手握拳叩击左手背部，以同样方法检查肾区叩击痛。

5. 听诊

肠鸣音：注意是正常或有增强、减弱或消失。

九、脊柱、四肢检查

1. 脊柱

（1）弯曲度：患者取立位，脱下衣服，暴露至臀裂，两臂自然下垂。

（2）活动度：让患者做前弓、后仰、侧弯运动。

（3）压痛和叩击痛：让患者略向前弯，检查者自上而下逐个按压或叩击棘突、棘突间隙、椎旁肌肉。

2. 四肢

（1）四肢：注意有无四肢畸形、肌萎缩、静脉曲张、两侧长短和粗细不等。

（2）关节：注意受累关节的范围、压痛、有无积液、有无关节畸形及脱位；注意有无杵状指、趾和反甲（匙状甲）。

十、神经系统检查

1. 意识

意识是中枢神经系统对内外环境的刺激所做出的有意义的应答能力，其构成包括意识内容和觉醒状态。

意识障碍是指机体对环境和自身的知觉发生障碍或人们赖以感知环境的精神活动发生了障碍。

当颅脑由于各种因素如颅内病变、系统性代谢障碍、感染中毒性疾病等受到损伤后，可出现意识改变，早期为嗜睡、蒙眬、躁动、谵妄等，中晚期通常为昏迷状态。

目前，临床上常将意识障碍分为意识内容的变化、意识清晰度下降和意识范围改变。主要从发作性意识障碍的疾病、意识内容的障碍、意识水平下降、特殊类型的意识障碍等几个方面进行介绍。

（1）发作性意识障碍：主要特征为意识改变持续时间较为短暂，一般为意识障碍突发突止。

1）晕厥：常因短暂的全脑一时性、广泛性血流灌注不足，网状功能受抑制，表现为短暂的意识丧失和全身肌张力消失而跌倒，但又很快完全恢复的临床综合征。

2）癫痫发作：大脑神经元异常同步放电引起的短暂神经功能紊乱。有意识改变的发作类型有失神发作、阵挛性发作、强直性发作、强直-阵挛性发作和复杂部分发作等。

3）其他：如心因性意识模糊、睡行症、神游症、梦游症和发作性睡病等。

（2）意识内容障碍：主要特征为意识清晰度下降、刺激阈值下降、记忆力下降、定向力障碍等。

1）谵妄：表现为意识水平明显波动和精神运动兴奋状态，症状昼轻夜重。通常自我定向保存，而地点、人物、时间定向障碍。行为无目的性，在恐怖的幻觉与妄想支配下可产生冲动性行为或自伤及伤人，梦境与现实相混淆。老、幼易发，可为感染中毒和代谢紊乱并发症。

2）蒙眬状态：表现为意识内容的缩窄。只注意目前关心的事物，对外界不能普遍关注，对总体的状况不能正确把握。可有幻觉、错觉，没有谵妄那样激烈的精神运动兴奋状态。常突发突止，历时数分钟至数日，甚至更长，发作后遗忘。

3）精神错乱：类似于谵妄，特点是意识水平改变不明显，而思维混乱与定向力严重障碍，不能正确认识外界，持续兴奋骚动。

4）酪酊状态：由于酒精等的作用而产生的各种各样的意识障碍。

5）催眠状态：由施术者诱导出来的一种意识狭窄，常见于心理学治疗。

（3）意识水平下降的意识障碍：为临床上最常见、最有意义的类型。常规分为嗜睡和昏迷。其中，昏迷又可分为浅昏迷、中昏迷、深昏迷三种，常用格拉斯哥昏迷评分法（GCS）观察（表1-1和表1-2）。

表1-1　格拉斯哥昏迷评分法

睁眼反应	计分	言语反应	计分	运动反应	计分
自动睁眼	4	回答正确	5	遵医嘱活动	6
呼唤睁眼	3	回答错误	4	刺痛定位	5
刺痛睁眼	2	语无伦次	3	躲避刺痛	4
不能睁眼	1	只能发声	2	刺痛肢屈	3
		不能发声	1	刺痛肢伸	2
				不能活动	1

表1-2　意识障碍程度

意识障碍程度	GCS评分	患者表现
清醒	13~15分	定向功能好
嗜睡	9~12分	唤醒后很快入睡，定向功能障碍
浅昏迷	7~8分	患者表现意识丧失，对高声无反应，对第二信号系统完全失去反应 对强烈的痛刺激或有简单反应，如压眶上缘可出现表情痛苦及躲避反应 角膜反射、咳嗽反射、吞咽反射及腱反射尚存在，生命体征一般尚平稳
中昏迷	4~6分	较浅昏迷重，患者表现为对疼痛刺激无反应 四肢完全处于瘫痪状态 角膜反射、瞳孔对光反射、咳嗽反射、吞咽反射等尚存在，但明显减弱 腱反射亢进，病理反射阳性 呼吸循环功能一般尚可
深昏迷	3分	所有深浅反射消失 患者眼球固定、瞳孔散大，角膜反射、瞳孔对光反射、咳嗽反射、吞咽反射等消失，四肢瘫痪，腱反射消失 生命体征不稳定，患者处于濒死状态

（4）特殊类型的意识障碍

1）醒状昏迷：又称睁眼昏迷，患者表现为双目睁开，眼睑开闭自如，眼球无目的地活动，貌似意识清醒，但其知觉、思维、情感、记忆、意识及语言等活动均丧失，对自身及外界环境不能理解，对外界刺激毫无反应，不能说话，不能执行各种动作命令，肢体无自主运动，呈现无意识内容，而觉醒-睡眠周期保存。包括以下几种类型：①去大脑皮质状态：患者可以无意识睁、闭眼，眼球能活动，瞳孔对光反射、角膜反射存在，四肢肌张力高，病理反射阳性。多见于皮质损害较广泛的缺氧性脑病、脑炎、外伤等。②无动性缄默：患者能无目的注视检查者和周围的人，似觉醒状态，但缄默不语，肢体不能活动。③持续植物状态（PVS）：因广泛脑损害后，患者丧失认知和智能活动，但保留间脑和脑干的自主神经功能的意识障碍。患者保存完整的睡眠—觉醒周期和心肺功能，眼球无目的转动；但可吞咽、咀嚼、磨牙、无语；随意运动丧失。

2）闭锁综合征：又称去传出状态，此综合征不属于昏迷，也不是去皮质状态或无动性缄默。其特点为患者意识清醒，但除眼球能垂直运动外，四肢不能运动，睁闭眼受限，不能言语，眼球不能水平运动等。主要是双侧皮质脊髓束及支配脑桥、延髓的皮质核束受损所致。因病变部位仅累及脑桥腹侧部，故患者意识清醒，可用眼球向上、下活动表达其意识活动。

2. 瞳孔

（1）瞳孔大小：正常成人瞳孔直径 2~4mm，两眼对称，通常差异不超过 0.25mm：①瞳孔散大：动眼神经受压，多见于脑干损伤。②瞳孔缩小：多见于脑桥损伤。

（2）瞳孔形状：①正常瞳孔：呈圆形，两眼等圆。②瞳孔出现三角形或多边形：多见于中脑损伤。

（3）瞳孔多变：如出现交替性瞳孔散大或缩小，多见于脑干损伤。

（4）脑疝中瞳孔的变化：①小脑幕切迹疝：意识障碍进行性加重，同侧瞳孔散大，对侧肢体偏瘫，锥体束征阳性。②枕骨大孔疝：呼吸突然停止，然后出现瞳孔散大、心跳停止。

3. 语言

（1）分类

1）运动性失语：又称表达性失语，通俗讲患者不是哑巴，但不能言语。表现为患者对书写或口头的语言有理解力，但自主语言能力差，或无法复述，说话磕绊，发音含糊，无节律性。常会将句子缩短为几个词。主要是主侧半球额下回后部受损所致。

2）感觉性失语：主要表现为患者语言理解能力缺失，虽然言语发音清晰，表达流利，但用词错乱，内容空洞、无目的。患者常常因别人不能理解其语言而烦恼。主要是主侧半球颞上回后部受损所致。

3）命名性失语：又称遗忘性失语，是运动性失语的一种。表现为患者可对话，但对认识和熟悉的人和物不能命名，只知其人是谁，物品有何用，当别人说出名称也能复述出来，但即刻忘记。主要是颞叶后部和顶叶下部受损所致。

4）完全性失语：又称混合性失语，是最严重的失语。表现为患者表达和理解言语的能力都丧失，既不能理解别人的话，也不能说出话来。阅读、书写、命名和复述的能力也受影响。见于 Broca 区和Wernicke 区都受损或主侧半球外侧裂周围广泛受损的情况。

5）失读：病变位于主侧半球顶叶的角回。表现为患者视力正常，但对书面语言的认识能力丧失，不能阅读，常伴有失写。

6）失写：病变位于主侧半球额中回后部。表现为患者无手部肌肉瘫痪，但不能书写，或写出的文字非常杂乱无章，抄写能力则仍保存。纯粹的失写很少见，常合并有运动性失语和感觉性失语。

（2）注意事项：检查前先了解患者哪侧是主势半球。右利手患者99%的主势半球在左侧，判断左、右利手时不仅要了解患者用哪只手写字，更要了解日常生活中哪只手使用筷子、刀及握球拍等。小儿在语言功能上非主势半球也有一定作用，但到 8 岁时语言功能区局限于主势半球。

（3）检查方法

1）运动性失语：①嘱患者模仿语言，看能否做到，是否准确。②嘱患者说出指定物体的名称及颜色等。③嘱患者独立叙述一件事，检查其随意语言的能力。

2）感觉性失语：①与患者交谈，从其对话中即可判断出患者是否能听懂别人的语言。②嘱患者指出眼前看到的某个物件。③嘱患者完成某项动作，也可了解他是否理解别人的语言。

3）完全性失语：运动性失语和感觉性失语的检查方法同时使用。

4）失读和失写：嘱患者阅读、抄写、默写或随意书写。

4. 记忆

（1）记忆障碍分类

1）顺行性遗忘：主要忘记发生疾病之后的事，表现为近事记忆障碍，而对以往的事记忆犹新。

2）逆行性遗忘：主要忘记疾病发生之前的事，且距离发病时间越近忘得越严重。

3）错构：是一种记忆的错误。患者对过去生活中经历事件的时间、地点或人物回忆错误，并坚信是事实，并伴有相应的情感反应。

4）虚构：也是一种记忆的错误。患者在遗忘的基础上，将过去事实上从未有过的经历说成是确有此事，以此来填补遗忘阶段回忆的空白。

（2）检查方法

1）故事记忆测验：检查者叙述简单的短故事，在肯定受试者听清楚之后再与受试者谈论其他事情，间隔5分钟后让受试者复述故事。正常人能够复述其主要内容。

2）经历时间记忆测验：请受试者回忆近期和远期经历的生活和历史事件，如：结婚年月、子女生日、今晨吃的什么及众所周知的社会大事及其发生的时间顺序。请家属核实患者对于生活事件的回忆是否正确。

5. 失用症

（1）分类

1）运动性失用症：运动的观念虽然完整，但失去精巧运动能力。肢体运动笨拙，对医师指令的动作能理解，但做起来手不从心。

2）观念性失用症：只能做简单的指令动作。如指令复杂，则按要求做运动的时间、程序和动作发生错误。

3）观念运动性失用症：患者兼有上述两种失用。患者自发运动尚可，但对医师指令性动作不理解，也不能完成。

4）结构性失用症：对绘画和建筑等有关功能的结构发生失用。

（2）检查方法

1）运动性失用症：让患者做精细动作，如划火柴或扣纽扣。

2）观念性失用症：指令患者用火柴把烟点燃，他（她）会将香烟当火柴在火柴盒上擦火。

3）观念运动性失用症：让患者举右手，再发出新的指令后均用已举右手作为应答。

6. 视神经

（1）视野计检查：正常视野（白色试标）范围为颞侧90°。粗试法：患者与医师相距约60cm对面端坐，双方各闭一只眼（即一方闭左眼另一方闭右眼），另一眼注视对方鼻尖或相互直视。医师平举双手，在两人距离间中点的平面上不断地由外周向中心移动，并不停地活动手指，至患者能看见医师的手指为度，同时与医师自己的视野进行比较，即可知其视野有无缺损。试验时最少应从鼻侧、颞侧的上、下4个方向进行。

（2）眼底视盘：视盘呈圆形或卵圆形，橘红色，其颞侧部分较鼻侧稍淡些，边缘清楚，有时鼻侧边缘稍模糊，颞侧边缘常有色素环存在，视盘中央有一生理凹陷，略成圆形，清晰，色稍淡，其中或可见到暗点，称为筛板。

（3）眼底血管：中央动脉及中央静脉从筛板部出入，大致先分为上下两支，然后又分为颞、鼻侧各一支。动脉较细直，反光强，色鲜红，静脉则较粗而曲，色暗红。正常动脉和静脉管径之比约为2:3。

（4）眼底视网膜：透明，色泽决定深层脉络膜的色素，常见者为棕红色或豹纹状。黄斑区位于视盘颞侧，约2个乳头直径的距离处，色较暗，无大血管，中央有一明亮的反光点，称为中央凹反射。

7. 反射

（1）浅反射

1）腹壁反射：患者仰卧，以棉签或叩诊锤柄自外向内轻划上、中、下腹壁皮肤，引起同侧腹壁肌肉收缩。

2）提睾反射：以叩诊锤柄由下向上轻划股上部内侧皮肤，引起同侧睾丸上提。

（2）深反射

1）肱二头肌肌腱反射：前臂半屈，叩击置于肱二头肌腱上的拇指，引起前臂屈曲，同时感到肱二头肌肌腱收缩。

2）肱三头肌肌腱反射：前臂半屈并旋前，托住肘部，叩击鹰嘴突上方肱三头肌肌腱，引起前臂伸展。

3）桡骨膜反射：前臂半屈，叩击桡骨茎突，引起前部屈曲、旋前和手指屈曲。

4）膝腱反射：坐位，两小腿自然悬垂或足着地；或仰卧，膝稍屈，以手托腘窝，叩击髌骨下缘股四头肌肌腱，引起小腿伸直。

5）跟腱反射：仰卧，膝半屈，两腿分开，以手轻扳其足使稍背屈，叩击跟腱引起足跖屈。

（3）病理反射

1）巴宾斯基征：用叩诊锤柄端等物由后向前划足底外缘直到踇指基部，阳性者踇指背屈，余各趾呈扇形分开，膝、髋关节屈曲。刺激过重或足底感觉过敏时亦可出现肢体回缩的假阳性反应。

2）霍夫曼征：为上肢的病理反射。检查时左手握患者手腕，右手示、中指夹住患者中指，将腕稍背屈，各指半屈放松，以拇指急速轻弹其中指指甲，引起拇指及其余各指屈曲者为阳性。

3）戈登征：以手捏压腓肠肌，表现为踇趾背屈，余四趾跖屈并呈扇形散开者为阳性。

8. 脑膜刺激征

（1）颈强直：颈前屈时有抵抗，头仍可后仰或旋转。

（2）凯尔尼格征（Kernig sign）：仰卧，屈曲膝髋关节呈直角，再伸小腿，因屈肌痉挛使伸膝受限，<130°并有疼痛及阻力者为阳性。

（3）布鲁津斯基征（Brudzinski sign）：①颈征：仰卧，屈颈时双下肢屈曲者为阳性。②下肢征：仰卧，伸直抬起一侧下肢时，对侧下肢屈曲为阳性。

9. 肌张力

临床上常用改良的 Ashworth 分级标准，见表 1-3。

表 1-3　肌张力改良 Ashworth 分级及标准

级别	标准
0	正常肌张力
1	肌张力略微增加：受累部分被动屈伸时，在关节活动范围之末时呈现最小的阻力或出现突然卡住和突然释放
1⁺	肌张力轻度增加：在关节活动后 50% 范围内出现突然卡住，然后在关节活动范围后 50% 均呈现最小阻力
2	肌张力较明显地增加：通过关节活动范围的大部分时，肌张力均较明显地增加，但受累部分仍能较容易地被移动
3	肌张力严重增加：被动活动困难
4	强直：受累部分被动屈伸时呈现强直状态，不能活动

10. 肌力

（1）手法检查与分级：手法检查较为方便易行，临床常用的肌力手法检查和分级方法是以 K. W. Lovett 为标准的测试动作，根据其完成动作的能力进行分级（表1-4）。

表 1-4　肌力手法检查与分级

级别	名称	标准	相当于正常肌力的百分比（%）
0	零（zero，0）	无可测知的肌肉收缩	0
1	微缩（trace，T）	有轻微收缩，但不能引起关节运动	10
2	差（poor，P）	在减重状态下能做关节全范围运动	25
3	可（fair，F）	能抗重力做关节全范围运动，但不能抗阻力	50
4	良好（good，G）	能抗重力、抗一定阻力运动	75
5	正常（normal，N）	能抗重力、抗充分阻力运动	100

（2）器械检查：当肌力超过3级时，为了进一步做较细致的定量评定，需用专门器械做肌力测试，如握力计、拉力计、测力计等。

（3）腹背肌耐力测定：由于在一般情况下肌力和肌肉耐力之间存在一定的关系，可用耐力试验评价背腹肌力，如腹肌耐力试验、背肌耐力试验等。

11. 共济失调运动

（1）指鼻试验：嘱患者以示指的指端，从一定的距离处指触自己的鼻尖，可以不同方向以不同速度进行。注意动作的平稳、圆滑、精确的程度及指触鼻子的力量是否适当，如有障碍则表现为动作拙劣、摇晃、急促、不准，甚至根本指不着鼻尖。

（2）指物试验：嘱患者伸直上肢，用示指去碰检查者放置其面前的手指或叩诊锤，然后闭目继续做动作，正常者极易准确做此动作。有前庭疾患时常常指向目的物的外侧。

（3）跟膝胫试验：患者平卧，嘱其抬高一侧下肢，屈曲膝关节，将该足跟准确落于另一侧膝盖处，然后循胫骨嵴向下移动。其障碍表现同指鼻试验。

（4）回击试验：可嘱患者用力屈肘，医师则握其腕部用力外拉，然后突然放松，如其前臂立即迅猛屈曲，以致打击患者自己的胸部和面部即为阳性。正常时全肌组的动作共济、协调准确，前臂仅稍有过屈动作，且立即被纠正。

12. 不自主运动

（1）痉挛：是肌肉的强制性或阵挛性不随意收缩，可以是局部性的也可以是全身性的。大多数痉挛以器质性病变为基础，例如肌组织本身的功能障碍，周围神经以及脊髓至大脑皮质的有关功能紊乱，均可发生肌痉挛。痉挛常见于癫痫发作时。此外，癔症也可出现功能性的痉挛发作。

（2）肌阵挛：是个别肌肉或肌群不规则的阵发性的急速抽动，大都不引起关节的活动。

（3）抽搐：是一定肌群的急促而强迫的抽动，刻板地反复发生，类似有目的随意动作。虽可见全身任一部位，但以头面部最常见，如眨眼、牵嘴、皱鼻、皱额、耸肩、转头颈等不随意动作，入睡后消失。

（4）舞蹈动作：是骤起骤止的不规则动作，无目的、无定形，运动幅度有大有小，可固定发生于某些肢体，如半身跳跃或不固定，如小舞蹈症。

（5）震颤：是一种最常见的不自主运动，为主动肌和拮抗肌规律地交替收缩的结果，表现为肢体某一部分的节律性振动，常见于上、下肢，尤其是手部，其次是头部。震颤的幅度、频率各不相同，既可见于静止时，也可见于运动时。震颤麻痹的震颤最为典型，静止时严重，运动时减轻，以在肢体远侧端为主，其手部的震颤往往如搓丸动作。小脑疾患也可出现震颤，当运动肢体越接近目标时越显震颤，即所谓意向性震颤；而广泛性的小脑病变则可能出现静止性震颤。所谓老年人震颤，则常表现在头部，如点头或摇头状，但无肌张力增高及其他震颤麻痹的体征。肝豆状核变性也有明显的所谓震颤，往往在运动时更显著，如双上肢同时做显著的耸落动作，很像鸟的拍翅动作，故也称之为拍翅样震颤。此外如甲状腺功能亢进症、尿毒症、某些金属中毒等都可发生震颤，称为中毒性震颤。正常人因极度疲劳，情绪过分紧张而出现某种程度的震颤，称为生理性震颤。

13. 肢体活动障碍

肢体活动障碍是指随意动作的减退或消失，按照病变的解剖部位可分为上运动神经元瘫痪和下运动神经元瘫痪，见表1-5。

表 1-5 上、下运动神经元瘫痪的临床特点

	上运动神经元瘫痪 （中枢性瘫痪）	下运动神经元瘫痪 （周围性瘫痪）
受损部位	大脑皮质运动区或锥体束	脊髓前角细胞（脑神经运动核细胞）、脊髓前根、脊周围神经和脑周围神经的运动纤维
瘫痪分布	整个肢体（单瘫、偏瘫、截瘫、四肢瘫）	肌群为主
肌张力	增高，呈痉挛性瘫痪	降低，呈弛缓性瘫痪
腱反射	增强	减弱或消失
病理反射	有	无
肌萎缩	无或轻度失用性萎缩	明显
肌束性颤动	无	可有
肌电图	神经传导正常，无失神经电位	神经传导正常，有失神经电位

临床实践中常根据瘫痪肢体的部位和范围分为单瘫、偏瘫、截瘫及四肢瘫。

（1）单瘫：表现为单个肢体出现瘫痪。急性发病者常由外伤引起，逐渐起病者见于肿瘤及颈肋压迫神经丛及神经根。中枢性单肢活动障碍病灶位于皮质或皮质下区，周围性单肢活动障碍病灶多位于脊髓前角、前根、周围神经（表 1-6）。

表 1-6 各种病变引起的单瘫

周围神经丛或神经根	单瘫伴肌肉萎缩，腱反射减低或消失，肌张力低下，符合神经支配区的感觉障碍
前角病变	肌萎缩，肌张力低下，无感觉障碍
脊髓空洞症	伴分离性节段性感觉障碍
大脑局部病变	上运动神经元性单瘫
癔症单瘫	瘫肢不稳定与情绪波动有关，伴有不符合神经支配的感觉障碍及不符合神经解剖的体征

（2）偏瘫：表现为一侧上、下肢及面、舌瘫痪。受损部位多位于皮质运动区、内囊、脑干及脊髓的病侧，其鉴别可参见表 1-7。

表 1-7　各种病变引起的偏瘫

皮质及皮质下	偏瘫多不完全，或上肢重或下肢重，可伴有癫痫发作，及失用、失语、失认等症状
内囊	多为三偏征：偏瘫、偏身感觉障碍及偏盲
脑干	交叉性瘫痪，即患侧病变平面脑神经周围性瘫痪，对侧平面中枢性脑神经瘫及上、下肢瘫痪
脊髓	不伴面、舌瘫痪的上、下肢瘫痪

（3）截瘫：一般指双下肢瘫痪，单纯双上肢瘫痪者称为颈性瘫痪，临床少见。受损部位多为脊髓胸段，可因外伤、感染、血管病、中毒、遗传性疾病、肿瘤等引起，还可见于脑性、外周性和癔症性截瘫。

（4）四肢瘫：表现为四肢均瘫痪，可分为神经性或肌源性瘫痪。受损部位可为大脑或脊髓（表 1-8）。还可见于多发性肌炎、肌营养不良症状、周期性瘫痪、重症肌无力等。

表 1-8　各种病变引起的四肢瘫

双侧大脑或脑干	真、假性延髓性麻痹，精神症状，意识障碍，痴呆等
高位颈髓	可伴有延髓性麻痹症状，无痴呆、面瘫等
颈膨大	双上肢弛缓性、双下肢痉挛性瘫痪
周围神经病变	四肢弛缓性瘫痪，伴疼痛、麻木，以及手套、袜套样痛，温度觉减退

14. 脑神经

（1）嗅神经：检查嗅觉。

（2）视神经：检查视力、视野和眼底。视力用视力表检查，在视力非常差的情况下采取竖指、手动以及光感检查。视野用床旁手试法粗测或视野计检查。眼底检查包括检查视盘边界、颜色形状，视网膜是否存在渗出及出血，动静脉的比例和反光。

（3）动眼神经、滑车神经和展神经：双睑裂是否等大，有无上睑下垂，双眼球位置是否居中，各项运动是否充分，有无眼震、复视，双瞳孔是否等大等圆，直径多少毫米，瞳孔对光反应是否灵敏和调节反应是否正常。

（4）三叉神经：双侧面部感觉是否减退、消失或过敏；可嘱检查者张口，以上下门齿中缝为标志，观察下颌有无偏斜；下颌反射和噘嘴反射。

（5）面神经：静态的额纹和鼻唇沟是否对称和变浅，动态是否存在闭眼无力和睫毛征阳性，示齿口角有无偏斜，鼓腮是否有力。舌前 2/3 味觉是否正常。

（6）听神经：是否存在听力减退，韦伯试验（Weber test）是否居中，林纳试验（Rinne test）是否气导大于骨导，施瓦巴赫试验（Schwabach test）有无缩短。

（7）舌咽和迷走神经：腭垂是否居中，软腭上抬是否充分，咽、腭反应是否对称。

（8）副神经：转头和耸肩是否有力，胸锁乳突肌是否存在萎缩。

（9）舌下神经：舌肌是否无力和萎缩，是否存在肌束震颤。

第二章　神经外科常见症状护理

一、头痛

1. 避免诱因

（1）评估患者的一般情况，包括性别、年龄、个人生活习惯、长期生活地域及该地域气候、既往史及相关疫苗接种史、是否到过及在疫区生活。

（2）评估患者头痛的性质、时间、程度、部位，是否伴有其他症状或体征，头痛性质一般为钝痛、胀痛、压迫感、麻木感和束带样紧箍感。

（3）告知患者可能诱发或加重头痛的因素，如情绪紧张、进食某些食物与酒、月经来潮、用力性动作等；尽量保持环境安静、舒适、光线柔和。

（4）头痛经常发生时，了解头痛发生的方式及经过，诱发、加重、减轻的因素。

2. 进行相关检查

以明确头痛的原因，如是否存在感染、肿瘤、外伤等。

3. 选择减轻头痛的方法

头痛发生时，可采取适当的方法来缓解，如指导患者缓慢深呼吸，听轻音乐和行气功、生物反馈治疗，引导式想象，冷、热敷以及理疗、按摩、指压止痛法等，注意饮食节制，不要饮酒和吸烟，卧床休息。

4. 用药护理

头痛剧烈、频繁呕吐、入睡困难者，可酌情给予镇痛、安眠药对症处理。口服药物治疗头痛时，应指导患者按医嘱服药，告知药物作用、不良反应，让患者了解药物依赖性或成瘾性的特点。如大量使用镇痛药，滥用麦角胺咖啡因可致药物依赖。

5. 心理护理

长期反复发作的头痛，可使患者出现焦虑、紧张心理。要合理安排好患者的工作与休息，关心体贴患者，帮助其消除发作因素。满足患者的身心需要，以有效缓解因剧烈头痛带来的巨大压力，减轻身心痛苦。要理解、同情患者的痛苦，耐心解释、适当诱导、解除其思想顾虑，训练身心放松，鼓励患者树立信心，积极配合治疗。

二、眩晕

1. 避免诱因

了解患者眩晕发作的类型、频率、持续时间，有无诱发因素及伴随症状，评估患者对疾病的认识程度，了解患者情绪状态及发作时受伤情况。

2. 预防受伤

（1）眩晕发作时患者应尽量卧位，避免搬动。

（2）保持安静，不要恐慌，尽量少与患者说话、减少探视。

（3）在急性发作期间，应卧床休息，避免单独勉强起床行走，以免发生跌倒意外。

（4）间歇期活动扭头或仰头动作不宜过急，幅度不要过大，防止诱发本病或跌伤。

（5）发作时如出现呕吐，应及时清除呕吐物，防止误吸。

（6）发作期可给予镇静药及血管扩张药，以起到稳定情绪及改善局部的血液循环作用。

3. 生活护理

（1）眩晕发作期间，患者应自选体位卧床休息。病室保持安静，光线尽量柔和，但空气要流动通畅，中午休息可戴眼罩。

（2）发作时如出现呕吐，应及时清除呕吐物，防止误吸；眩晕严重时额部可放置冷毛巾或冰袋，以减轻症状。

（3）发作期间由于消化能力减低，故应给予清淡、易消化的半流质饮食，同时还应协助做好进食、洗漱、尿便等护理，保持体位舒适。

（4）外出检查用轮椅外送，专人陪同。

4. 心理支持

反复发作眩晕会使患者及家属精神都十分紧张。医师和护士应态度亲切，给予必要的安慰。鼓励患者保持愉快心情，淡化患者角色，情绪稳定，避免过多操劳和精神紧张。

5. 健康教育

（1）眩晕以原发病的防治为主。平时防止进食过饱，晚餐以八分饱为宜；日间多喝淡茶，对心脏有保护作用。注意多摄入含蛋白质、镁、钙丰富的食物，既可有效地预防心脑血管疾病，也可减少脑血管意外的发生。

（2）避免空调冷风直吹颈肩部肌肉，注意保暖。居室宜安静，保证充足的睡眠。保持心情舒畅，情绪稳定。

（3）平时应监测自己的血压，尽量不做快速转体动作，以免诱发眩晕。注意先兆症状，如发现突然眩晕、剧烈头痛、视物不清、肢体麻木等，及时去医院治疗。

（4）杜绝刺激性饮食及烟、酒，宜用少盐饮食。平时应有良好的生活习惯，保持足够睡眠，避免过度紧张的脑力与体力劳动，以防止复发。

三、高热

1. 体温监护

定时测体温，观察热型并记录。高热患者每 4 小时测量 1 次。给予降温后 30 分钟可复测，尤其伴有中枢神经系统或心、肝、肾疾病的高热或超高热，需 24 小时连续体温监测。为防止加重主要脏器功能损害，高热应及时采取相应的降温措施。

2. 卧床休息

高热时机体代谢增加而进食少，尤其是体质虚弱者需绝对卧床休息，减少活动以减少机体消耗。

3. 维持营养及水、电解质平衡

高热时各种代谢功能的变化使机体热量消耗大，液体丢失多而消化吸收功能下降。故应多给予易消化、富营养的高热量、高蛋白、高维生素、低脂肪流质或半流质饮食，并鼓励患者多饮水，保持每日热量在 $1.25×10^4$J 以上，液体摄入量 3000ml 左右。必要时可给予静脉输液并补充电解质，以促进致病微生物及其毒素的排出。输液治疗时应注意严密观察，尤其对于心、脑疾患患者，应严格控制输液速度，以防止输液过快导致急性肺水肿、脑水肿。

4. 生活护理

高热患者唾液分泌减少，抵抗力下降，口腔内食物残渣是细菌的良好培养基，广谱抗生素的应用导致的菌群失调，易引起口腔炎或口腔黏膜溃疡，因此，口腔护理要每日 2 次。高热及退热过程中大量出汗易刺激患者皮肤，故应加强皮肤护理，注意随时更换汗湿的床单、被服，擦干汗液并擦洗局部，保持皮肤清洁，鼓励并协助患者翻身，按摩受压部位，尤其对于昏迷、惊厥等意识障碍患者，要加强保护措施，防止压疮、坠床等意外。

5. 降温处理

持续的高热可增加心、脑、肾等重要器官代谢，加重原有疾病，威胁患者生命，故应积极采取降温措施。

（1）物理降温：常用的方法有：控制室温，夏季可用空调、电扇降低环境温度，必要时撤减被褥；冰敷，头部置冰帽或冰枕的同时，于腋下、腹股沟等大血管处置冰袋，冰敷时注意冰袋装入冰块量不超过 1/2，以使之与局部接触良好，并用双层棉布套包裹冰袋后使用，需每 30 分钟左右更换一次部位，防止局部冻伤，同时注意观察有无皮肤变色，感觉麻木等，持续冰敷者应及时更换溶化的冰块；擦浴，用 32~34℃温水或 30%~50%酒精擦浴以加快蒸发散热，酒精擦浴禁用于酒精过敏、体弱等患者，擦浴时应密切观察患者的反应，同时禁擦胸前、腹部、后项、足心等处，当患者出现寒战、面色苍白、脉搏及呼吸快时应立即停止擦浴并保暖；降温毯持续降温，此法为利用循环冷却水经过毯面直接接触，使热由机体传导至水流而降低体温，降温效果较好，每小时可降温 1~2℃，同时可据病情调节降低体温，尤其适用于持续高热的昏迷患者；当患者降温过程中出现寒战时应加用冬眠药物，防止因肌肉收缩而影响降温效果，清醒患者使用降温毯时，难以耐受寒战反应，故不宜调温过低；冰盐水灌肠或灌胃，以 4℃左右冰盐水 200ml 加复方乙酰水杨酸（APC）0.42g 灌肠或灌胃，必要时采用 4℃左右低温液体静脉输入，可达到降温效果。

（2）药物降温：对于明确诊断患者，婴幼儿，高热伴头痛、失眠、兴奋症状者可适当使用药物降温但注意用量适宜，防止因出汗过多、体温骤降、血压降低而引起虚脱，且不可用于年老体弱者。用药过程中应加强观察，防止变态反应、造血系统损害及虚脱发生。

（3）冬眠低温疗法

1）首先使用适量的冬眠合剂，使自主神经受到充分阻滞，肌肉松弛，消除机体御寒反应，使患者进入睡眠状态。

2）物理降温，根据具体条件使用半导体或制冷循环水式降温毯，或大冰袋、冰帽、酒精擦浴。

3）降温以肛温维持在 32～35℃，腋温维持在 31～33℃为宜，肌肉放松时，可适当减少用量和减慢速度。

4）当患者颅压降至正常范围，维持 24 小时即可停止亚低温治疗。一疗程通常不超过 7 日。

5）缓慢复温，终止亚低温治疗时，应先停止物理降温。采用自然复温法使患者体温恢复至正常。若室温低时可采用空调辅助复温，一般复温速度 24 小时回升 2℃为宜，不可复温过快，防止复温休克。

6）注意观察有无胃肠道功能紊乱如腹泻等。

6. 病情护理

密切观察病情，因高热造成脑代谢增加，易引起颅内压升高，故观察有无颅内高压现象。遵医嘱合理使用抗生素，高热伴有抽搐、昏迷者使用护栏，必要时约束患者肢体防止坠床。

四、昏迷

1. 病情动态观察

定时测量体温、呼吸、脉搏、血压和瞳孔，观察意识状况等，及时记录全身情况及神经系统体征变化。重症患者应配特别护理员守护在床旁，定时观察、记录并及时汇报，便于医师抢救。

2. 日常护理

保持呼吸道通畅，及时吸除口、鼻腔内分泌物，防止误吸及窒息。如患者呼吸急促，轻度发绀时，给予吸氧，并备好呼吸机、气管切开包等抢救物品。

3. 体位护理

平卧位，头偏向一侧或侧卧位。舌后坠者，应抬起下颌，必要时置口咽通气道，改善通气。

4. 生活护理

预防压疮，设置翻身记录卡，每2小时翻身1次，用50%酒精轻柔按摩，定时温水擦浴，注意床位平整和干燥，受压部位应垫以软枕或海绵垫以减轻受压，有条件时配备气垫床，将手足置功能位。保持排便通畅，必要时应用缓泻剂。禁止清洁灌肠，以免增高颅压。

5. 口腔、眼的护理

对于张口呼吸的昏迷患者，应用两层湿纱布置于患者口鼻部以湿润吸入空气和滤过灰尘，有利于保护呼吸道黏膜上皮。昏迷患者丧失清除口腔分泌物的能力，易继发感染，应加强口腔护理；昏迷患者眼睑不能闭合时，可导致角膜损伤，可用眼药水、眼膏点眼，再用无菌纱布覆盖，严重者可行眼睑缝合。

6. 导尿管的护理

尿失禁患者应留置导尿管，每3~4小时排放1次，每日2次会阴护理及膀胱冲洗，以防逆行感染。

7. 静脉针和脑室外引流的护理

保持静脉输液的通畅，做好留置静脉针的护理；有脑室外引流时做好脑室外引流的护理。

8. 饮食护理

加强饮食的合理供给，如鼻饲灌食时食物温度要适宜，食物应清洁、新鲜、易消化，避免腹泻，正确记录出入量。

9. 安全护理

加强安全措施，对烦躁不安或有精神症状患者，应给予约束保护。抽搐发作患者应备舌钳、压舌板、纱布、牙垫等防止唇舌损伤。

10. 体温护理

体温不升者，应给予保暖，一般慎用热水袋，需用时，水温不得超过50℃，并加布套，以防止烫伤。高热患者给予冰袋、酒精擦浴等物理降温，出汗多时应及时更衣，避免着凉。

11. 药物护理

观察胃肠道有无潜血及药物疗效、副作用等反应，并观察长期应用抗生素后有无二重感染及使用大量脱水药后有无水电解质平衡紊乱等。

五、语言障碍

1. 诱因评估

（1）评估患者的一般状况，如出生地、生长地、有无方言、有无语言交流困难、言语是否含糊不清、发音是否准确，此外还应评估患者是否有孤独及悲观情绪。

（2）评价患者是失语症还是构音障碍，评估患者精神状态及意识水平，能否理解他人言语，按照指令执行有目的的动作，是否能书写姓名、地址等，有无面部表情，口腔是否有食物滞留等。

（3）通过进一步检查，明确患者语言障碍的原因。是否可以通过药物及手术方式改善患者言语困难，从而给患者治疗及康复增加信心。

2. 心理支持

心理护理：尊重、关心、体贴患者，鼓励其多与周围人交流，获得家属的支持，并鼓励家属有耐心地与患者交流，不歧视，从而营造良好的语言学习环境。

分析患者心理并给予帮助，交流过程中应选用患者易于理解的语言缓慢清楚地说明。提高与失语患者的沟通技巧，能缓解患者紧张烦躁情绪，有利于患者早日康复。

3. 康复训练

失语症患者的语言能力恢复依赖于左侧半球结构的修补、功能重组和右侧半球的功能代偿。了解影响失语症疗效的各种因素，对更好地促进失语症的恢复具有一定意义。由患者、家属及参与语言康复训练的医护人员共同制定言语康复计划，让患者、家属理解康复目标，既要考虑到患者要达到的主观要求，又要兼顾康复效果的客观可能性。

（1）对于运动性（Broca）失语者，训练重点为口语表达。

（2）对于感觉性（Wernicke）失语者，训练重点为听理解、会话、复述。

（3）对于传导性失语者，重点训练听写、复述。

（4）对于命名性失语者，训练重点为口语命名，文字称呼等。

（5）失读、失写者，可将日常用语、短语、短句或词、字写在卡片上，让其反复朗读、背诵和（或）抄写、默写。

（6）对于构音障碍的患者，训练越早，效果越好，重点是训练构音器官运动功能和构音。

（7）根据患者情况，还可选择一些实用性的非语言交流，如手势的运用，利用符号、图画、交流画板等，也可利用电脑、电话等训练患者实用交流能力。

语言的康复训练是一个由少到多、由易到难、由简单到复杂的过程，训练中应根据患者病情及情绪状态，循序渐进地进行训练。一般正确回答率约80%时即可进入下一组训练课题，可使其既有成功感，又有求知欲，而不至于产生厌烦或失望情绪。

六、意识障碍

1. 体位护理

患者可取侧卧或头侧仰卧位，以利于口腔分泌物引流，意识障碍伴有窒息、严重出血、休克或脑疝者不宜搬动，以免造成呼吸心跳骤停；颅内高压无禁忌患者，给予抬高床头15°~30°，以利于颅内静脉回流，减轻脑水肿；休克患者采取头低足高位，以保证脑的血液供应，定时翻身及改变头部位置，防止压疮形成。对于肢体瘫痪者，协助并指导家属进行肢体按摩和被动运动，并保持肢体功能位置，防止足下垂、肌肉萎缩及关节强直，一般被动运动及按摩肢体每日2~3次，每次15~30分钟。

2. 加强呼吸道管理

意识障碍时，呼吸中枢处于抑制状态，呼吸反射及呼吸道纤毛摆动运动减弱，使分泌物积聚，应保持呼吸道通畅及时给予氧气吸入，以减少、预防呼吸道并发症，保证脑的血氧供应。应及时取下义齿，清除口鼻分泌物、痰液或呕吐物，以免进入呼吸道造成梗阻或肺炎发生。吸痰尽可能彻底、操作轻柔、方法正确，防止损伤气管黏膜并使吸痰有效；舌根后坠患者使用口咽通气道，托起下颌或以舌钳拉出舌前端。深度昏迷患者应尽早行气管切开，必要时行机械通气并加强呼吸机应用的护理。

3. 生活护理

口腔护理每日2次，每次翻身时按摩骨隆突部并予以叩背。眼睑闭合不全患者，以0.25%氯霉素眼药水滴患眼每日3次，四环素眼膏涂眼每晚1次，并用眼垫遮盖患眼，必要时行上下眼睑缝合术，防止压疮、口腔感染、暴露性角膜炎发生。

4. 营养供给

遵医嘱静脉补充营养的同时，给予鼻饲流质饮食，不可经口喂饮食，以免发生窒息、吸入性肺炎等意外，鼻饲饮食应严格遵守操作规程，喂食每日6~7次，每次量不超过200ml，对于胃液反流的患者，每次喂食量减少，并注意抬高床头30°~60°，喂食时和喂食后30分钟内尽量避免给患者翻身、吸痰，防止食物反流，同时注意观察有无消化道应激性溃疡的发生。

5. 监测水、电解质，维持酸碱平衡

意识障碍尤其是昏迷患者遵医嘱输液，并应及时抽血查电解质，以防止因电解质平衡紊乱而加重病情，必要时记录24小时出入量。

6. 安全护理

伴有抽搐、躁动、谵妄、精神错乱患者，应加强保护措施，使用床档，防止坠床；指导家属关心体贴患者，预防患者伤人或自伤；及时修剪患者指甲、防止抓伤，必要时予以保护性约束。

7. 尿便护理

便秘时可用开塞露或肥皂水低压灌肠，不可高压大量液体灌肠，以免反射性地引起颅压增高而加重病情。腹泻时，用烧伤湿润膏或氧化锌软膏保护肛周，防止肛周及会阴部糜烂。尿失禁、潴留而留置导尿管时，应严格按照无菌操作，尿道口每日消毒2次，女患者会阴部擦洗每日2次。

七、感觉障碍

1. 诱因评估

评估感觉障碍的原因，注意感觉障碍的分布、性质、程度、频度，是发作性还是持续性，以及加重或减轻因素，注意患者主诉是否有感觉消退或消失、增强、异物感或疼痛、麻木，观察患者有无因自己感觉异常而出现的忧虑情绪。

2. 生活护理

患者卧床期间，协助其保持卧位舒适，做好晨晚间护理，满足患者生活上的合理需求。保持床单位的整洁、干燥、无渣屑，防止感觉障碍的身体部位受压或受到机械性刺激；避免高温或过冷刺激，慎用热水袋或冰袋，防止烫伤或冻伤，肢体保暖需用热水袋时，水温不宜超过50℃；对感觉过敏的患者应尽量避免不必要的刺激。

3. 安全护理

患者因感觉障碍，对冷热、疼痛感觉减退或消失，告知患者应避免高温或过冷刺激，慎用热水袋或冰袋，防止发生烫伤或冻伤；外出活动时专人看护，活动区域保持平整安全；床旁不能摆放各类利器，避免患者接触利器，防止发生意外；尽量穿平底软鞋，地面湿滑时不要行走，以免发生摔伤等意外。

4. 心理护理

主动关心患者，耐心倾听患者的主观感受，及时予以安慰，指导患者可采取听音乐等放松心情、转移注意力的方法，鼓励其以乐观的心态配合治疗和护理。

5. 症状护理

疼痛剧烈、频繁和入睡困难者，报告医师，酌情给予镇痛、催眠药对症处理，并注意观察药物疗效与不良反应，发现异常情况及时报告医师处理。

6. 皮肤护理

保持床单位整洁、干燥、无渣屑，每1~2小时翻身1次，消瘦的患者给予垫海绵垫或在骨隆突处贴防压疮膜，防止皮肤出现压疮；防止感觉障碍的身体部位受压或受到机械性刺激。

7. 饮食护理

协助患者进食，鼓励其多吃高蛋白、高热量、高维生素的饮食，增强机体的抵抗力。

8. 失用综合征、下肢静脉血栓的预防

协助患者进行功能锻炼，每日按摩、被动活动肢体3次，每次30~60分钟，穿戴抗血栓压力带，防止下肢血栓形成。

9. 感知觉训练

每日用温水擦洗感觉障碍的身体部位，以促进血液循环和刺激感觉恢复；同时可进行肢体的被动运动、按摩、理疗及针灸。

八、运动障碍

1. 生活护理

指导和协助患者洗漱、进食、如厕、穿脱衣服及保持个人卫生，帮助患者翻身和保持床单位整洁，满足患者的基本生活需要；指导患者学会配合和使用便器，注意动作要轻柔，勿拖拉和用力过猛。

2. 安全护理

运动障碍的患者要注意防止跌倒，确保安全。床铺要有护栏；走廊、厕所要装扶手；地面要保持平整干燥，做好防湿、防滑，去除门槛；呼叫器应置于床头患者随手可及处；患者的鞋最好使用防滑软橡胶底鞋；患者在行走时不要在其身旁擦过或在其面前穿过，同时要避免突然呼唤患者，以免分散其注意力；行走不稳或步态不稳者，选用三角手杖等合适的辅助具，并有人陪伴，防止受伤。

3. 肢体功能位的摆放

对于抑制肌肉痉挛、减少并发症、早期诱发分离运动均能起到良好的作用，同时也为进一步的康复训练创造了条件，是切实可行的护理干预措施。肢体的功能位是指关节强直固定后能发挥最大功能的位置，一般情况下，各关节的功能位为：

（1）肩关节：外展 45°~75°，前屈 30°~45°，外旋 15°~20°。

（2）肘关节：屈肘 90°。

（3）尺桡关节：前臂中立位。

（4）腕关节：背屈 30°，略偏尺侧（小指侧）。

（5）髋关节：屈曲 5°左右或伸直 180°。

（6）距小腿关节（踝关节）：跖屈 5°~10°。

4. 心理康复护理

（1）建立良好的护患关系：良好的护患关系是心理护理的基础和保证。护士与患者接触时要以良好的形象、真诚的态度、娴熟的操作取得患者的信任，言语要谦逊，多予积极暗示，给患者带来积极的心理感受，有意识地与患者建立一种良好的人际关系。

（2）支持性的心理护理：社会支持对心理健康具有积极的作用，患者所获得的社会支持越多，心理障碍的症状就越少。良好的家庭、社会支持系统对脑卒中幸存者的全面康复及回归社会具有明显的促进作用。应争取家属和单位的合作，鼓励他们给予患者积极的支持作用，如合理安排探视和陪伴，鼓励家属参与早期的康复训练等。

（3）激励式心理护理：脑卒中患者往往难以接受卒中后的肢体残疾、生活不能自理、不能重返工作岗位等现实，产生各种负面情绪。此时应帮助患者树立战胜疾病、适应生活、早日重返工作岗位的信心。不定时地请已出院康复患者来康复室进行现身说法，从而激励他们树立起战胜疾病的信心。

（4）音乐疗法：创造优美舒适的环境，在患者康复训练时放一些优美、舒畅、欢快、激昂的音乐来调节患者的情绪。

5. 生活护理

（1）重视患侧刺激：通常患侧的体表感觉、视觉和听觉减退，应加强刺激，以对抗疾病所引起的感觉丧失。房间的布置应尽可能地使患侧在白天自然地接受更多的刺激。可将床头柜、电视机置于患侧；所有护理工作如帮助患者洗漱、进食、测血压、测脉搏等都应在患侧进行；家属与患者交谈时也应注意握住患侧手，引导偏瘫患者头转向患侧，避免忽略患侧身体和患侧空间；避免手的损伤，尽量不在患肢静脉输液；慎用热水瓶、热水袋等热敷。

（2）正确变换体位：正确的体位摆放可以减轻患肢的痉挛、水肿、增加舒适感。

1）床上卧位：床应放平，床头不宜过高，尽量避免半卧位，仰卧时身体应与床边保持平衡，而不是斜卧。

2）定时翻身：翻身主要是躯干的旋转，能刺激全身的反应与活动，是抑制痉挛和减少患侧受压最具治疗意义的活动。患侧卧位是所有体位中最重要的体位，应给予正确引导（如指导患者肩关节向前伸展并外旋，肘关节伸展，前臂旋前，手掌向上放在最高处，患腿伸展、膝关节轻度屈曲等）；仰卧位因为受颈牵张反射和迷路紧张反射的影响，异常反射活动增强，应尽可能少用。不同的体位均应备数个不同大小和形状的软枕以支持。

3）避免不舒适的体位：避免被褥过重或太紧，患手应张开，手中不应放任何东西，以避免让手处于抗重力的体位，也不应在足部放置坚硬的物体，以试图避免足跖屈畸形，硬物压在足底部可增加不必要的伸肌模式的反射活动。

4）鼓励患者尽早坐起：坐位时其上肢始终放置于前面桌子上，可在臂下垫一软枕以帮助上举；轮椅活动时，应在轮椅上放一桌板，保证手不悬垂在一边。

6. 康复训练方法

与患者、家属共同制定康复训练计划，并进行及时评价和修改；告知患者及家属早期康复锻炼的重要性，指导患者急性期床上的患肢体位摆放、翻身、床上的上下移动；协助和督促患者进行早期床上的桥式主动运动、十字交叉握手（Bobath握手）、床旁坐起及下床进行日常生活动作的主动训练；鼓励患者使用健侧肢体从事自我照顾的活动，并协助患肢进行主动或被动运动；教会家属协助患者锻炼的方法和注意事项，使患者保持正确的运动模式；指导和教会患者使用自助具；必要时可选择理疗、针灸、按摩等辅助治疗。

（1）上肢康复训练方法：康复训练应遵循一定的规律，因肢体的运动功能恢复以先近端后远端的顺序出现，因此，在锻炼时以肩关节的活动恢复为先，逐渐地过渡到肘关节、腕关节的恢复，手指功能的恢复则相对较慢，其中拇指的功能恢复最慢。患者不可心急，应循序渐进。

1）肩关节运动：患者双手十指交叉，患手拇指位于健手拇指之上置于腹部，用健侧上肢带动患侧上肢做上举运动，尽量举至头顶。

2）肘关节运动：患者双手十指交叉（交叉方法同前），双侧上臂紧贴胸壁，在胸前做伸肘屈肘运动，屈肘时尽量将双手碰到胸壁。

3）腕关节运动：患者双手十指交叉，患手拇指位于健手拇指之上，肘关节屈曲置于胸前，双侧上臂紧贴胸壁，用健手腕关节带动患侧做腕关节屈伸运动，先左后右。

4）掌指关节运动：患手四指伸直并拢，用健手握住患手四指，拇指抵住手背近侧指关节处做掌指关节屈伸运动。

（2）下肢康复训练方法：患者要重新站起来，腰背肌群的肌力锻炼和髋、膝、距小腿关节的功能康复运动就显得十分重要。

1）桥式运动：患者仰卧位，双手十指交叉（交叉方法同前）上举，双腿屈髋屈膝，双足踏床，慢慢地尽量抬起臀部，维持一段时间（5～15秒）后慢慢放下。如果患者不能自动抬起臀部，家属可一手按住患者的两膝，另一手托起患者的臀部帮助患者完成此动作。

2）抱膝运动：患者双手抱住患侧下肢，持续2～3分钟，如果不能自行完成，家属可协助完成此动作。该运动可防止肢体痉挛。

3）夹腿运动：患者仰卧位，双手交叉至腹前，屈髋屈膝，足踏床面，然后做髋关节的外展内收运动。

4）屈髋屈膝运动：双手交叉举至头的上方，家属一手扶持患侧膝关节，一手握住踝部，患者足部不离床向后方滑动，完成髋、膝关节屈曲运动，然后慢慢地将下肢伸直。

5）距小腿关节运动：家属一手按住患侧小腿前部，另一手托住足跟，前臂抵住足掌加压做背伸，并维持数秒钟，手法要柔和，切忌粗暴。

以上动作每日做2次，每个动作做10～20遍。

九、癫痫

1. 安全防护

（1）在生活中应注意消除某些能引起癫痫发作的刺激因素，如红光、刺激的颜色、突然意外的响声、惊吓等，以减少或避免反射性癫痫发作。

（2）患者应保持良好的生活规律和饮食习惯，避免过饱、过劳、熬夜、饮酒、便秘和情感冲动，注意劳逸结合，禁止高空作业、攀登、游泳、驾驶车辆以及炉旁或电机旁等危险性的工作及活动。

（3）根据癫痫发作类型合理选择用药，严密观察药物治疗时的反应，并且长期监控药物的不良反应，指导患者坚持长期、规律治疗。严格掌握停药时机及方法，不可任意减量、停药或间断不规则服药，以防引起持续状态发生。

2. 癫痫大发作的护理

（1）抽搐发作时，将缠有纱布的压舌板或被角、手帕、小布卷置于口腔一侧上下磨牙之间（不能用硬金属猛撬门齿），防止舌咬伤；患者头偏向一侧，使口涎自动流出，及时清除口腔分泌物。

（2）及时开放衣领，放松腰带，摘去眼镜，取下义齿，舌后坠严重者，将下颌角向前托起，给予纠正。

（3）给予高流量吸氧，氧流量 6~8L/min。

（4）立即遵医嘱注射地西泮、苯巴比妥钠等抗癫痫药。

（5）不要用力压迫肢体，以免发生四肢或脊柱骨折、脱位。

（6）医护人员应守护在床旁至患者清醒，密切观察，记录发作过程、发作时间、持续时间、抽搐开始的部位，观察肢体有无瘫痪、意识改变、尿便失禁等，给予禁食，并适当约束，防止发生意外。

十、脑脊液漏

1. 严密观察生命体征，及时发现病情变化。

2. 脑脊液漏患者应绝对卧床休息，取头高位，床头抬高30°，枕上垫无菌垫巾，保持清洁、干燥。耳漏患者头偏向患侧，维持到脑脊液漏停止后3~5日。

3. 做好健康指导，禁止手掏、堵塞冲洗鼻腔和耳道，减少咳嗽、打喷嚏等动作，防止发生颅内感染和积气。

4. 脑脊液鼻漏者禁止经鼻插胃管和鼻腔吸痰等操作，以免引起颅内感染。

5. 遵医嘱按时使用抗菌药物，并观察用药效果。

十一、尿崩症

1. 病情监测

（1）监测每小时尿量和尿比重，并观察尿色。当尿量明显增减、尿比重明显改变及尿色变白时都应提高警惕，通知医师。

（2）详细认真地记录每小时及 24 小时出入量，是指导观察并及时采取措施的依据。

（3）每隔 4~6 小时取血、尿标本，检查血、尿常规及血、尿渗透压。每日查血电解质 1 次。

（4）排除引起多尿的因素，如脱水剂的应用，大量饮水，过量、过快地补液等因素而导致的尿量增多。

（5）遵医嘱或按照神经外科护理常规观察生命体征，注意血压、脉搏、呼吸及神志的变化。注意患者出现的脱水症状，一旦发现要及早补液。

（6）患者夜间多尿而失眠、疲劳以及精神焦虑等应给予护理照顾。

2. 区分不同类型的水电解质平衡紊乱

丘脑下部-垂体型主要表现为脑性盐耗综合征与尿崩症即低钠血症+高钠尿症。脑性盐耗综合征多为反复使用降颅压药及利尿药所致，即高钠血症+低钠尿症。观察患者的皮肤弹性和意识变化。低钠患者应进食含钠高食物，如咸菜、盐开水；高钠患者多饮白开水，利于钠离子排出。

3. 观察脱水症状

注意观察患者有无头痛、恶心、呕吐、昏迷。患者出现脱水症状，一旦发现要及早补液。在进行补钠治疗时要严格控制补钠速度，防止速度过快，而引起渗透性利尿，加重低钠血症。

4. 指导口服补液

选择含钾、钠的饮料，如橙子、香蕉或鲜榨果汁，给神志清醒患者口服和昏迷患者鼻饲。禁止经胃肠道或静脉摄入糖类（碳水化合物类）物质，以免血糖升高，产生渗透性利尿，加重尿崩症。

5. 药物护理

使用鞣酸加压素（长效尿崩停）、垂体后叶素等药物时注意剂量及使用方法和药效。药物治疗及检查时，应注意观察药物疗效及不良反应，遵医嘱准确用药。

6. 皮肤护理

经常更换体位，保持皮肤清洁，保持床褥平整、干燥。

7. 导尿管护理

对于留置导尿的患者，应做好留置导尿的护理。

十二、抽搐

1. 发作时的护理

（1）防止继发性创伤，除去患者身边的危险物品，解开其衣服，就地仰卧，头偏向一侧。

（2）防止咬伤，用一端包有纱布的压舌板放于患者上、下臼齿之间，以防咬伤。

（3）保持呼吸道通畅，吸氧可减轻缺氧及脑损害，防止吸入性肺炎的发生。

（4）减少刺激，环境尽量保持安静。

（5）禁止向患者嘴里灌汤、灌药。

（6）对抽搐肢体不能用暴力施压，以免造成骨折。

（7）应有专人陪伴。

（8）遵医嘱给予地西泮（安定）10mg静脉缓注或地西泮20mg加入补液中静脉缓滴并观察用药后的反应。

2. 间歇期的护理

（1）设床栏护架，床边留有一定的空间，忌放危险物品。

（2）抗癫痫药应持续定时服用，不能擅自停药。

3. 观察要点

（1）抽搐发作时间、持续时间、间歇时间、发作频数。

（2）发作时意识是否丧失。

（3）观察抽搐发作特点，是从身体何部位开始，是局灶性还是全身性，是大发作还是小发作，是持续状态还是阵发性。

（4）伴随症状有无呕吐、尿便失禁、头痛、高热等。

（5）观察生命体征的变化。

（6）观察药物疗效及不良反应。定时测量苯妥英钠（大仑丁）血浓度，以调整药物剂量。

十三、面瘫

1. 眼部护理

患者因为眼轮匝肌麻痹，眼睑闭合不全，护士应指导患者日间用眼药水，以生理盐水湿纱布覆盖；夜间涂抗生素软膏，必要时采用蝶形胶布固定，以防止干燥性角膜炎发生，勿用手去揉擦或触摸眼睛，否则容易感染结膜引起炎症。

2. 口腔护理

患者因为颊肌和口轮匝肌麻痹，所以咀嚼食物后易存留于龈沟，护士应指导患者进食后及时清理口腔残留物，防止口腔感染。

3. 面神经护理

患者因为面神经受累，可出现唾液分泌减少和味觉减退。护士应指导患者缓慢进食，给予易消化、高营养的半流质或软食，饮食不宜过热过凉，尽量避免用力咀嚼。嘱患者保暖，勿受凉，禁止用力擤鼻、打喷嚏、剧烈咳嗽等，以免增加头部振动。

4. 防护护理

嘱咐患者面部不要受凉，不要着急，外出勿受凉感冒。

5. 心理护理

面瘫患者因为口角歪斜、进食不便、流涎，且无特殊治疗方法，疗效慢，所以有悲观失望情绪。护士应针对这些心理特点，尊重、关心患者，与患者说话时不要长时间凝视其面部。在治疗护理操作前讲明治疗护理目的、意义，用成功病例鼓励患者，增加其治疗的信心。

6. 面瘫的局部护理

热敷祛风：以生姜末局部敷在面瘫侧，每日 30 分钟，温湿毛巾热敷面部，每日 2～3 次，并于早晚自行按摩患侧，按摩时力度要适宜、部位准确；按摩的手法为额部为上下按摩，面部为水平按摩，每次按摩均应达到患侧风池穴。只要患侧面肌能运动就可自行对镜子做皱额、闭眼、吹口哨、示齿等动作，每个动作做 2 个八拍或 4 个八拍，每日 2～3 次，对于防止麻痹肌肉的萎缩及促进康复是非常重要的。

第三章　颅脑损伤患者的护理

第一节　头皮损伤

头皮是颅脑最表浅的软组织，由皮肤、皮下组织、帽状腱膜、腱膜下层和骨膜组成，颞部还有颞肌筋膜、颞肌覆盖。

头皮损伤是头部直接受暴力作用而产生的损伤。根据暴力作用方式（暴力的大小、速度、方向）的不同，可产生不同的头皮损伤，如头皮血肿、头皮裂伤和头皮撕脱伤等。

一、头皮血肿

头皮血肿是头皮被钝器撞击引起的头皮软组织闭合性损伤。头皮富含血管，遭受钝性打击或碰撞后可使组织血管破裂出血，而头皮仍属完整。按血肿形成部位不同分为皮下血肿、帽状腱膜下血肿和骨膜下血肿。

皮下血肿常见于产伤或撞击伤；帽状腱膜下血肿是头部受到斜向暴力，头皮发生剧烈滑动，撕裂该层间的血管所致；骨膜下血肿常是颅骨骨折或产伤所致。

【临床表现】

1. 皮下血肿

血肿体积小、张力高、压痛明显，周边较中心区硬，易被误认为颅骨凹陷性骨折。

2. 帽状腱膜下血肿

因该处组织疏松，出血较易扩散，严重者血肿可蔓延至全头部，有明显波动。小儿及体弱者可致贫血甚至休克。

3. 骨膜下血肿

血肿多局限于某一颅骨范围内，以骨缝为界，张力较高，可有波动。

【辅助检查】

1. X 线平片检查

可见软组织肿块影像。

2. CT 检查

在骨窗缘下可见头皮血肿影像。

【治疗原则】

1. 皮下血肿

早期应该冷敷局部或加压包扎头部限制其发展，24~48小时以后可做局部热敷促进其消散吸收，一般不做穿刺抽血，较小的血肿可在数日内自行吸收消失。

2. 帽状腱膜下血肿

出血量大时一定要注意全身情况，特别是发生在幼儿，应及时输血；因其出血量较大，一般不易自行吸收；穿刺抽血常不能一次将所有积血完全抽净，有时须多次方能完成；有时亦可用将连接无菌引流袋的粗针刺入血肿腔做持续外引流；有时血肿在血肿腔内凝集成块，穿刺和引流均不能奏效，需切开头皮将凝血块排出，然后加压包扎。

3. 骨膜下血肿

常见于婴儿产伤，也见于幼儿跌伤。最好能够早做穿刺或引流，若待其自行吸收，常留下骨性钙化隆起，严重时使头颅变形。如头皮血肿发生感染，应早做切开引流，同时全身应用抗生素治疗。

【护理评估】

1. 健康史

（1）评估血肿部位、范围、张力及血肿波动情况，以判断血肿类型。

（2）评估包括患者年龄、性别、职业、家庭状况、文化程度、宗教信仰、入院方式等。了解受伤经过、受伤时间、原因，暴力大小、性质、方向、着力点及次数，头皮是静止还是运动状况下受伤；受伤后的表现，有无癫痫发作等。了解患者及家族是否有高血压、冠心病、短暂性脑缺血发作和癫痫等疾病，是否由此跌倒而引起脑损伤；患者有无各种血液病的出血史，其他脏器的严重疾病史。有无某种药物或食物过敏，有无家族遗传性疾病。是否服用过阿司匹林等抗凝血药，有无接受过治疗及具体用药情况。有无吸烟、饮酒史，饮食习惯及排泄状态。了解患者在疾病各个阶段的自理需要和自理能力，以便采取不同的连续的护理支持系统，满足其需要。

2. 身体状况

评估疼痛的部位、性质、程度，生命体征是否平稳，特别是婴幼儿巨大帽状腱膜下血肿可引起休克发生。

3. 心理-社会状况

（1）评估患者及家属对疾病发生后的心理反应和对疾病的认识程度。

（2）评估患者及家属是否得到相关的健康指导。

（3）评估费用支付方式，是否存在法律纠纷。

（4）评估有无良好的社会支持系统，以便调动一切有利患者康复的因素。

（5）评估患者的个性特征，患者角色是否正常，以便提供针对性的指导。

【护理诊断】

1. 急性疼痛	2. 潜在并发症
与头皮血肿有关。	失血性休克。

【护理措施】

1. 体位护理	2. 饮食护理
自动体位。有休克征象者取平卧位，疼痛剧烈者取头高卧位。	早期避免进食辛辣刺激性食物，以免扩张头部血管，加重出血。

3. 心理护理

头皮血肿患者常因意外受伤，局部疼痛而产生焦虑、恐惧心理。①应热情接待患者，给予及时妥善的治疗处理，以减轻患者恐惧。②耐心倾听患者的主观感受，解释其发生的原因，因头皮富含血管、神经组织，受伤后易致血肿形成，且疼痛明显，但经治疗后能较快治愈，不会产生后遗症，以消除患者的焦虑、紧张心理。

4. 疼痛的护理

疼痛常因头皮血管、神经受牵拉、刺激所致。

（1）伤后48小时内冷敷可减轻疼痛，可将小毛巾浸于冰水或冷水中，拧至半干，以不滴水为宜，敷于患处，每3~5分钟更换1次，持续15~20分钟，但应避免挤揉血肿，以免加重出血。

（2）疼痛剧烈者可遵医嘱适当给予镇痛药，但禁止使用吗啡类镇痛药，以免掩盖病情。

（3）主动向患者解释疼痛发生的机制，显示出理解患者的痛苦，并安慰患者。

5. 休克的护理

婴幼儿巨大帽状腱膜下血肿可导致休克发生。

（1）密切观察病情变化，如患者出现面色苍白、皮肤湿冷、表情淡漠及血压下降、脉搏细数等表现提示休克发生，应报告医师并迅速建立静脉通路，遵医嘱补液及应用血管活性药物，必要时补充血容量。

（2）协助医师行血肿穿刺抽吸，并给予抗生素治疗，以防穿刺抽吸造成感染。

（3）同时做好休克相关护理，如平卧、保暖、吸氧等。

6. 潜在并发症的护理

硬脑膜外血肿常因骨膜下血肿或合并有脑膜中动脉撕裂所致。

（1）骨膜下血肿忌用强力加压包扎，以防血液经骨折缝流向颅内；但婴幼儿患者宜及时穿刺抽吸后加压包扎，以免时间过长形成骨性包块，难以消散。

（2）严密观察病情，如出现剧烈头痛、呕吐，躁动不安，甚至出现意识障碍、一侧瞳孔散大、偏瘫等提示硬脑膜外血肿形成，应及时报告医师处理。

（3）及时协助患者行CT检查确诊，必要时行开颅探查血肿清除术。

【健康教育】

1. 注意休息，避免过度劳累。

2. 限制烟酒及辛辣刺激性食物。

3. 遵医嘱继续服用镇痛、抗菌药物。

4. 如原有症状加重、头痛剧烈、频繁呕吐者应及时就诊。

二、头皮裂伤

头皮裂伤是由锐器或钝器直接作用于头皮所致的损伤。头皮血管丰富，头皮裂伤出血较多，不易自止，易导致血容量不足；头皮含有大量毛囊、汗腺和皮脂腺，容易隐藏污垢、细菌，损伤后容易导致感染。

【临床表现】

头皮裂伤患者自觉局部剧痛、伴有不同程度的出血，出血量依裂伤大小及深浅有所不同。浅层裂伤，常因断裂血管不能随皮下组织收缩而自凝，故反较全层裂伤出血较多。

【辅助检查】

1. X 线平片检查	2. CT 检查
可见软组织肿块影像。	在骨窗缘下可见头皮血肿影像。

【治疗原则】

头皮裂伤的紧急处理主要是止血。最常用的方法是加压包扎，然后在有条件的地方将伤口清创缝合。清创时要注意将帽状腱膜下的毛发等异物完全清除，否则容易导致其后的伤口感染。由于头皮血供丰富，愈合能力强，故头皮裂伤均应争取一期缝合。有的伤口在 3 日以内，只要无明显的化脓性感染，也应争取在彻底清创后一期缝合。

【护理评估】

1. 健康史

评估包括患者年龄、性别、职业、家庭状况、文化程度、宗教信仰、入院方式等。了解受伤经过、受伤时间、原因，暴力大小、性质、方向、着力点及次数，头皮是静止还是运动状况下受伤；受伤后的表现，有无癫痫发作等。了解患者及家族是否有高血压、冠心病、短暂性脑缺血发作和癫痫等疾病，是否由此跌倒而引起脑损伤；患者有无各种血液病的出血史，其他脏器的严重疾病史。有无某种药物或食物过敏，有无家族遗传性疾病。是否服用过阿司匹林等抗血凝药，有无接受过治疗及具体用药情况。有无吸烟、饮酒史，饮食习惯及排泄状态。了解患者在疾病各个阶段的自理需要和自理能力，以便采取不同的连续的护理支持系统，满足其需要。

2. 身体状况

了解出血情况及患者生命体征的变化，以判断有无血容量不足。

3. 心理-社会状况

（1）评估患者及家属对疾病发生后的心理反应和对疾病的认识程度。

（2）评估患者及家属是否得到相关的健康指导。

（3）评估费用支付方式，是否存在法律纠纷。

（4）评估有无良好的社会支持系统，以便调动一切有利患者康复的因素。

（5）评估患者的个性特征，患者角色是否正常，以便提供针对性的指导。

【护理诊断】

1. 疼痛	2. 潜在并发症
与头皮裂伤有关。	感染。
3. 血容量不足的危险	4. 自我形象紊乱
与头皮裂伤后大量出血，血量补充不及时有关。	与脑损伤后皮肤组织完整性受损，肢体功能障碍及长期卧床有关。

【护理措施】

1. 饮食护理

给予营养丰富的普通饮食，限制烟酒、辛辣刺激性食物。

2. 体位护理

采取自动卧位。

3. 心理护理

患者常因出血较多、受伤当时情景的刺激而产生恐惧心理。

（1）迅速处理创口，及时清理血迹，使患者感到得到了妥善的治疗、护理。

（2）主动将可能给患者带来的痛苦和威胁作适当说明，并给予安全暗示和保证。

（3）指导患者学习身心放松、深呼吸并想象手心发热，以缓解恐惧心理。

（4）关心体贴患者，动作轻柔熟练，态度和蔼，使患者感到危险情境消除或减弱，增强安全感。

4. 疼痛护理

观察伤口有无渗血、渗液及红肿热痛等感染征象。

（1）耐心听取患者的诉说，敏锐地观察患者的疼痛反应，脸色苍白、紧皱眉头、咬紧牙关、握紧拳头及深沉的呻吟等都提示疼痛显著。

（2）恰当地向患者解释疼痛的机制，并显示出理解患者的痛苦，安慰患者。

（3）对行为反应过激的患者，要进行耐心劝解，以防止影响其他患者；对强烈克制的患者，给予鼓励，并允许其呻吟；对疼痛强度突然改变、严重的持续疼痛的患者，应慎重对待，以免发生器质性改变。

（4）分散患者注意力，如听收音机、聊天、看电视等，以降低机体对疼痛的感受性。

（5）遵医嘱给予镇静、镇痛药，减轻疼痛。

5. 伤口护理

（1）观察伤口，有无渗血、渗液及红肿热痛等感染征象。

（2）仔细清洗伤口及周围血迹，协助医师行清创缝合术。

（3）出血不止者予加压包扎止血，避免失血过多，必要时予补液、输血处理。

（4）遵医嘱及时注射破伤风抗毒素，按时使用抗生素。

6. 潜在并发症——感染的护理

（1）密切观察患者感染的征象，遵医嘱合理使用抗生素。

（2）枕上垫无菌巾，保持伤口敷料干燥固定，如有渗湿、污染及时更换。

（3）监测体温，每4~8小时1次。

（4）鼓励患者进食营养丰富的食物，以增强机体抵抗力。

（5）指导患者避免搔抓伤口，不合作者适当约束四肢。

【健康教育】

1. 指导家属鼓励患者正视现实，并安慰、开导患者，鼓励其参加社会活动，消除负性心理。

2. 加强营养，进食高热量、高蛋白、维生素丰富的饮食，增强机体抵抗力。

3. 避免搔抓伤口，可用75%酒精或络合碘消毒伤口周围，待伤口痊愈后方可洗头。

4. 形象受损者，可暂时戴帽、戴假发修饰，必要时可行整容、美容术。

5. 如出现伤口发红、渗液、积液，不明原因发热等情况应及时就诊。

三、头皮撕脱伤

头皮撕脱伤常因头发被卷入机器而使大块头皮自帽状腱膜下或连同颅骨骨膜一并撕脱。伤后可因大量出血及疼痛而发生休克，女性多见。

【临床表现】

头皮撕脱伤是一种严重的头皮损伤，几乎都是因为留有长发辫的妇女不慎将头发卷入转动的机轮而导致。由于表皮层、皮下组织层与帽状腱膜3层紧密连接在一起，故在强力的牵扯下，常将头皮自帽状腱膜下间隙全层撕脱，有时连同部分骨膜也会被撕脱，使颅骨裸露。头皮撕脱的范围与受到牵扯的发根面积有关，严重时可达整个帽状腱膜的覆盖区，前至上眼睑和鼻根，后至发际，两侧累及耳郭，甚至面颊部。患者大量失血，可导致休克，但较少合并颅骨骨折或脑损伤。

【辅助检查】

1. X 线平片检查

可见软组织肿块影像。

2. CT 检查

在骨窗缘下可见头皮肿影像。

【治疗原则】

头皮撕脱伤的处理原则与头皮裂伤相同。由于损伤范围太广，常常伴有头皮缺损，处理时应注意以下几点：

1. 对部分撕脱伤的患者

要确认尚存的蒂部是否有足够的血流供应撕脱的皮瓣，如没有足够的血流，则应按完全性撕脱伤处理（但不要切断尚存的联系），否则术后会导致大片的头皮坏死。

2. 对完全性撕脱伤的患者

应将撕下的头皮彻底清洗、消毒（不用碘酊）后，切除皮下组织制成皮片（越薄越好），紧贴于创口周边稀疏缝合还原（注意修复耳郭和眉毛）。

3. 对头皮撕脱伤同时伴有头皮缺损的患者

可根据情况做减张切口或弧形皮瓣转移，尽量缩小头皮的缺损部分，然后再行身体其他部位（如腹部或大腿内侧）取皮覆盖伤口。

【护理评估】

1. 健康史

评估包括患者年龄、性别、职业、家庭状况、文化程度、宗教信仰、入院方式等。了解受伤经过、受伤时间及头皮创面情况，颅骨是否裸露，评估疼痛程度和全身情况。了解受伤原因，暴力大小、性质、方向、着力点及次数，头皮是静止还是运动状况下受伤；受伤后的表现，有无癫痫发作等。了解患者及家族是否有高血压、冠心病、短暂性脑缺血发作和癫痫等疾病，是否由此跌倒而引起脑损伤；患者有无各种血液病的出血史，其他脏器的严重疾病史。有无某种药物或食物过敏，有无家族遗传性疾病。是否服用过阿司匹林等抗血凝药物，有无接受过治疗及具体用药情况。有无吸烟、饮酒史，饮食习惯及排泄状态。了解患者在疾病各个阶段的自理需要和自理能力，以便采取不同的连续的护理支持系统，满足其需要。

2. 身体状况

评估出血量，意识、生命体征是否正常，以判断有无休克及休克的类型。

3. 心理-社会状况

（1）评估患者及家属对疾病发生后的心理反应和对疾病的认识程度。

（2）评估患者及家属是否得到相关的健康指导。

（3）评估费用支付方式，是否存在法律纠纷。

（4）评估有无良好的社会支持系统，以便调动一切有利患者康复的因素。

（5）评估患者的个性特征，患者角色是否正常，以便提供针对性的指导。

【护理诊断】

1. 恐惧

与不了解疾病的相关知识，缺乏疾病相关知识有关。

2. 疼痛

与头皮损伤有关。

3. 血容量不足的可能

与头皮撕脱伤后大量出血，血量补充不及时有关。

4. 潜在并发症

感染与头皮开放性损伤有关；出血性休克与头皮损伤后引起大出血有关。

5. 自我形象紊乱

与脑损伤后皮肤组织完整性受损，肢体功能障碍及长期卧床有关。

【护理措施】

1. 术前护理

（1）饮食护理

急行手术者应即刻禁食禁饮，饱胃患者应行胃肠减压，防止麻醉后食物反流引起窒息。

（2）体位护理

①低颅压患者取平卧位，防止因头高位时颅压降低致头痛加重。②颅压增高时取头高位，以利于颅内静脉回流，降低颅压。③脑脊液漏时，取平卧位或头高位，以减轻脑脊液漏并促使漏口粘连封闭。④昏迷患者取平卧且头偏向一侧或侧卧、俯卧位，以利口腔与呼吸道的分泌物引流，保持呼吸道通畅。⑤休克时取平卧或头低仰卧位，以保证脑部血氧供给，但时间不宜过长，以免增加颅内淤血。

（3）心理护理

颅脑损伤对患者或家属都是意外打击。家属在患者病情危急时可能会有应对能力不足而产生感伤、无助或过度要求医护人员的举止；意识清醒的患者情绪上也会经历休克、退缩、认知与适应四期。①护士应理解患者及家属的行为，安排时间，引导患者及家属说出所担忧的事，并给予满意的解释。②对需要手术者如实向患者及家属介绍手术的必要性及可能出现的问题，鼓励患者及家属面对现实。③适当地介绍有关知识，如CT检查后结果，目前的病情进展，治疗措施，护理计划及预期的结果等。

（4）头痛、头昏的护理

①卧床休息，注意卧位的合理调整，避免过度劳累和精神紧张。②去除诱发或加重头痛的因素，如创造安静环境，保持尿便通畅，减少或避免咳嗽、屏气、大幅度转头、突然的体位改变等。③重视患者主诉，严密观察意识、瞳孔、生命体征的变化。④适时向患者解释头痛主要是局部损伤使硬脑膜、血管及神经受到牵拉、刺激所致，理解、同情患者的痛苦，关心、安慰患者。⑤针对原因进行处理。

（5）休克的护理

对合并头皮裂伤或撕脱伤者，应立即包扎伤口，压迫止血，并妥善保护撕脱的头皮。若观察中发现血压下降，脉搏增快，面色苍白，肢端湿冷等休克征象，还应考虑是否有其他合并伤（如多发性骨折，内脏破裂等），需立即抗休克处理，并协助医师查找休克原因，必要时做好手术前准备工作。

（6）创面的护理

①在无菌、无水和低温密封下保护撕脱头皮。②伤后立即用大块无

菌棉垫、纱布压迫创面，加压包扎，防止失血性休克。③协助医师迅速处理创面，将被撕脱头皮的毛发剃尽，争取手术时间，尽快完善术前准备，行头皮再植术。④常规注射破伤风抗毒素，遵医嘱使用抗生素。

2. 术后护理

（1）饮食护理

给予高蛋白、高维生素、高热量、易消化吸收饮食，提高机体修复能力和抵抗力。

（2）体位护理

避免压迫创伤局部，头皮全部撕脱者，术后为保证植皮或皮瓣存活，除短暂俯卧位外，应整日端坐。

（3）心理护理

患者多为女性，伤后对容貌影响较大，直接影响患者的家庭生活和社会活动，从而造成患者心理创伤，多表现为焦虑、抑郁、悲观或情绪多变。①认真倾听其主诉，耐心解释所提出的问题，引导其阅读一些娱乐方面的书籍，观看令人快乐的电视节目。②多与患者及家属沟通，鼓励患者面对现实，解除思想顾虑，争取早日康复。③指导并协助患者进行修饰，保持较好的自我形象。④主动把可能给患者带来的痛苦和威胁作适当说明，并给予安全暗示和保证。⑤关心、体贴患者，满足其提出的合理要求，动作轻柔，操作熟练，减轻患者对疼痛的恐惧。

（4）疼痛护理

①耐心听取患者的诉说，敏锐地观察患者的疼痛反应，脸色苍白、紧皱眉头、咬紧牙关、握紧拳头及深沉的呻吟等都提示疼痛显著。②恰当地向患者解释疼痛的机制，并显示出理解患者的痛苦，安慰患者。③对行为反应过激的患者，要进行耐心劝解，以防止影响其他患者；对强烈克制的患者，给予鼓励，并允许其呻吟；对疼痛强度突然改变，严重的持续疼痛的患者，应慎重对待，以免发生器质性改变。④分散患者注意力，如听收音机、聊天、看电视等，以降低机体对疼痛的感受性。⑤遵医嘱给予镇静、镇痛药，减轻疼痛。

（5）潜在并发症——感染的护理

①密切观察患者感染的征象，遵医嘱合理使用抗生素。②枕上垫无菌巾，保持伤口敷料干燥固定，如有渗湿、污染及时更换。③监测体温，每4~8小时1次。④鼓励患者进食营养丰富的食物，以增强机体抵抗力。⑤指导患者避免搔抓伤口，不合作者适当约束四肢。

【健康教育】

1. 指导家属鼓励患者正视现实，并安慰、开导患者，鼓励其参加社会活动，消除负性心理。

2. 食用高热量、高蛋白、维生素丰富的饮食，增强机体抵抗力。

3. 避免搔抓伤口，可用75%酒精或络合碘消毒伤口周围，待伤口痊愈后方可洗头。

4. 形象受损者，可暂时戴帽、戴假发修饰，必要时可行整容、美容术。

5. 如出现伤口发红、渗液、积液，不明原因发热等情况应及时就诊。

第二节　颅骨骨折

颅骨骨折是颅骨受外力作用所致的颅骨结构改变，骨折的形式通常与外力作用的方式和程度有关。外力的作用面积越大、速度越快，颅骨的损伤越重。一般按骨折的部位可以分为颅盖骨折和颅底骨折；按骨折形态可以分为线性骨折（包括骨缝分离）、凹陷骨折和粉碎骨折；按骨折与外界是否相通分为开放性与闭合性骨折，开放性骨折和累及鼻窦的颅底骨折有合并骨髓炎和颅内感染的可能，必须及时处理。

【临床表现】

1. 颅盖骨折

（1）线性骨折：几乎均为颅骨全层骨折，骨折线多为单一，也可为多发。形状呈线条状，也有的呈放射状，触诊有时可发现颅骨骨折线。

（2）凹陷骨折：绝大多数为颅骨全层凹陷骨折，个别情况下亦有内板单独向颅内凹陷入者。头部触诊可及局部凹陷，多伴有头皮损伤。

（3）粉碎骨折：患者的头颅X线片显示受伤处颅骨有多条骨折线，可呈纵横交错状，并分裂为数块，同时合并头皮裂伤及局部脑挫裂伤。

2. 颅底骨折

（1）颅前窝：骨折后可见球结膜下出血及迟发性眼睑皮下淤血，呈紫蓝色，俗称"熊猫眼"。常伴有嗅神经损伤，少数可发生视神经在视神经管部损伤。累及筛窦或筛板时，可致脑脊液鼻漏，早期多呈血性。

（2）颅中窝：骨折可见耳后迟发性淤斑，常伴听力障碍和面神经周围性瘫痪，以及脑脊液耳漏。

（3）颅后窝：骨折可见乳突和枕下部皮下淤血，前者又称 Battle 征，有时可见咽喉壁黏膜下淤血，偶见舌咽神经、迷走神经、副神经和舌下神经损伤以及延髓损伤的表现。

【辅助检查】

1. X 线检查

颅盖骨折依靠头颅 X 线片确诊，凹陷骨折者可显示骨折片陷入颅内的深度；颅底骨折 X 线片检查价值不大。

2. CT 检查

有助于了解骨折情况和有无合并脑损伤。

【治疗原则】

1. 颅盖骨折

（1）线形骨折：本身不需特殊治疗，应着重处理骨折可能引起的硬脑膜外血肿、脑脊液漏。

（2）凹陷骨折：①凹陷程度轻、陷入深度小于 1cm 又无临床症状者不需手术治疗。②凹陷 1cm 以上或出现压迫症状者，行骨折片复位术。③有颅内高压者应对症处理。

（3）粉碎骨折：行骨片摘除，必要时于 3~6 个月后行颅骨成形术。

2. 颅底骨折

（1）颅前窝骨折：本身无需特殊处理，以防止感染为主。若发生脑脊液漏，应按开放性损伤处理，不可堵塞，适当取头高位并予抗感染治疗。经处理后，鼻漏多可在 2 周内自行封闭愈合，对经久不愈长期漏液长达 4 周以上，或反复引发脑膜炎及大量溢液的患者，则应实施手术。

（2）颅中窝骨折：处理同上。若伴海绵窦动静脉瘘，早期可采用Mata试验，即于颈部压迫患侧颈总动脉，每日4~6次，每次15~30分钟，对部分瘘孔较小者有一定效果，但对为时较久、症状有所加重或迟发的动静脉瘘，则应及早手术治疗。

（3）颅后窝骨折：急性期主要是针对枕骨大孔区及高位颈椎的骨折或脱位。若有呼吸功能紊乱或颈脊髓受压时，应及早行气管切开，颅骨牵引，必要时做辅助呼吸或人工呼吸，甚至施行颅后窝及颈椎椎板减压术。

【护理评估】

1. 健康史

评估包括患者年龄、性别、职业、家庭状况、文化程度、宗教信仰、入院方式等。了解受伤经过、受伤时间、原因，暴力大小、性质、方向、着力点及次数，头颅是静止还是运动状况下受伤；受伤后的表现，有无癫痫发作等。了解患者及家族是否有高血压、冠心病、短暂性脑缺血发作和癫痫等疾病，是否由此跌倒而引起脑损伤；患者有无各种血液病的出血史，其他脏器的严重疾病史。有无某种药物或食物过敏，有无家族遗传性疾病。是否服用过阿司匹林等抗血凝药物，有无接受过治疗及具体用药情况。有无吸烟、饮酒史，饮食习惯及排泄状态。了解患者在疾病各个阶段的自理需要和自理能力，以便采取不同的连续的护理支持系统，满足其需要。

2. 身体状况

（1）评估颅盖骨折患者有无局部软组织挫伤、压痛、肿胀或血肿，有无骨片凹陷，以了解骨折类型及程度；评估颅底骨折患者有无皮下淤血及淤血部位，有无脑脊液鼻漏、耳漏及漏出液量、性质、部位，以判断骨折类型和部位。

（2）评估颅盖骨折患者有无癫痫、偏瘫和其他神经系统阳性体征，以提供相应的治疗护理措施；评估颅底骨折患者意识状态、生命体征变化，评估有无失明、听力下降、面瘫等神经受损表现。

3. 心理-社会状况

（1）评估患者及家属对疾病发生后的心理反应和对疾病的认识程度。

（2）评估患者及家属是否得到相关的健康指导。

（3）评估费用支付方式，是否存在法律纠纷。

（4）评估有无良好的社会支持系统，以便调动一切有利患者康复的因素。

（5）评估患者的个性特征，患者角色是否正常，以便提供针对性的指导。

【护理诊断】

1. 焦虑/恐惧

与患者对骨折的恐惧、担心预后有关。

2. 有受伤的危险

与脑损伤引起癫痫、意识障碍、视力障碍等有关。

3. 有感染的危险

与脑脊液外漏有关。

4. 知识缺乏

缺乏疾病的相关知识。

5. 潜在并发症

①癫痫：与颅骨骨折致脑损伤有关。②颅内低压：与颅骨骨折致脑脊液漏出过多有关。③颅内高压：与颅骨骨折致继发性颅内出血或脑水肿有关。④感染：与颅骨骨折致颅底开放性损伤有关。

【护理措施】

1. 病情观察

（1）严密观察生命体征，及时发现病情变化。

（2）有癫痫发作的患者应注意观察发作前的征兆、持续时间及发作类型。

（3）注意观察有无颅内低压症状。

（4）早期发现继发性颅内出血和颅内高压，及时进行手术治疗。

（5）早期发现继发脑神经损害，及时处理。

2. 预防颅内感染

（1）体位护理：患者取半坐卧位，头偏向患侧，借重力作用使脑组织移至颅底，促使脑膜形成粘连而封闭漏口，待脑脊液漏停止3~5日后可改平卧位。如果脑脊液外漏多，应取平卧位，头稍抬高，以防颅压过低。

（2）保持局部清洁：每日 2 次清洁、消毒外耳道、鼻腔或口腔，注意消毒棉球不可过湿，以免液体逆流入颅内。劝告患者勿挖鼻、抠耳。

（3）预防颅内逆行感染：脑脊液漏者，禁忌堵塞、冲洗鼻腔、耳道和经鼻腔、耳道滴药，禁忌做腰椎穿刺。脑脊液鼻漏者，严禁从鼻腔吸痰或放置鼻胃管。注意有无颅内感染迹象，如头痛、发热等。遵医嘱应用抗生素和破伤风抗毒素。

（4）避免颅压骤升：嘱患者勿用力屏气排便、咳嗽、擤鼻涕或打喷嚏等，以免颅压骤然升降导致气颅或脑脊液逆流。

3. 并发症的观察与处理

（1）脑脊液漏：患者鼻腔、耳道流出淡红色液体，可疑为脑脊液漏。但需要鉴别血性脑脊液与血性渗液。可将血性液滴于白色滤纸上，若血迹外周有月晕样淡红色浸渍圈，则为脑脊液漏；或行红细胞计数并与周围血的红细胞比较，以明确诊断。另外，还应区别血性脑脊液与鼻腔分泌物。根据脑脊液中含糖而鼻腔分泌物中不含糖的原理，用尿糖试纸测定或葡萄糖定量检测以鉴别是否存在脑脊液漏。在鼻前庭或外耳道口松松地放置棉球，随湿随换，记录 24 小时浸湿的棉球数，以估计脑脊液外漏量。有时颅底骨折虽伤及颞骨岩部，且骨膜及脑膜均已破裂但鼓膜尚完整时，脑脊液可经耳咽管流至咽部进而被患者咽下，故应观察并询问患者是否经常有腥味液体流至咽部。

（2）颅内继发性损伤：颅骨骨折患者可合并脑挫伤、颅内出血，继发脑水肿导致颅压增高。脑脊液外漏可推迟颅压增高症状的出现，一旦出现颅压增高的症状，救治更为困难。因此，应严密观察患者的意识、生命体征、瞳孔及肢体活动等情况，以及时发现颅压增高及脑疝的早期迹象。

（3）颅内低压综合征：若脑脊液外漏多，可使颅压过低而导致颅内血管扩张，出现剧烈头痛、眩晕、呕吐、厌食、反应迟钝、脉搏细弱、血压偏低。头痛在立位时加重，卧位时缓解。若患者出现颅压过低表现，可遵医嘱补充大量水分以缓解症状。

4. 心理护理

做好心理护理，稳定患者情绪。有脑神经损伤导致视力、听力、嗅觉损害以及面部周围性瘫痪者，护理人员要关心、体贴患者，加强生活护理和健康指导。

【健康教育】

1. 饮食指导

卧位患者进食时，头应偏向一侧，食物不宜过稀，也不宜过硬过稠。指导患者吞咽动作和正确的咳嗽方法，以防误吸。

2. 心理指导

针对患者的性格特点帮助他们树立战胜疾病的信心，正确面对，积极配合康复训练，争取早日康复。

3. 出院宣教

根据体力，适当活动。根据康复医师的指导，循序渐进地进行各种功能锻炼及康复，充分发挥患者主动性，锻炼日常生活能力。

4. 预防护理

颅骨缺损者应避免局部碰撞，以免损伤脑组织，嘱咐患者在伤后半年左右做颅骨成形术。

5. 复诊随访

术后 3 个月门诊随访。

第三节　原发性闭合性脑损伤

一、脑震荡

脑震荡是头部受暴力作用后立即出现短暂的大脑功能障碍，但无明显的脑组织器质性损害。是原发性脑损伤中最轻的一种，其特点是头部外伤后短暂意识丧失，旋即清醒，除有近事遗忘（即对受伤经过及伤前近期事物不能记忆）外，无任何神经系统缺损表现，多数患者在 2 周内恢复正常，预后良好。

【临床表现】

1. 意识障碍

多数程度较轻，可以有意识丧失或仅是一过性的神志恍惚，意识障碍可以短至数秒钟、数分钟，一般不超过 30 分钟，意识清醒后可以恢复正常。

2. 遗忘症

多表现为逆行性遗忘症，即伤员对受伤当时情况或受伤的经过不能记忆。

3. 头痛、头昏

在受伤后数日内明显，以后逐渐减轻，有的患者自觉症状很重，头痛、头昏常持续很长时间。

4. 恶心、呕吐

多数较轻，1~2日内消失；小儿常较明显，有的甚至可以成为主要症状。

5. 其他

可出现自主神经功能紊乱症状，表现为情绪不稳、易激惹、不耐烦、注意力不集中、耳鸣、心悸、多汗、失眠或噩梦等。

【辅助检查】

1. 脑脊液检查

无红细胞。

2. CT 检查

颅内无异常发现。

【治疗原则】

脑震荡的患者大多可以不治而愈，一般不需住院。在家卧床休息，光线宜暗，环境安静，饮食清淡。休息时间为7~10日。有的伤员自觉症状很重，可以针对性地进行镇静、镇痛等药物处理。有条件的地方对脑震荡患者最好能够保持3~5日的医疗联系或观察，这样常可以发现一些有并发症的患者，尤其是合并迟发性颅内血肿者，常需要进行紧急医疗处理。

【护理评估】

1. 健康史

评估包括患者年龄、性别、职业、家庭状况、文化程度、宗教信仰、入院方式等。了解受伤经过、受伤时间、原因，暴力大小、性质、方向、着力点及次数，头颅是静止还是运动状况下受伤；受伤后的表现，有无癫痫发作等。了解患者及家族是否有高血压、冠心病、短暂性脑缺血发作和癫痫等疾病，是否由此跌倒而引起脑损伤；患者有无各种血液病的出血史，其他脏器的严重疾病史。有无某种药物或食物过敏，有无家族遗传性疾病。是否服用过阿司匹林等抗血凝药，有无接受过治疗及具体用药情况。有无吸烟、饮酒史，饮食习惯及排泄状态。了解患者在疾病各个阶段的自理需要和自理能力，以便采取不同的连续的护理支持系统，满足其需要。

2. 身体状况

（1）评估患者有无意识障碍及意识障碍的持续时间，单纯脑震荡意识障碍一般不超过 30 分钟。

（2）评估患者的记忆力，有无近事遗忘现象；评估有无头痛、头昏、恶心、呕吐、失眠等表现，以便提供针对性护理措施。

3. 心理-社会状况

（1）评估患者及家属对疾病发生后的心理反应和对疾病的认识程度。

（2）评估患者及家属是否得到相关的健康指导。

（3）评估费用支付方式，是否存在法律纠纷。

（4）评估有无良好的社会支持系统，以便调动一切有利患者康复的因素。

（5）评估患者的个性特征，患者角色是否正常，以便提供针对性的指导。

【护理诊断】

1. 焦虑

与缺乏脑震荡相关知识、担心疾病预后有关。

2. 急性疼痛

与脑震荡有关。

【护理措施】

1. 饮食护理

普通饮食。给予营养丰富、富含纤维素、健脑饮食。

2. 体位护理

卧床休息 1~2 周。

3. 心理护理

部分患者因担心颅内病情变化或自觉症状较重，而产生焦虑心理。

（1）应理解、同情患者的感受，耐心倾听患者的诉说。

（2）向患者及家属讲解可能出现的症状及产生原因是短暂的大脑功能障碍，经过治疗和休息可痊愈，以消除其思想顾虑。

（3）避免不良因素影响，如避免与其他焦虑患者接触。

（4）鼓励患者尽早自理生活，以免产生过分依赖心理。

4. 症状护理

常见症状为头痛、头昏。①观察意识状况及自觉症状。②嘱卧床休息，提供安静、舒适的休息环境，避免不良外界刺激。③症状显著者可遵医嘱给予镇静、镇痛药，但禁用吗啡、哌替啶，以免影响病情观察。④分散患者注意力，如听轻音乐、聊天等，但禁止看书报、电视。⑤解释头痛非器质性损害所致，以消除思想顾虑，并指导患者身心放松的方法，如深呼吸、想象手心发热。

5. 继发性脑损伤的护理

继发性脑损伤是脑震荡的潜在并发症。重度脑挫裂伤患者，常因脑膜、脑实质内血管损伤或术后颅内压增高、缺血缺氧而继发脑水肿、颅内血肿，使原有病情加重，甚至危及生命。①术后要加强动态病情观察，观察重点包括意识状态、瞳孔、生命体征、神经系统体征及头痛、呕吐或躁动不安等，因继发性脑损伤多在术后 3 日内出现。②重症患者使用颅内压监护仪连续观察和记录颅内压的动态变化，通常以 0.7~2kPa 为正常颅内压，2.1~2.7kPa 为轻度增高，2.8~5.3kPa 为中度增高，5.3kPa 以上为重度增高；如颅内压进行性增高，提示有血肿的可能，如经过相应治疗后颅压仍持续在 5.3kPa 以上，提示预后较差。③按颅内高压症状护理。④观察中若发现有继发性脑损伤征象时，应立即报告医师，对于潜在脑疝危险（如颅内血肿、颅压进行性升高）或已存在脑疝的患者应积极做好再次手术准备，及时手术治疗，以挽救患者生命。

【健康教育】

1. 保证充足睡眠，适当进行体能锻炼（太极拳等），避免过度用脑和过度劳累。

2. 保持室内空气清新，保持周围环境安静舒适。

3. 解除思想上对所谓"后遗症"的紧张和忧虑，保持心情愉快。

4. 加强营养，多食健脑食品（如动物脑、栗子、核桃等）。

二、脑挫裂伤

脑挫裂伤主要指暴力作用于头部，引起大脑皮质的可见性器质性损害，包括脑挫伤和脑裂伤。脑挫伤指脑组织遭受破坏较轻，软脑膜尚完整的损伤；脑裂伤指软脑膜、血管和脑组织同时有破裂的损伤，常伴有外伤性蛛网膜下腔出血。脑挫裂伤的继发性改变为脑水肿和血肿形成。

【临床表现】

脑挫裂伤的临床表现比脑震荡严重，主要表现为：

1. 意识障碍

脑挫裂伤的意识障碍一般比较严重，昏迷程度和持续时间与损伤程度和部位有关。昏迷可由数分钟至数十分钟不等，有的甚至长达数日或长期昏迷。

2. 头痛

脑挫裂伤造成的蛛网膜下腔出血、脑水肿和脑肿胀，可引起较为严重的头痛并且持续时间较长。头痛的性质主要为全头部胀痛或跳痛，咳嗽时加重。

3. 恶心、呕吐

脑挫裂伤时脑脊液对第四脑室的冲击、脑血管运动功能的紊乱、颅内压力的改变以及蛛网膜下腔出血的刺激等，都可引起恶心和呕吐。大多伤后立即出现，呕吐为喷射性，若患者处于昏迷状态，常造成严重的误吸。

4. 癫痫

脑挫裂伤的早期癫痫发作多见于儿童，一般发生于伤后数小时或数日内，有的甚至发生在外伤的当时。发作形式多以大发作和局限性发作为主；晚发和局限性癫痫常要警惕颅内血肿的可能。

5. 脑膜刺激征

脑挫裂伤造成蛛网膜下腔出血，后者引起颈强直，直腿抬高试验阳性。若无新鲜出血，陈旧的蛛网膜下腔出血一般5~7日可被逐渐吸收。颈强直可随脑脊液中含血量的减少而逐渐减轻。

6. 局灶性神经系统体征

依脑挫裂伤的发生部位而定，若损伤累及脑的功能区，常于伤后即刻出现相应肢体的单瘫、偏瘫或偏身感觉障碍，以及失语或偏盲等。

7. 脑脊液

脑挫裂伤者早期腰椎穿刺即可发现肉眼或显微镜下血性脑脊液；压力一般高于正常，压力过高时不宜过多地放出脑脊液。

【辅助检查】

1. 影像学检查	2. 腰椎穿刺检查
CT 检查是首选项目，可了解脑挫裂伤的部位、范围及周围脑水肿的程度，还可了解脑室受压及中线结构移位等。MRI 检查有助于明确诊断。	腰椎穿刺脑脊液中含大量红细胞，同时可测量颅压或引流血性脑脊液，以减轻症状。但颅压明显增高者禁忌腰穿。

【治疗原则】

1. 脑挫裂伤患者一般应该卧床休息 2～3 周；在伤后 3～5 日内应密切观察病情，注意血压、脉搏、呼吸、瞳孔和意识的变化，以便早期发现颅内血肿。

2. 呕吐频繁的患者可暂禁食，每日补充液体 2000～2500ml。

3. 头痛严重者可适当选用镇静药物，有的尝试每日或隔日行腰椎穿刺术，放出部分血性脑脊液以减缓头痛，但颅内压力较高时不主张做腰椎穿刺。

4. 脱水可用 20% 甘露醇、25% 山梨醇、20% 甘油果糖等药物进行治疗；其他可酌情使用止血药、抗生素等。

【护理评估】

1. 健康史	2. 身体状况
（1）受伤史及现场情况：详细了解受伤过程，如暴力大小、方向、性质、速度；患者受伤后有无意识障碍，其程度及持续时间，有无逆行性遗忘；受伤当时有无口鼻、外耳道出血或脑脊液漏发生；是否出现头痛、恶心、呕吐、呼吸困难等情况；了解现场急救和转送过程。 （2）既往史：了解患者既往健康状况。	（1）局部：了解患者头部有无破损、出血，呼吸道是否通畅。 （2）全身：检查患者生命体征、意识状态、瞳孔及神经系统体征的变化，了解患者有无颅压增高和脑疝症状。了解患者营养状况，如体重、氮平衡、血浆蛋白、血糖、血电解质等，以及时调整营养素的种类和量。

3. 心理-社会状况

了解患者及家属的心理反应；了解家属对患者的支持能力和程度。

【护理诊断】

1. 清理呼吸道无效

与脑损伤后意识障碍有关。

2. 营养失调：低于机体需要量

与脑损伤后高代谢、呕吐、高热等有关。

3. 有失用综合征的危险

与脑损伤后意识和肢体功能障碍及长期卧床有关。

4. 潜在并发症

颅压增高、脑疝、蛛网膜下腔出血、癫痫发作、消化道出血。

【护理措施】

1. 保持呼吸道通畅

（1）体位护理：意识清醒者取斜坡卧位，以利于颅内静脉回流。昏迷或吞咽功能障碍者取侧卧位或侧俯卧位，以免呕吐物、分泌物误吸。

（2）及时清除呼吸道分泌物：颅脑损伤患者常有不同程度的意识障碍，丧失正常的咳嗽反射和吞咽功能，不能有效排除呼吸道分泌物、血液、脑脊液及呕吐物。因此，应及时清除口腔和咽部血块或呕吐物，定时吸痰。呕吐时将头转向一侧以免误吸。

（3）开放气道：深昏迷者抬起下颌或放置口咽通气道，以免舌根后坠阻碍呼吸。短期不能清醒者必要时行气管插管或气管切开。呼吸减弱并潮气量不足不能维持正常血氧者及早使用呼吸机辅助呼吸。

（4）加强气管插管、气管切开患者的护理：保持室内适宜的温度和湿度，湿化气道，避免呼吸道分泌物黏稠，利于排痰。

（5）预防感染：使用抗生素防治呼吸道感染。

2. 加强营养

创伤后的应激反应可产生严重分解代谢，使血糖增高、乳酸堆积，后者可加重脑水肿。因此，必须及时、有效补充能量和蛋白质以减轻机体损耗。早期可采用肠外营养，待肠蠕动恢复后，无消化道出血者尽早行肠内营养支持，以利于胃肠功能恢复和营养吸收。昏迷患者通过鼻胃管或鼻肠管给予每日所需营养，成人每日补充总热量约 8400kJ 和 10g氮。当患者肌张力增高或癫痫发作时，应预防肠内营养液反流导致误吸。

3. 病情观察

（1）意识：意识障碍是脑损伤患者最常见的变化之一。观察患者意识状态，不仅应了解有无意识障碍，还应注意意识障碍程度及变化。意识障碍的程度可辨别脑损伤的轻重。意识障碍出现的迟早和有无继续加重可作为区别原发性和继发性脑损伤的重要依据。

（2）生命体征：为避免患者躁动影响结果的准确性，应先测呼吸，再测脉搏，最后测血压。①体温：伤后早期，由于组织创伤反应，可出现中等程度发热；若损伤累及间脑或脑干，可导致体温调节紊乱，出现体温不升或中枢性高热；伤后即发生高热，多系视丘下部或脑干损伤；伤后数日体温升高，常提示有感染性并发症。②脉搏、呼吸、血压：注意呼吸节律和深度、脉搏快慢和强弱以及血压和脉压变化。若伤后血压上升、脉搏缓慢有力、呼吸深慢，提示颅压升高，警惕颅内血肿或脑疝发生；枕骨大孔疝患者可突然发生呼吸心跳停止；闭合性脑损伤呈现休克征象时，应检查有无内脏出血，如迟发性脾破裂、应激性溃疡出血等。

（3）瞳孔变化：可因动眼神经、视神经及脑干部位的损伤引起。观察两侧睑裂大小是否相等，有无上睑下垂，注意对比两侧瞳孔的形状、大小及对光反应。伤后一侧瞳孔进行性散大、对侧肢体瘫痪、意识障碍，提示脑受压或脑疝；双侧瞳孔散大、对光反应消失、眼球固定伴深昏迷或去皮质强直，多为原发性脑干损伤或临终表现；双侧瞳孔大小形状多变、对光反应消失，伴眼球分离或异位，常是中脑损伤的表现；眼球不能外展且有复视者，多为展神经受损；眼球震颤常见于小脑或脑干损伤。

有无间接对光反应可以鉴别视神经损伤与动眼神经损伤。观察瞳孔时应注意某些药物、剧痛、惊骇等也会影响瞳孔变化，如吗啡、氯丙嗪可使瞳孔缩小，阿托品、麻黄碱可使瞳孔散大。

（4）神经系统体征：原发性脑损伤引起的偏瘫等局灶症状，在受伤当时已出现，且不再继续加重；伤后一段时间才出现一侧肢体运动障碍且进行性加重，同时伴有意识障碍和瞳孔变化，多为小脑幕切迹疝压迫中脑的大脑脚，损害其中的锥体束纤维所致。

（5）其他：观察有无脑脊液漏，有无剧烈头痛、呕吐、烦躁不安等颅压增高表现或脑疝先兆。注意 CT 和 MRI 扫描结果及颅压监测情况。

4. 并发症的观察与护理

（1）昏迷患者易发生的并发症：昏迷患者生理反应减弱或消失，全身抵抗力下降，易发生多种并发症。

1）压疮：保持皮肤清洁干燥，定时翻身，尤应注意骶尾部、足跟、耳郭等骨隆突部位，不可忽视敷料覆盖部位。消瘦者伤后初期及高热者常需每小时翻身 1 次，长期昏迷、一般情况较好者可每 3~4 小时翻身 1 次。

2）呼吸道感染：加强呼吸道护理，定期翻身叩背，保持呼吸道通畅，防止呕吐物误吸引起窒息和呼吸道感染。

3）失用综合征：脑损伤患者因意识或肢体功能障碍，可发生关节挛缩和肌萎缩。保持患者肢体于功能位，防止足下垂。每日四肢关节被动活动及肌按摩 2~3 次，防止肢体挛缩和畸形。

4）泌尿系感染：昏迷患者常有排尿功能紊乱，短暂尿潴留后继以尿失禁。长期留置导尿管是引起泌尿系感染的主要原因。必须导尿时，严格执行无菌操作；留置尿管过程中，加强会阴部护理，夹闭导尿管并定时放尿以训练膀胱贮尿功能；尿管留置时间不宜超过 3~5 日；需长期导尿者，宜行耻骨上膀胱造瘘术，以减少泌尿系感染。

5）暴露性角膜炎：眼睑闭合不全者，角膜涂眼药膏保护；无需随时观察瞳孔时，可用纱布遮盖上眼睑，甚至行眼睑缝合术。

（2）蛛网膜下腔出血：因脑裂伤所致，患者可有头痛、发热、颈强直表现。可遵医嘱给予解热镇痛药物对症处理。病情稳定，排除颅内血肿及颅压增高、脑疝后，为解除头痛可以协助医师行腰椎穿刺，放出血性脑脊液。

（3）消化道出血：多因下丘脑或脑干损伤引起的应激性溃疡所致，大量使用皮质激素也可诱发。除遵医嘱补充血容量、停用激素外，还应使用止血药和抑制胃酸分泌的药物，如奥美拉唑、雷尼替丁等。及时清理呕吐物，避免消化道出血发生误吸。

（4）外伤性癫痫：任何部位的脑损伤均可能导致癫痫，尤其是大脑皮质运动区受损。早期癫痫发作的原因是颅内血肿、脑挫裂伤、蛛网膜下腔出血等；晚期癫痫发作主要是脑的瘢痕、脑萎缩、感染、异物等引起。可采用苯妥英钠预防发作。癫痫发作时使用地西泮 10~30mg 静脉缓慢注射，直至控制抽搐为止。

（5）颅压增高：①严密观察并记录患者的意识、瞳孔、生命体征及头痛、呕吐情况。②抬高床头 15°~30°，以利颅内静脉回流，减轻脑水肿；氧气吸入改善脑缺氧，降低脑血流量。③控制液体摄入量，成人每日补液量不超过 2000ml，液体应在 24 小时内均匀输入，不可在短时间内过快或大量输入，以免加重脑水肿。④避免一切引起颅压增高的因素，如呼吸道梗阻、高热、剧痛、便秘、癫痫发作及情绪波动等。⑤遵医嘱适当应用镇静、镇痛药，但禁用吗啡、哌替啶，以免抑制呼吸中枢。⑥较长时间使用甘露醇应观察尿量及肾功能，以防发生急性肾衰竭。静脉输入脱水药降低颅压，应保证脱水药顺利快速输入，避免药物外渗引起组织坏死，一旦发现液体外渗应立即更换静脉穿刺部位，局部外涂达氢锌霜或给予 0.5%普鲁卡因局部封闭。

【健康教育】

1. 轻型患者应鼓励其尽早自理生活和恢复活动，注意劳逸结合。瘫痪患者制定具体计划，指导协助肢体功能锻炼，尤应注意发挥不全瘫痪部位或肢体的代偿功能，为日后生活自理做准备，静止状态时瘫痪肢体应置于功能位，以防畸形造成日后生活障碍。

2. 脑挫裂伤可留有不同程度的后遗症，某些症状可随时间的延长而逐渐消失。对有自觉症状（如头痛、头晕、耳鸣、记忆力减退、注意力分散等）的患者，应与患者及家属及时沟通，给予恰当的解释和宽慰；鼓励患者保持乐观情绪，主动参与社交活动和建立良好的人际关系，树立康复信心。

3. 颅骨缺损的患者要注意保护缺损部位，尽量少去公共场所，外出戴安全帽，在手术后 3~6 个月做颅骨成形术。

4. 有癫痫发作者不能单独外出、攀高、游泳、骑车，指导按医嘱长期定时服用抗癫痫药，随身携带疾病卡，并教给家属癫痫发作时的紧急处理方法。

5. 对语言障碍者，有意识、有计划地进行语言功能训练，并教会非语言性沟通的方法。

6. 如原有症状加重，头痛、头昏、呕吐、抽搐，手术切口发炎、积液等应及时就诊。

7. 3~6 个月后门诊影像学复查。

三、脑干损伤

脑干损伤是指中脑、脑桥和延髓的损伤。脑干损伤分为原发性和继发性损伤。原发性损伤是指在外伤的当时，由外力所致的脑移位使脑干撞击在颅底斜坡或小脑幕裂孔边缘，或由外力所致的脑干本身的扭转、牵拉造成的损伤。原发性脑干损伤约占重型颅脑损伤的 5%~7%，占颅脑损伤死亡病例的 1/3。损伤发生时，脑干在外力的作用下，与小脑幕游离缘或斜坡撞击，或受脑室内液体压力的冲击致伤。损伤多发生在一侧脑干背部或中央部，局部可见不同程度的挫裂伤、出血、水肿和缺血坏死、软化等病理变化。

【临床表现】

脑干内有重要的脑神经核、网状结构和运动、感觉神经的传导束，所以脑干是生命的中枢，脑干受损以后会出现一系列威胁患者生命的临床症状和体征。

1. 生命体征改变

脑干内呼吸中枢受损可出现呼吸表浅、不规则和呼吸暂停等呼吸功能衰竭的表现。心血管中枢受损可出现低血压、脉搏频数、心律失常。脑干损伤引起自主神经中枢功能障碍，体温调节失衡出现高热，体热不能及时发散，致使高热达 40℃ 持续不退。

2. 意识障碍

意识障碍的程度与脑干受损的部位和程度有关，一般昏迷程度较深，而且持续时间较长。

3. 眼球和瞳孔改变

脑干损伤常出现眼球分离、双眼同向凝视或同向运动障碍；瞳孔大小多变且形状不规则，双侧缩小如针或两侧散大固定，亦可双侧不等大；对光反射消失。

4. 锥体束征

由于脑干内锥体束损伤，可出现肢体瘫痪、肌张力增高、腱反射亢进、浅反射消失，还可出现一侧或双侧的病理反射。若受伤后一切反应消失，肌张力由增高而变为松弛，则为死亡前征兆。

5. 去大脑强直

为中脑受损所特有的症状，全身肌张力增高，阵发性四肢过度伸直，头向后仰呈角弓反张，此强直发作受到刺激时更加明显。这种发作常预示伤者病情严重并且预后不良。

【辅助检查】

1. MRI 检查

MRI 最能明确诊断，T_2 加权图像上呈现为椭圆形或条状高信号，T_1 加权图像上呈现低信号。

2. 脑干听觉诱发电位（BAEP）检查

BAEP 可较准确地反映脑干损伤的平面及程度，通常在听觉通路病灶以下的各波正常，病灶水平及其上的各波则显示异常或消失。

3. 颅压监测

可鉴别原发性或继发性脑干损伤；原发性脑干损伤其颅压正常，而继发性脑干损伤颅压明显升高。

【治疗原则】

原发性脑干损伤的治疗基本上与重度脑挫裂伤相同。

1. 保持呼吸道通畅

脑干损伤患者深度昏迷，呼吸不畅，应当早期行气管切开，从而减少呼吸道无效腔，有利于呼吸道排痰，保证氧气供给。也可采用高压氧舱治疗。

2. 人工冬眠低温治疗

降低脑组织的新陈代谢，提高脑组织对缺氧的耐受力，从而保护受损的脑组织，减轻脑水肿。

3. 控制脑水肿、脑肿胀

可用高渗性脱水药治疗，常用的药物有 20% 甘露醇、20% 甘油果糖及利尿药等。

4. 应用止痉药物

脑干损伤后出现的肌张力增高和去大脑强直，可用抗癫药物或镇静药物控制，常用的有苯巴比妥钠、地西泮、10%水合氯醛、苯妥英钠等。

5. 应用改善脑组织代谢药物

可用能量合剂如腺苷三磷酸、胞磷胆碱、脑活素、脑多肽、神经节苷脂类等。

6. 加强护理

防止出现肺炎、压疮、泌尿系感染、肢体挛缩等并发症。

【护理评估】

1. 健康史

评估包括患者年龄、性别、职业、家庭状况、文化程度、宗教信仰、入院方式等。了解受伤经过、受伤时间、原因，暴力大小、性质、方向、着力点及次数，头颅是静止还是运动状况下受伤；受伤后的表现，有无癫痫发作等。了解患者及家族是否有高血压、冠心病、短暂性脑缺血发作和癫痫等疾病，是否由此跌倒而引起脑损伤；患者有无各种血液病的出血史，其他脏器的严重疾病史。有无某种药物或食物过敏，有无家族遗传性疾病。是否服用过阿司匹林等抗凝血药，有无接受过治疗及具体用药情况。有无吸烟、饮酒史，饮食习惯及排泄状态。了解患者在疾病各个阶段的自理需要和自理能力，以便采取不同的连续的护理支持系统，满足其需要。

2. 身体状况

（1）评估意识障碍的程度和持续时间：原发性脑干损伤一般表现为受伤后立即昏迷，持续时间长短不一。

（2）评估眼球和瞳孔的变化：患者常表现为瞳孔大小不一，形态多变且不规则，眼球偏斜或眼球分离。

（3）评估生命体征有无异常改变：脑干损伤可导致呼吸循环功能紊乱或呼吸循环衰竭。

（4）评估有无去皮质强直和锥体束征阳性表现：去皮质强直表现为四肢伸直，角弓反张；锥体束征阳性表现为肢体肌张力增高，腱反射亢进及病理征阳性。

3. 心理-社会状况

（1）评估患者及家属对疾病发生后的心理反应和对疾病的认识程度。

（2）评估患者及家属是否得到相关的健康指导。

（3）评估费用支付方式，是否存在法律纠纷。

（4）评估有无良好的社会支持系统，以便调动一切有利患者康复的因素。

（5）评估患者的个性特征，患者角色是否正常，以便提供针对性的指导。

【护理诊断】

1. 意识障碍	2. 有失用综合征的可能
与原发性脑干损伤有关。	与脑损伤后意识和肢体功能障碍及长期卧床有关。
3. 体温过高	4. 潜在并发症
与脑干损伤引起自主神经中枢功能障碍，体温调节失衡有关。	感染、应激性溃疡、角膜溃疡等。

【护理措施】

1. 饮食护理	2. 体位护理
给予高热量、高蛋白、高维生素、低糖、易消化饮食，昏迷患者伤后 48 小时给予鼻饲饮食，必要时辅以静脉营养，以满足机体需要。	取平卧或侧卧位，头偏向一侧，以利口腔与呼吸道的分泌物引流；生命体征平稳者可抬高床头 15°～30°，以利颅内静脉回流，降低颅压；大脑强直的患者颈部垫软枕，勿强力约束四肢，以免造成损伤。

3. 心理护理

因患者起病突然、病情严重且常存在不同程度的后遗症，患者家属产生焦虑、恐惧、急躁等不良心理。①迅速、热情地接诊，并亲切、耐心地询问患者情况，使患者家属感到医务人员可亲、可信，从而减轻恐惧，配合治疗。②待患者意识恢复时，无论预后如何，原则上都应给予肯定性支持和鼓励，尽量避免消极暗示，尤其是来自家属、病友方面的消极暗示，使患者能够身心放松，感到安全，增强康复的信心。③加强基础护理，协助完成日常生活，使患者感觉舒适，保持心理相应平衡。④对清醒患者应做适当解释，让患者知道有些症状是可以恢复的，以消除患者的思想顾虑。⑤对遗留后遗症的患者，应积极向患者及家属提出合理建议，鼓励患者面对现实，并指导家属安慰、开导患者。

4. 中枢性高热的护理

脑干损伤合并下丘脑损伤或蛛网膜下腔出血可引起体温调节中枢功能失常，导致高热。降温处理措施：①每 4 小时测量 1 次体温，必要时持续体温监测。②根据病情选择适合的降温方法，如药物降温、酒精擦浴、冰敷、冰液体快速输入、冰盐水保留灌肠、降温毯降温或冬眠低温疗法等。③正确采集血培养标本，及时送检。④嘱多饮水，鼓励咳嗽排痰，保持呼吸道通畅，痰液黏稠时予雾化吸入。⑤记录 24 小时出入量，定时检测电解质，遵医嘱静脉补充丢失的水、电解质。⑥选择清淡、易消化的高热量、高蛋白流食或半流食。⑦加强口腔护理及皮肤护理，定时翻身叩背。为了降低中枢性高热，必要时采用半导体降温毯降温与冬眠药物相结合的方法进行控制。同时应注意：①严密观察患者的心率、心律、血压等，如有血压下降、心率缓慢等异常改变，应及时报告医师处理。②用药 30 分钟后使用降温毯，降温速度不宜过快。③持续体温监测，使患者肛温维持在 32~35℃，持续 3~5 日。④加强呼吸道管理，定时翻身、叩背，防止压疮和肺部感染发生。⑤因低温状态下胃肠道功能减弱，一般不从胃肠进食，予以静脉营养支持。

5. 意识障碍的护理

（1）保持呼吸道通畅，预防肺部并发症。

（2）加强泌尿系统的护理，防止尿路感染。

（3）加强营养支持护理，防治胃肠系统并发症。

（4）定时翻身、按摩，便后及时处理，保持皮肤清洁干燥，预防压疮及皮肤破损。

（5）加强五官护理，口腔护理每日 2 次，常规予氯霉素眼药水滴眼，眼睑闭合不全者涂眼膏，防止口腔炎、角膜炎等并发症。

（6）注意保持肢体功能位，并进行早期功能锻炼，防止肢体失用性萎缩及关节挛缩、变形。

6. 肢体活动障碍的护理

（1）保持患者舒适体位，保持肢体功能位置。

（2）定时变换体位，保持皮肤清洁干燥，预防压疮。

（3）对瘫痪肢体定时进行按摩和被动运动，由小到大活动肢体各关节，每次 30 分钟，每日 3~4 次，以防止肌肉萎缩和关节挛缩、变形。

（4）慎用热水袋，以免烫伤。

7. 呼吸功能紊乱的护理

（1）动态监测呼吸节律、呼吸频率、氧饱和度及血气分析。

（2）保持呼吸道通畅，昏迷患者尽早行气管切开。

（3）下列情况应行呼吸机辅助呼吸：动脉血氧分压（PaO_2）<60mmHg 或动脉二氧化碳分压（$PaCO_2$）>60mmHg；无自主呼吸或呼吸节律不规则，呼吸缓慢（每分钟小于 10 次）或呼吸加快（每分钟大于 35 次）。

8. 潜在并发症——继发性脑损伤的护理

重度脑干损伤患者常因脑膜、脑实质内血管损伤或术后颅压增高、缺血缺氧而继发脑水肿、颅内血肿，使原有病情加重，甚至危及生命。其他护理见"第三章第三节原发性闭合性脑损伤"。

9. 潜在并发症——上消化道出血的护理

（1）遵医嘱及早给予雷尼替丁、西咪替丁、氢氧化铝凝胶等药物，预防出血。

（2）鼻饲前抽吸胃内容物时发现有咖啡色液体，或出现柏油样便、腹胀、肠鸣音亢进等说明有上消化道出血。重者则可能有呕血或大量便血，面色苍白，脉搏快数，血压下降等休克征象。观察中若发现上述现象应立即报告医师。

（3）遵医嘱应用止血药和抑制胃酸分泌的药物，停用糖皮质激素如地塞米松。

（4）经胃管用冰盐水反复灌洗抽吸后，注入氢氧化铝凝胶、云南白药、三七粉、奥美拉唑等药物止血。

（5）必要时行胃肠减压，并做好大量失血的各项抢救准备工作。

10. 潜在并发症——感染的护理

重症患者呼吸道分泌物增多及潴留、留置导尿管、机体防御能力降低等因素是引起感染的常见原因。

（1）注意体温变化，定期检测血液、体液常规及分泌物培养检查，以及时发现感染征象。

（2）尿潴留者宜先用针刺关元、气海、曲池、三阴交等穴位，并配合按摩膀胱等方法使者排尿，如仍不能排出或残留尿较多时，可行留置导尿管；导尿过程均需严格无菌操作，并加强泌尿系统护理；留置时间较长者 1~2 周更换导尿管 1 次，膀胱冲洗已不作为常规预防措施，必要时可遵医嘱执行，防止泌尿系统感染。

（3）尿失禁的男性患者，可用男式接尿器或直接用尿壶接尿；女性患者则应根据排尿规律，经常主动用尿盆接尿或及时更换尿布，不可将留置导尿管作为解决尿失禁的常规方法。

（4）加强口腔护理，及时清除口腔内分泌物，防止发生口腔炎、口腔溃疡及化脓性腮腺炎等并发症。

（5）正确放置引流袋高度，避免逆行感染；枕上垫无菌巾，保持伤口敷料干燥固定，如有渗湿、污染及时更换。

11. 肺部并发症的护理

重型颅脑损伤后因肺实质多有淤血、水肿，吞咽、咳嗽反射减弱或消失致误吸、呼吸道内分泌物不能排除，加上侵入性操作和机体免疫力下降等因素极易并发肺部感染，严重肺部感染可导致呼吸功能不全，危及患者生命。

（1）及时清除口腔及呼吸道的分泌物、呕吐物及血细胞凝集块等，以免呼吸道堵塞。

（2）昏迷患者及早行气管切开，吸痰管应分别从鼻腔、口腔或从气管切开处深入气管内吸引，以吸尽呼吸道分泌物，并避免将口鼻内细菌带入气管、肺部。

（3）患者采取侧卧和侧俯卧位，以利呼吸道分泌物引流，防止呕吐物误吸；按时翻身、叩背，以利痰液排出。

（4）患者表现为呼吸困难、发绀、大量血性泡沫样痰及肺泡布满湿啰音时提示急性肺水肿，应保持呼吸道通畅，给予高流量输氧，必要时间断性加压呼吸或高频通气，静脉滴注地塞米松或氢化可的松，以改善肺水肿。

12. 潜在并发症——深静脉血栓的护理

昏迷患者长期卧床，肢体活动减少，易导致静脉血栓形成。应注意：

（1）严密观察肢体皮肤温度、色泽、弹性及肢端动脉搏动情况，如局部皮肤发绀、肿胀等提示有血栓形成，应及时报告医师处理。

（2）鼓励患者早期下床活动，卧床患者定时给予肢体按摩和被动运动，预防血栓形成。

（3）抬高下肢，给患者穿弹力袜，促进静脉血回流，减轻静脉血淤滞；弹力袜大小要合适，过紧反而会促进血栓形成，过松则起不到效果。

（4）一旦发生深静脉血栓，下肢应抬高制动，局部湿热敷，禁止按摩，防止栓子脱落随血液流动，导致心、脑、肺等重要器官栓塞。

（5）遵医嘱使用尿激酶等抗凝剂。

【健康教育】

见"第三章第三节原发性闭合性脑损伤"中"二、脑挫裂伤"的相关内容。

第四节 继发性脑损伤

继发性脑损伤系指在原发性脑损伤的基础上，随着伤后的组织反应、病理生理改变与出血等因素所发生的水肿、肿胀或颅内血肿。其中颅内血肿是最多见、最危险的继发性、致命性病变，其主要危害是压迫、推移脑组织，引起进行性颅压增高，形成脑疝，危及患者生命。按伤后至血肿症状出现的早迟可分为：急性血肿（3日内）；亚急性血肿（4~21日）；慢性血肿（22日以上）；根据血肿所在解剖部位不同又可分为：硬脑膜外血肿、硬脑膜下血肿、脑内血肿。

一、硬脑膜外血肿

血肿位于颅骨内板之下和硬脑膜之间，发生率占颅内血肿的25%~30%，仅次于硬脑膜下血肿。其中以急性者为主，约占85%，亚急性者约占12%，慢性者极少。如及时治疗预后均良好。

【临床表现】

主要表现为急性脑受压症状，症状出现的急缓与出血的速度、部位以及人体的代偿能力有关。出血越快，颅内代偿能力越差，急性脑受压的症状越重。血肿的部位与脑疝形成的关系：血肿位于颞部者，早期可表现为小脑幕切迹疝的症状；位于额叶或顶枕叶者，脑疝症状出现较晚；位于颅后窝者，少量出血即可导致枕骨大孔疝，后果严重。

1. 意识障碍

分原发性和继发性意识障碍，前者的意识障碍发生于受伤的当时，此后意识可以完全清醒，即进入所谓中间清醒期，以后随着血肿的出现和增大，再次出现意识障碍；后者的意识障碍发生于伤后的一段时间内，表现为进行性加深，直至发展为脑疝甚至死亡。典型的硬脑膜外血肿的原发性意识障碍一般都比较轻微，多数是脑震荡的一过性脑功能障碍，有的甚至完全没有意识障碍。中间清醒期的长短取决于血肿形成的速度，可自数十分钟至数日不等，但约90%的病例发生于外伤后的8~18小时。急性硬脑膜外血肿的患者约70%表现有中间清醒期。其他非典型的患者可以表现为伤后持续昏迷，或昏迷由浅变深，直至出现脑疝症状。

2. 头痛、恶心和呕吐

随着血肿的增大，颅内压力进行性增高，患者出现头痛、恶心和呕吐症状。有的患者头痛剧烈，在继发昏迷之前甚至出现频繁的躁动。

3. 瞳孔改变

在受伤的当时，有的可以出现双侧瞳孔扩大，以后在中间清醒期恢复正常；在脑疝前期时，可以出现血肿侧的瞳孔稍有缩小，对光反射迟钝，此为动眼神经受刺激症状；出现脑疝时，血肿侧的瞳孔明显扩大，对光反射消失，眼球固定。此时动眼神经受压并瘫痪。

4. 偏瘫

可有两种形式，一是因血肿在运动区附近，压迫运动区皮质出现对侧的锥体束征，肢体无力或瘫痪，上、下肢程度可不相等；另一种是脑疝时因大脑脚受压出现对侧肢体的偏瘫，上、下肢同时发生，且程度一致。

5. 生命体征

随着颅内压力的不断升高和脑疝的形成，可出现脉搏变慢、血压升高、呼吸加深变慢等代偿现象。当脑疝继续发展加重时，脑干功能衰竭，则出现血压下降，脉搏、呼吸加快，最后呼吸停止、心脏停搏。

【辅助检查】

1. X线检查

颅骨平片常显示有骨折。当骨折线通过脑膜中动脉沟或静脉窦时，要高度警惕硬脑膜外血肿的发生。

2. CT 扫描

在颅骨内板的下方可以看到局限性梭形或半月形高密度区，CT 值为 40~100Hu，血肿的密度均匀一致；调骨窗显示时，常可见颅骨骨折。

3. 超声波探测

可以发现中线波移位。

【治疗原则】

1. 非手术治疗

适应证：①意识无进行性恶化。②无继发性神经系统阳性体征出现或原有神经系统阳性无进行加重。③无进行性颅压增高征。④CT 检查示幕上血肿<10ml，中线结构移位<5mm，环池和侧裂池>4mm。常采用脱水、激素、止血及活血化瘀药（丹参、川芎等）治疗，并严密观察患者临床表现，必要时行 CT 检查做动态监护。

2. 手术治疗

手术方法：常用手术方法有骨窗开颅血肿清除术、骨瓣开颅血肿清除术或钻孔穿刺清除血肿术。手术适应证为：①有明显临床症状和体征。②CT 检查提示明显脑受压。③幕上血肿>30ml，幕下血肿>10ml。④患者意识障碍进行性加重或出现再昏迷。

【护理评估】

1. 健康史

（1）评估患者有无诱发脑疝的因素存在：如呼吸道梗阻、尿潴留、便秘、剧烈咳嗽、癫痫等可诱发脑疝形成。

（2）个人史：评估包括患者年龄、性别、职业、家庭状况、文化程度、宗教信仰、入院方式等。了解受伤经过、受伤时间、原因，暴力大小、性质、方向、着力点及次数，头颅是静止还是运动状况下受伤；受伤后的表现，有无癫痫发作等。了解患者及家族是否有高血压、冠心病、短暂性脑缺血发作和癫痫等疾病，是否由此跌倒而引起脑损伤；患者有无各种血液病的出血史，其他脏器的严重疾病史。有无某种药物或食物过敏，有无家族遗传性疾病。是否服用过阿司匹林等抗凝血药，有无接受过治疗及具体用药情况。有无吸烟、饮酒史，饮食习惯及排泄状态。了解患者在疾病各个阶段的自理需要和自理能力，以便采取不同的连续的护理支持系统，满足其需要。

2. 身体状况

（1）评估患者的意识状态：有无意识障碍由浅变深。硬脑膜外血肿具有典型的昏迷→清醒→昏迷的过程（中间清醒期）。

（2）评估有无瞳孔改变：当血肿不断增大引起小脑幕切迹疝时，疝入的大脑后动脉及脑组织压迫动眼神经，将出现患侧瞳孔散大。

（3）评估患者有无颅内压增高症状：是否出现剧烈头痛、反复呕吐、烦躁不安，有无血压升高、脉搏压增大、脉搏及呼吸缓慢等血肿形成占位效应时导致的颅压增高。

3. 心理-社会状况

（1）评估患者及家属对疾病发生后的心理反应和对疾病的认识程度。

（2）评估患者及家属是否得到相关的健康指导。

（3）评估费用支付方式，是否存在法律纠纷。

（4）评估有无良好的社会支持系统，以便调动一切有利患者康复的因素。

（5）评估患者的个性特征，患者角色是否正常，以便提供针对性的指导。

【护理诊断】

1. 意识障碍

与颅内血肿、颅压增高有关。

2. 清理呼吸道无效

与脑损伤后意识不清有关。

3. 营养失调：低于机体需要量

与脑损伤后高代谢、呕吐、高热等有关。

4. 有失用综合征的危险

与脑损伤后意识和肢体功能障碍及长期卧床有关。

5. 潜在并发症

颅压增高、脑疝、术后血肿复发。

【护理措施】

1. 饮食护理

清醒患者给予高热量、高蛋白、高维生素、高纤维素、易消化饮食，意识障碍者伤后48小时予鼻饲流质。

2. 体位护理

全身麻醉未清醒时取平卧位，头偏向一侧，清醒后血压平稳者可抬高床头 15°~30°，以利颅内静脉回流，降低颅压。

3. 心理护理

（1）向患者或家属介绍目前的病情进展、治疗措施、手术的必要性及可能出现的问题，以取得患者或家属的理解和配合。

（2）当患者清醒后，应及时告知目前的状况，并以亲切和蔼的语气进行适当的解释和安慰，以减轻患者的恐惧。

（3）应多与患者及家属进行沟通，引导患者说出所担忧的事，并给予满意的答复，运用有利的社会支持系统，以消除其思想顾虑。

（4）让患者及家属参与制定护理计划，调动积极性。

（5）对机体的代偿功能和可逆性多做解释，经常给予鼓励和支持，帮助患者树立信心。

4. 颅内高压的护理

（1）严密观察并记录患者的意识、瞳孔、生命体征及头痛、呕吐情况。

（2）抬高床头 15°~30°，以利颅内静脉回流，减轻脑水肿；氧气吸入改善脑缺氧，降低脑血流量。

（3）控制液体摄入量，成人每日补液量不超过 2000ml，液体应在 24 小时内均匀输入，不可在短时间内过快或大量输入，以免加重脑水肿。

（4）避免一切引起颅压增高的因素，如呼吸道梗阻、高热、剧痛、便秘、癫痫发作及情绪波动等。

（5）遵医嘱适当应用镇静、镇痛药，但禁用吗啡、哌替啶，以免抑制呼吸中枢。

（6）较长时间使用甘露醇应观察尿量及肾功能，以防发生急性肾衰竭。静脉输入脱水药降低颅压，应保证脱水药顺利快速输入，避免药物外渗引起组织坏死，一旦发现液体外渗应立即更换静脉穿刺部位，局部外涂达氢锌霜或给予 0.5% 普鲁卡因局部封闭。

5. 躁动的护理

躁动不安是颅脑损伤急性期的常见表现之一，应注意：

（1）分析引起躁动的因素，包括额叶脑挫裂伤，合并颅内血肿、脑水肿和脑肿胀所致的颅内高压状态，呼吸道不畅所致的缺氧，尿潴留引起的膀胱过度充盈，粪便干结引起的强烈排便反射，呕吐物或尿便浸透衣服，瘫痪肢体受压以及冷、热、痛、痒、饥饿等因素。

（2）当患者突然由安静转入躁动，或由躁动转为安静嗜睡状态时，都应提高警惕，观察是否有病情恶化，特别应考虑是否存在颅内高压或呼吸道梗阻。

（3）勿轻率给予镇静剂，以防混淆病情观察，对确诊为额叶挫裂伤所致的躁动，可给予适量镇静剂。

（4）对于躁动患者不能强加约束，捆绑四肢，以免患者过度挣扎使颅压进一步增高及加重能量消耗。

（5）防止意外受伤，可加床栏以防坠床，必要时由专人守护。

（6）注射时需有人相助以防断针，勤剪指甲以防抓伤，保持床单位平整以防皮肤擦伤。

6. 癫痫的护理

癫痫是脑损伤常见的继发性病理综合征，频繁发作不但加重原有病情，而且使患者产生不同程度的精神或社会心理障碍，应积极预防和控制其发作。

（1）立即给予抗癫痫药或镇静剂如地西泮 10mg 肌内注射或静脉注射，或苯巴比妥 0.1g 肌内注射。

（2）立即帮患者松解衣扣和裤带，头偏向一侧，清除呼吸道分泌物，保持呼吸道通畅，并予氧气吸入。

（3）用纱布包裹的压舌板垫在患者上下牙齿之间，防止咬伤舌及颊部，同时必须避免舌后坠影响呼吸，发生窒息。

（4）注意保护患者，避免过度用力按压患者，以防患者碰伤、肌肉撕裂、骨折或关节脱位。

（5）注意观察意识、瞳孔及生命体征的变化。

7. 高热的护理

（1）每 4 小时测量 1 次体温，必要时持续体温监测。

（2）根据病情选择适合的降温方法，如药物降温、酒精擦浴、冰敷、冰液体快速输入、冰盐水保留灌肠、降温毯降温或冬眠低温疗法等。

（3）正确采集血培养标本，及时送检。

（4）嘱多饮水，鼓励咳嗽排痰，保持呼吸道通畅，痰液黏稠时予雾化吸入。

（5）记录 24 小时出入量，定时检测电解质，遵医嘱静脉补充丢失的水、电解质。

（6）选择清淡、易消化的高热量、高蛋白流食或半流食。

（7）加强口腔护理及皮肤护理，定时翻身叩背。

8. 呕吐的护理

（1）观察并记录呕吐的次数、性质及伴随症状，呕吐物的性状、量、色，为治疗提供依据。如颅压增高引起的呕吐应予脱水降颅压处理，中枢性呕吐可肌内注射甲氧氯普胺、氯丙嗪。

（2）应给予患者热诚的关怀、同情，及时安慰患者，解除其紧张情绪。

（3）协助患者侧卧，头偏向一侧，及时清理呕吐物，保持呼吸道通畅，防止窒息。

（4）及时更换污染的床单被服，清洁口腔及周围皮肤，使患者舒适。

（5）呕吐不止者，需暂停进食，呕吐缓解后，应及时补充水分和营养。

（6）正确记录24小时出入量，定时检测电解质，为补液提供依据，维持水、电解质平衡。

9. 头痛、头昏的护理

（1）卧床休息，注意卧位的合理调整，避免过度劳累和精神紧张。

（2）去除诱发或加重头痛的因素，如创造安静环境，保持尿便通畅，减少或避免咳嗽、屏气、大幅度转头、突然的体位改变等。

（3）重视患者主诉，严密观察意识、瞳孔、生命体征的变化。

（4）适时向患者解释头痛主要是局部损伤使硬脑膜、血管及神经受到牵拉、刺激所致，理解、同情患者的痛苦，关心、安慰患者。

（5）针对原因进行处理。

10. 意识障碍的护理

（1）保持呼吸道通畅，预防肺部并发症。

（2）加强泌尿系统的护理，防止尿路感染。

（3）加强营养支持护理，防治胃肠系统并发症。

（4）定时翻身、按摩，便后及时处理，保持皮肤清洁干燥，预防压疮及皮肤破损。

（5）加强五官护理，口腔护理每日2次，常规予氯霉素眼药水滴眼，眼睑闭合不全者涂眼膏，防止口腔炎、角膜炎等并发症。

（6）注意保持肢体功能位，并进行早期功能锻炼，防止肢体失用性萎缩及关节挛缩、变形。

11. 潜在并发症——脑疝的护理

（1）严密观察意识、瞳孔、生命体征及肢体活动的变化，及时发现脑疝。一侧瞳孔散大，对光反射消失，对侧偏瘫及病理征阳性时常提示小脑幕切迹疝存在；如突然出现呼吸节律改变，呼吸缓慢甚至停止提示枕骨大孔疝。

（2）重视患者主诉和临床表现。当患者头痛剧烈、频繁呕吐或躁动不安时为脑疝先兆，需及时通知医师并遵医嘱给予脱水、降颅压处理。

（3）去除引起颅压骤然增高的不利因素，保持呼吸道通畅，保持尿便通畅，控制癫痫发作。

（4）脑疝发生时应迅速处理，大脑半球血肿引起小脑幕切迹疝时，应快速静脉滴注20%甘露醇；颅后窝血肿引起的枕骨大孔疝应首先协助医师行侧脑室前角穿刺外引流，同时静脉滴注20%甘露醇，并做好急诊手术准备。

【健康教育】

见"第三章第三节原发性闭合性脑损伤"中"二、脑挫裂伤"的相关内容。

二、硬脑膜下血肿

硬脑膜下血肿发生在硬脑膜与蛛网膜之间，在颅内血肿中约占60%，是最为常见的颅内血肿。根据血肿症状出现的早晚，可以分为急性、亚急性和慢性硬脑膜下血肿。

【临床表现】

1. 急性硬脑膜下血肿

由于合并原发性脑挫裂伤，临床症状多较严重，而且发展迅速。伤后多持续昏迷，或昏迷不断加深，极少有中间清醒期。根据脑挫裂伤的不同部位，可以出现脑受损的局灶症状或抽搐。出现急性脑受压和脑疝时，瞳孔和生命体征明显改变，危重患者常有去大脑强直、双侧瞳孔散大、病理性呼吸等危急征象。

2. 亚急性硬脑膜下血肿

伤后 3 日~3 周内出现症状，在硬脑膜下血肿中较少见。一般原发性脑损伤较急性者为轻，脑表面的挫裂伤损伤的仅是较小的静脉，出血缓慢，临床经过良性。常可出现中间清醒期，生命体征变化不明显，有充裕的时间进行术前检查和准备。

3. 慢性硬脑膜下血肿

主要是慢性脑受压和脑的局灶性症状。

（1）原发损伤轻微：多数伤者的外伤并不严重，有些甚至是在出现症状以后自己也不能回顾最初是何时何地发生的损伤。

（2）慢性脑受压症状：头痛、头昏并不严重，多有注意力不集中、记忆力下降、嗜睡或失眠、视力减退、视盘水肿、精神疲惫等，工作效率明显降低。

（3）脑的局灶性症状：表现为偏侧肢体的肌力弱、轻瘫或锥体束征，一侧中枢性面瘫，运动性失语或混合性失语等。

【辅助检查】

CT 检查可助诊断。

1. 急性或亚急性硬脑膜下血肿	2. 慢性硬脑膜下血肿
示颅骨内板与脑组织表面之间有高密度、等密度或混合密度的新月形或半月形影，多伴有脑挫裂伤和脑受压。	示颅骨内板下低密度的新月形、半月形或双凸镜形影。

【治疗原则】

1. 急性、亚急性硬脑膜下血肿	2. 慢性硬脑膜下血肿
以手术治疗为主，辅以非手术治疗。手术方法：①钻孔冲洗引流术（适用于血肿呈液状）。②骨窗或骨瓣开颅术（适用于血肿呈凝块状）。③颞肌下减压或去骨瓣减压术。	应采取手术治疗。一旦出现颅压增高症状，即应施行手术治疗，首选方法是颅骨钻孔冲洗引流术，小儿前囟未闭者可经前囟行硬脑膜下穿刺抽吸积血，包膜较肥厚或已有钙化的慢性硬脑膜下血肿应选择骨瓣开颅血肿清除术。

【护理评估】

1. 急性、亚急性硬脑膜下血肿

（1）健康史

评估包括患者年龄、性别、职业、家庭状况、文化程度、宗教信仰、入院方式等。了解受伤经过、受伤时间、原因，暴力大小、性质、方向、着力点及次数，头颅是静止还是运动状况下受伤；受伤后的表现，有无癫痫发作等。了解患者及家族是否有高血压、冠心病、短暂性脑缺血发作和癫痫等疾病，是否由此跌倒而引起脑损伤；患者有无各种血液病的出血史，其他脏器的严重疾病史。有无某种药物或食物过敏，有无家族遗传性疾病。是否服用过阿司匹林等抗凝药物，有无接受过治疗及具体用药情况。有无吸烟、饮酒史，饮食习惯及排泄状态。了解患者在疾病各个阶段的自理需要和自理能力，以便采取不同的连续的护理支持系统，满足其需要。

（2）身体状况

①评估有无原发昏迷及进行性意识障碍加重：急性硬脑膜下血肿伤后意识障碍较为突出，原发昏迷时间长且进行性加重，无明显的中间清醒期，仔细观察，有时可发现短暂的中间好转期。②评估有无剧烈头痛、频繁呕吐或躁动不安等颅压增高或脑疝先兆症状：颅压增高和脑疝征象多在1~3日内进行性加重。③评估是否存在局灶性体征（如偏瘫、失语、癫痫）及发生时间：伤后即有相应的体征可因脑挫裂伤累及某些脑功能区；伤后逐渐出现新的体征或原有阳性体征明显加重则可能是颅内继发血肿所致。

（3）心理-社会状况

1）评估患者及家属对疾病发生后的心理反应和对疾病的认识程度。

2）评估患者及家属是否得到相关的健康指导。

3）评估费用支付方式，是否存在法律纠纷。

4）评估有无良好的社会支持系统，以便调动一切有利患者康复的因素。

5）评估患者的个性特征，患者角色是否正常，以便提供针对性的指导。

2. 慢性硬脑膜下血肿

（1）健康史

1）个人史：评估包括患者年龄、性别、职业、家庭状况、文化程度、宗教信仰、入院方式等。了解受伤经过、受伤时间、原因，暴力大小、性质、方向、着力点及次数，头颅是静止还是运动状况下受伤；受伤后的表现，有无癫痫发作等。了解患者及家族是否有高血压、冠心病、短暂性脑缺血发作和癫痫等疾病，是否由此跌倒而引起脑损伤；患者有无各种血液病的出血史，其他脏器的严重疾病史。有无某种药物或食物过敏，有无家族遗传性疾病。是否服用过阿司匹林等抗凝血药，有无接受过治疗及具体用药情况。有无吸烟、饮酒史，饮食习惯及排泄状态。了解患者在疾病各个阶段的自理需要和自理能力，以便采取不同的连续的护理支持系统，满足其需要。

2）外伤史：评估患者有无头部外伤史及受伤时间。多数患者有轻微的头部外伤史，常因当时无明显症状而被忽略。

（2）身体状况	（3）心理-社会状况
①评估患者有无头痛、乏力、眼底水肿等表现：小儿有无嗜睡、头颅增大、顶骨膨隆、囟门凸出等特点。慢性硬脑膜下血肿造成占位效应可引起慢性颅压增高的上述表现。②评估患者有无精神症状：特别是老年人有无痴呆、精神异常等。③评估患者有无癫痫发作及局灶性神经功能缺损体征（如偏瘫、失语），是否进行性加重。	①评估患者及家属对疾病发生后的心理反应和对疾病的认识程度。②评估患者及家属是否得到相关的健康指导。③评估费用支付方式，是否存在法律纠纷。④评估有无良好的社会支持系统，以便调动一切有利患者康复的因素。⑤评估患者的个性特征，患者角色是否正常，以便提供针对性的指导。

【护理诊断】

1. 意识障碍	2. 潜在并发症
与颅内血肿、颅压增高有关。	颅压增高、脑疝、术后血肿复发。

【护理措施】

1. 急性、亚急性硬脑膜下血肿

具体护理措施见"第三章第四节继发性脑损伤"中"一、硬脑膜外血肿"的相关内容。

2. 慢性硬脑膜下血肿

（1）饮食护理

给予高热量、高蛋白、高维生素、易消化吸收的饮食。

（2）体位护理

钻孔引流术后，为了利于脑组织复位和血肿腔闭合，常采用头低脚高卧位。

（3）心理护理

①应鼓励家属陪伴在身边，同时建立良好的医患关系，减轻患者的恐惧心理。②应主动观察询问患者主观感受，并通过患者的肢体语言理解患者头痛、不适等主观感受。③主动将可能给患者带来的痛苦和威胁做适当说明，并给予安全暗示和保证。

（4）偏瘫、偏身感觉障碍的护理

①加强安全防护措施，上床档，躁动不安者予适当约束肢体。②协助完成生活护理，定时翻身、按摩，防止压疮发生。③瘫痪肢体应进行被动运动、按摩，以免肌肉失用性萎缩。④指导患者慎用热水袋，以免发生烫伤。

（5）失语的护理

①主动关心患者，细心观察，及时发现患者存在的问题。②指导并鼓励患者进行非语言性沟通，如固定手势、留言等。③同情、理解患者，对构音困难者应耐心倾听，并给予支持鼓励。④指导患者及家属进行语言训练，如教患者发单音字、数数等。

（6）精神症状的护理

①做好保护性措施，上床档，适当约束四肢，防止坠床、自伤或伤及别人。②做好家属解释工作，并指导家属细心看护，避免发生意外。③遵医嘱使用抗精神失常药或镇静剂。④尊重患者人格，不可取笑、嘲弄患者。⑤加强自我保护意识，防止被患者抓伤、打伤。

（7）硬脑膜下引流管护理

①患者平卧或头低脚高位，以利体位引流。②引流袋低于创腔30cm，以较快引流出创腔内液体。③保持引流通畅，观察排液、排气情况，一般高位引流管排气，低位引流管排液，引流液多呈棕褐色陈血及碎血块，后期引流液减少。④拔管48小时内注意观察有无颅压增高表现。

（8）潜在并发症——再发血肿的护理

①观察意识状态、瞳孔变化，小儿注意观察囟门张力情况和情绪变

化。②观察神经功能缺损体征有无加重或缓解。③宜采取头低位，卧向患侧，利于脑组织复位和血肿腔闭合。④嘱患者多饮水，不使用强力脱水药，必要时适当补充低渗液体。⑤必要时做动态 CT 观察。

【健康教育】

见"第三章第三节原发性闭合性脑损伤"中"二、脑挫裂伤"的相关内容。

三、脑内血肿

脑内血肿是指头部外伤以后在脑实质内出血形成的血肿。脑内血肿的发生率约占闭合性颅脑损伤的 1%，占颅内血肿的 5%。多见于成人和老年伤者，可能与脑的血管脆性有关。脑内血肿多数伴有脑挫裂伤，常与硬脑膜下血肿并发；少数因凹陷骨折刺伤脑组织所致；部分因外伤时脑组织在颅内动荡引发脑内血管破裂出血。

【临床表现】

以进行性加重的意识障碍为主，若血肿累及重要脑功能区，可能出现偏瘫、失语、癫痫等症状。

【辅助检查】

常规做头部 CT 扫描，可见脑内不规则高密度区或混杂密度区，常伴有脑水肿、脑室系统的挤压变形和脑的移位。浅部血肿常合并硬脑膜下血肿，深部血肿要注意与有些自发性脑内血肿相鉴别。

【治疗原则】

1. 手术治疗

采用骨窗或骨瓣开颅血肿清除术，必要时去骨瓣减压，解除脑受压。

2. 非手术治疗

若脑内血肿较小，患者无意识障碍和颅压增高症状，或症状已明显好转，可在严密观察病情下，采用脱水等非手术治疗。治疗期间一旦出现颅压进行性升高、局灶性脑损害、脑疝早期症状，应紧急手术。

【护理评估】

1. 健康史

评估包括患者年龄、性别、职业、家庭状况、文化程度、宗教信仰、入院方式等。了解受伤经过、受伤时间、原因，暴力大小、性质、方向、着力点及次数，头颅是静止还是运动状况下受伤；受伤后的表现，有无癫痫发作等。了解患者及家族是否有高血压、冠心病、短暂性脑缺血发作和癫痫等疾病，是否由此跌倒而引起脑损伤；患者有无各种血液病的出血史，其他脏器的严重疾病史。有无某种药物或食物过敏，有无家族遗传性疾病。是否服用过阿司匹林等抗凝血药，有无接受过治疗及具体用药情况。有无吸烟、饮酒史，饮食习惯及排泄状态。了解患者在疾病各个阶段的自理需要和自理能力，以便采取不同的连续的护理支持系统，满足其需要。

2. 身体状况

（1）评估患者有无意识障碍及其程度，是否出现意识障碍进行性加重的脑内血肿主要表现。

（2）评估患者有无血压增高，脉搏、呼吸缓慢等颅压增高反应。

（3）评估患者有无偏瘫、偏盲、失语、癫痫等脑局灶性症状。

（4）评估患者营养状况能否满足机体需要，有无电解质及酸碱平衡紊乱。

3. 心理-社会状况

（1）评估患者及家属对疾病发生后的心理反应和对疾病的认识程度。

（2）评估患者及家属是否得到相关的健康指导。

（3）评估费用支付方式，是否存在法律纠纷。

（4）评估有无良好的社会支持系统，以便调动一切有利患者康复的因素。

（5）评估患者的个性特征，患者角色是否正常，以便提供针对性的指导。

【护理诊断】

1. 意识障碍	2. 潜在并发症
与脑内血肿、颅压增高有关。	脑疝、昏迷、角膜溃疡、颅压增高、术后血肿复发。

【护理措施】

1. 病情监测	2. 保持呼吸道通畅
严密观察神志、瞳孔、生命体征的变化，若有异常及时报告医师给予对症处理。	有意识障碍的患者要注意保持呼吸道通畅，及时吸痰，必要时行气管切开术。
3. 安全护理	4. 饮食护理
躁动不安者，注意安全保护，适当约束患者，防止意外发生，必要时复查 CT。	术后给予高蛋白、高热量、高维生素的饮食，以增加患者抵抗力。对于昏迷、吞咽困难者，术后给予鼻饲饮食。

5. 脑内血肿位于额叶、颞叶的患者的护理

护理上应注意：

（1）偏瘫的患者定时翻身，同时按摩受压部位皮肤，床单位保持清洁干燥，以防止压疮的发生。

（2）失语的患者，通过手势、笔写等方式与其进行有效的沟通，并注意语言功能训练。

（3）癫痫的患者，注意观察癫痫发作的先兆、类型、持续时间，遵医嘱按时给予抗癫痫药，防止因癫痫发作引起血肿增大。

6. 高热护理	7. 药物护理
高热的患者，进行药物及物理降温处理，必要时给予人工冬眠。	遵医嘱按时给予脱水药，并定时巡视。

8. 脑内血肿位于颅后窝的患者的护理

应严密观察呼吸变化及是否出现颈强直症状。因颅后窝空隙较小，少量血肿即可引起猝死。

9. 合并症的预防护理

（1）肢体偏瘫者，要保持肢体功能位，防止足下垂。

（2）眼睑闭合不全者，注意护眼，可涂眼药膏，防止角膜溃疡。

（3）加强口腔护理，每日2次，防止口腔疾患的发生。

【健康教育】

见"第三章第三原发性闭合性脑损伤"中"二、脑挫裂伤"的相关内容。

第五节　开放性颅脑损伤

开放性颅脑损伤是颅脑各层组织（头皮、颅骨、硬脑膜和脑组织）均开放的损伤，脑组织直接与外界相通。硬脑膜是保护脑组织的一层坚韧纤维屏障，此层破裂与否，是区分脑损伤为闭合性或开放性的标志。根据开放性颅脑损伤的原因不同可分为非火器性伤和火器性伤，皆伴有头皮裂伤、颅骨骨折、硬脑膜破裂和脑脊液漏，可发生失血性休克、颅内感染。

【临床表现】

1. 头部伤口

非火器所致开放性颅脑损伤，伤口往往掺杂有大量异物如头发、布片、泥沙和碎骨片等，有脑脊液和脑组织从伤口溢出，或脑组织由硬脑膜和颅骨缺损处向外膨出。火器所致开放性颅脑损伤可见弹片或弹头所形成的伤道。

2. 脑损伤症状

与闭合性脑损伤区别不大，患者出现意识障碍、生命体征改变。伤及皮质功能区或其邻近部位时，局灶症状和体征明显，如瘫痪、感觉障碍、失语、偏盲等。外伤性癫痫发生率较高。

3. 颅压增高与脑疝

开放性颅脑损伤在一定程度上缓和了颅压增高，但大部分合并存在凹陷骨折，骨折片镶嵌重叠和硬脑膜裂口较小时，仍然会出现明显颅压增高甚至脑疝。

4. 失血性休克

伤口大量出血者，可出现休克征象。

【辅助检查】

1. 颅骨 X 线平片检查

可明确是非贯通伤还是贯通伤，有助于了解骨碎片等异物在颅内的存留情况，对指导清创手术有重要作用。

2. CT 检查

可确定脑损伤的部位和范围，以及是否有继发颅内血肿和脑水肿，对存留的骨折片和异物做出精确定位。

3. 脑血管造影

主要针对开放性颅脑损伤后期的并发症和后遗症，如外伤性动脉瘤或动静脉瘘。

4. 腰椎穿刺

了解颅内有无感染征象。

【治疗原则】

1. 现场紧急救治

积极抢救患者生命：①保持呼吸道通畅。②保持循环稳定，积极防治休克。③妥善保护伤口或膨出脑组织。

2. 彻底清除异物

争取在伤后 6~8 小时内施行清创术，在无明显污染并应用抗生素的前提下，清创时限可延长到 72 小时。彻底清除异物，严密缝合硬脑膜。如有困难，可取自体帽状腱膜或颞肌筋膜修补。

3. 积极预防感染

应用抗生素及破伤风抗毒素预防感染。

【护理评估】

1. 健康史

评估包括患者年龄、性别、职业、家庭状况、文化程度、宗教信仰、入院方式等。了解受伤经过、受伤时间、原因，暴力大小、性质、方向、着力点及次数，头颅是静止还是运动状况下受伤；受伤后的表现，有无癫痫发作等。了解患者及家族是否有高血压、冠心病、短暂性脑缺血发作和癫痫等疾病，是否由此跌倒而引起脑损伤；患者有无各种血液病的出血史，其他脏器的严重疾病史。有无某种药物或食物过敏，有无家族遗传性疾病。是否服用过阿司匹林等抗凝药物，有无接受过治疗及具体用药情况。有无吸烟、饮酒史，饮食习惯及排泄状态。了解患者在疾病各个阶段的自理需要和自理能力，以便采取不同的连续的护理支持系统，满足其需要。

2. 身体状况

（1）评估患者有无意识障碍及其程度、持续时间：如患者受伤当时无昏迷随后转入昏迷，或意识障碍呈进行性加重，都反映患者存在急性脑受压征象，在急性期可能为血肿或脑肿胀，慢性期可能为脓肿。

（2）评估患者生命体征是否平稳：重伤者多数伤后立即出现呼吸、脉搏、血压的变化，大量失血可导致休克发生。

（3）评估患者有无头痛、恶心、呕吐及脑膨出等颅内压增高症状：早期常因颅内血肿、急性脑水肿和脑内感染引起，晚期主要由于脑脓肿。

（4）评估患者有无头痛、呕吐、颈强直、高热及脉速等颅内感染毒性反应。

（5）评估患者有无偏瘫、失语、偏身感觉障碍及视野缺损等脑损伤症状：当损伤位于脑功能区累及脑神经时，可引起不同程度的脑神经功能损害。

（6）评估创伤局部情况：伤口的部位、大小、数目、性质，伤口是否整齐或参差不齐，是否存在静脉窦破裂引起大量出血，穿通伤出入口的连线是否横过重要结构，有无脑脊液外漏，是否粘有头发、泥沙及其他污物，有无骨折片外露，有无致伤物嵌顿于骨折处或颅内。

3. 心理-社会状况

（1）评估患者及家属对疾病发生后的心理反应和对疾病的认识程度。

（2）评估患者及家属是否得到相关的健康指导。

（3）评估费用支付方式，是否存在法律纠纷。

（4）评估有无良好的社会支持系统，以便调动一切有利患者康复的因素。

（5）评估患者的个性特征，患者角色是否正常，以便提供针对性的指导。

【护理诊断】

1. 意识障碍	2. 潜在并发症
与脑损伤、颅压增高有关。	颅压增高、脑疝、颅内感染、失血性休克。

【护理措施】

1. 急救护理

（1）紧急救治：首先争分夺秒地抢救心跳呼吸骤停、开放性气胸、大出血等危及患者生命的伤情。无外出血表现而有休克征象者，应查明有无头部以外部位损伤，如合并内脏破裂等，并及时补充血容量。

（2）伤口处理：有脑组织从伤口膨出时，外露的脑组织周围用消毒纱布卷保护，再用纱布架空包扎，避免脑组织受压。对插入颅腔的致伤物不可贸然撼动或拔出，以免引起颅内大出血。遵医嘱使用抗生素和破伤风抗毒素（TAT）。

（3）保持呼吸道通畅：及时清除口、鼻腔分泌物。禁用吗啡镇痛，以防抑制呼吸。

（4）病情观察：密切观察病情变化，及时发现和处理并发症。如患者意识障碍进行性加重，出现喷射性呕吐、瞳孔散大，应警惕脑疝可能。

2. 手术前的护理

（1）止血及补充血容量：创伤部位出血过多易造成失血性休克，应迅速控制出血，补充血容量。

（2）病情观察：严密观察患者意识状态、生命体征、瞳孔、神经系统病症等，结合其他临床表现评估颅内血肿或脑水肿的进展情况。

（3）完善术前准备：除按闭合性脑挫裂伤患者护理外，还应做好紧急手术准备。

3. 手术后的护理

（1）术后送 ICU 病房严密监护。

（2）保持呼吸道通畅。

（3）继续实施降低颅压的措施。

（4）做好创口和引流管的护理，注意有无颅内再出血和感染迹象。

（5）加强基础护理。

【健康教育】

1. 加强营养，进食高热量、高蛋白、富含纤维素、维生素丰富的清淡饮食，发热时多饮水。

2. 遵医嘱按时、按量服药，不可突然停药、改药及增减药量（尤其是抗癫痫、抗菌药及激素治疗），以免加重病情。

3. 生活有规律，注意气候变化，预防感冒，保持个人卫生，保持室内空气清新。

4. 神经功能缺损者应坚持进行康复训练，可同时选择行辅助治疗（如高压氧、针灸、理疗、按摩、中医药、助听器等）。

5. 癫痫患者不宜单独外出、登高、游泳、驾驶车辆及高空作业；发作时就地平卧，头偏向一侧，解开衣领及裤带，上下齿间放置手帕类物品，不强行按压肢体，不喂水和食物。

6. 避免搔抓伤口，可用75%酒精或络合碘擦拭伤口，待拆线1个月后方可洗头。

7. 颅骨缺损者注意保护骨窗局部，外出戴防护帽，尽量少去公共场所，一般术后半年可行颅骨修补术。

8. 3~6个月门诊复查，如原有症状加重、头痛、呕吐、抽搐、不明原因发热、手术部位发红、积液、渗液等应及时就诊。

第六节　颅脑损伤后遗症及并发症

一、脑脊液漏

脑脊液漏是指脑脊液经由鼻腔或开放创口流出，是颅脑损伤的严重合并症，可导致颅内感染。脑脊液漏常见于颅底骨折、硬脑膜破裂，使脑脊液经鼻或耳流出。也可见于颅脑火器伤，尤其是脑室穿通伤，脑脊液常经伤口流出。

脑脊液鼻漏多见于筛板骨折，少见于额窦后壁和蝶窦骨折。脑脊液耳漏多为岩骨骨折，如中耳鼓膜破裂，则经外耳道流出，也可经咽鼓管从鼻孔流出。脑室穿通伤脑脊液大量流失，极易导致颅内出血、气脑和颅内感染，或颅内低压。

【临床表现】

通常于伤后立即出现脑脊液漏，少数颅底骨折后数日甚至数月后发生，这是因硬脑膜裂口被凝血块或挫伤脑组织暂时填塞，一旦这些填塞物自溶后则出现脑脊液漏，昏迷患者易在一定体位时产生，因此较易忽略。伤后初期脑脊液常含血性，以后转为清亮。因脑脊液流失，患者出现头痛头昏，抬头症状加重等低颅压综合征，甚至因脑室塌陷等发生颅内血肿。颅底骨折常合并嗅觉或听力丧失、面神经麻痹等症状。

【辅助检查】

1. 实验室检查

（1）令患者低头、屏气或双侧颈静脉加压使颅内压力升高，可见液体流出加速。

（2）鼻孔流出的脑脊液糖定量在 1.9mmol/L 以上时，脑脊液干后不结痂。

2. 头颅影像学检查

有时可显示颅内积气，上颌窦、蝶窦内液平面，甚至可见岩骨、筛板、筛窦、额窦等骨折线或骨缺损。

3. 鼻内镜检查

可能找到瘘口部位并确定脑膜缺损范围。电鼻内镜可录像，找到脑脊液经鼻道出口。

4. 腰穿或延髓池穿刺

注入靛胭脂 1ml，卧床头低位，10～20 分钟后可见滴出染色的液体。

5. 其他

螺旋 CT 冠状增强扫描，或 MRI 检查。

【治疗原则】

其原则是防止导入颅内感染，促进脑脊液漏自发停止，即促进瘘口愈合。

1. 凡脑脊液漏的患者，均要预防性使用抗感染药物及破伤风抗毒素。

2. 保持鼻腔、外耳道通畅清洁，但不可用填塞物，否则易导致感染源逆行导入颅内。

3. 禁忌局部冲洗。尽量避免擤鼻、屏气、呛咳，避免使细菌逆行入颅内。急性期禁忌腰穿，以免增加逆行颅内感染和外伤性气颅的危险。严重脑脊液鼻漏者，安置鼻饲管时应慎重。

4. 为促使脑脊液漏自发停止，宜抬高床头，并卧向患侧（如耳漏），令脑组织与撕裂脑膜处紧密贴附，以利于自行闭合。

5. 若为脑室穿通伤、急性外伤后的严重脑脊液鼻漏、耳漏以及伴有较多破损脑白质自耳、鼻渗出，应考虑做急诊开颅，施行脑膜裂口修补术。

6. 一般颅底骨折所引起的脑脊液鼻漏或耳漏多在 1 周内自行停止，超过 1 个月不愈者应考虑行手术修补。

【护理评估】

1. 健康史

评估包括患者年龄、性别、职业、家庭状况、文化程度、宗教信仰、入院方式等。评估脑脊液漏的原因、部位、程度及持续时间，漏出脑脊液的量、颜色、性状，判断有无出血、感染。了解是否存在加重或缓解脑脊液漏的因素。了解患者及家族是否有高血压、冠心病、短暂性脑缺血发作和癫痫等疾病，是否由此跌倒而引起脑损伤；患者有无各种血液病的出血史，其他脏器的严重疾病史。有无某种药物或食物过敏，有无家族遗传性疾病。是否服用过阿司匹林等抗凝药物，有无接受过治疗及具体用药情况。有无吸烟、饮酒史，饮食习惯及排泄状态。了解患者在疾病各个阶段的自理需要和自理能力，以便采取不同的连续的护理支持系统，满足其需要。

2. 身体状况

评估患者有无头痛、头昏等低颅压症状。

3. 心理-社会状况

（1）评估患者及家属对疾病发生后的心理反应和对疾病的认识程度。

（2）评估患者及家属是否得到相关的健康指导。

（3）评估费用支付方式，是否存在法律纠纷。

（4）评估有无良好的社会支持系统，以便调动一切有利患者康复的因素。

（5）评估患者的个性特征，患者角色是否正常，以便提供针对性的指导。

【护理诊断】

1. 焦虑
与担心疾病预后有关。

2. 知识缺乏
缺乏脑脊液漏的相关保健知识。

3. 潜在并发症
颅内感染。

【护理措施】

1. 术前护理

（1）心理护理
耐心向患者解释手术的目的、配合方法，安慰开导患者。

（2）饮食护理
急行手术者应即刻禁食禁饮，饱胃患者应行胃肠减压，防止麻醉后食物反流引起窒息。

（3）体位护理
卧床休息，取头高位，床头抬高30°，枕上垫无菌垫巾，保持清洁、干燥。耳漏患者头偏向患侧，维持到脑脊液漏停止后3~5日。

（4）潜在并发症——感染的护理
1）于鼻孔或外耳道口安放干棉球，浸透后及时更换，24小时计算棉球数，估计脑脊液漏出量。

2）及时清除鼻前庭或外耳道内污垢，用生理盐水棉球擦洗，酒精棉球消毒，防止液体引流受阻而逆流。禁忌做耳鼻道填塞、冲洗、滴药，脑脊液鼻漏者严禁经鼻插胃管或鼻导管，禁忌做腰穿。加强口腔护理，每日2次，防止继发颅内感染。

3）观察体温，每6小时1次，至脑脊液停止后3日，若体温仍异常，及时查找原因，分析是否继发颅内感染。

4）遵医嘱按时使用抗菌药物，并观察用药效果。

5）指导患者避免擤鼻涕、打喷嚏、屏气、剧烈咳嗽或用力排便，以免脑脊液压力突然升高后又降低而使脑脊液逆流。

2. 术后护理

（1）心理护理

患者常因存在部分神经功能缺损或不同程度的后遗症，如头痛头昏、失眠、躯体移动障碍、失语等而产生悲观、焦虑；特别是重症患者恢复时间长，进展缓慢，使患者及家属缺乏信心。护士应多与患者及家属进行沟通，关心体贴患者，及时发现情绪变化并进行安慰和开导。对机体的代偿功能和可逆性多做解释，多给予鼓励和支持，帮助患者树立信心；调动一切有利的社会支持系统，解除患者的思想顾虑和对生活、工作的担忧。

（2）饮食护理

①麻醉清醒后4~6小时无呕吐，吞咽功能良好者可予流质，并逐渐过渡到普食。②术后24~48小时未清醒者应尽早给予鼻饲流质，国内外报道均认为尽早实施胃肠营养能维持肠黏膜结构的完整性，防止或减轻高代谢，减少内源性感染。③胃肠内营养不能满足机体需要时，应静脉补充营养，如脂肪乳剂、氨基酸等。

（3）体位护理

全身麻醉未清醒时取平卧位，头偏向一侧，清醒后血压平稳者可抬高床头15°~30°，以利静脉回流；意识不清或伴有呼吸道不畅、呕吐、咳嗽、吞咽障碍者，宜取头侧卧位，以利咽喉部及口腔分泌物的引流，防止误吸和窒息。

（4）症状护理

主要是针对颅内高压、躁动、癫痫、高热、呕吐、头痛头昏、意识障碍等症状的护理。具体措施见"第三章第四节继发性脑损伤"中"一、硬脑膜外血肿"的相关内容。

（5）管道护理

对各种管道应妥善固定，保持通畅，加强观察、巡视。术后患者常有氧气管、创腔引流管、气管插管、导尿管，应保持各种管道的通畅，防止外源性感染的发生。

1）气管插管：①应随时吸痰保持呼吸道通畅。②预防和减轻拔管后喉头水肿，予以生理盐水 20ml+糜蛋白酶 5mg 雾化吸入每日 2 次。

2）创腔引流管：引流袋内口应低于引流管出口位置，以免逆行感染；适当制动头部，防止引流管扭曲、脱出，注意引流管是否通畅，观察量、颜色并记录；引流管一般术后第 3 日即拔管，以免引起感染。注意伤口渗血、渗液，一旦发现头部伤口渗湿，应及时报告医师处理。

3）留置导尿管：①原则上应尽早拔除导尿管。②留置导尿管期间以 0.1%苯扎溴铵溶液消毒尿道口 2 次/日。③神清合作者先夹管 3~4 小时，患者有尿意即可拔管。④如为气囊导尿管，拔管时需先放气囊，以免损伤尿道。

（6）潜在并发症的护理

主要是针对继发性脑损伤、上消化道出血、感染、肺部并发症、深静脉血栓等并发症的护理。具体措施见"第三章第三节原发性闭合性脑损伤"中"三、脑干损伤"的相关内容。

【健康教育】

1. 告诉患者如何摆放体位，维持特定体位至停止漏液后 3~5 日，借重力作用使脑组织移至颅底硬脑膜裂缝处，促使局部粘连而封闭漏口。

2. 劝告患者勿挖鼻、抠耳，勿用力屏气排便、咳嗽、擤鼻涕或打喷嚏等。

3. 勿做耳鼻道填塞、滴药，保持口腔清洁。

4. 如出现颅内低压综合征可补充大量水分缓解症状。

二、颅骨缺损

颅骨缺损属于外伤后遗症，大都因开放性颅脑损伤所致，也有部分患者是术中去骨瓣减压所致。

【临床表现】

颅骨缺损范围小而硬脑膜完整者，很少出现症状。较大的颅骨缺损可能产生颅骨缺损综合征，表现为头痛、头晕，体位变动时缺损部位的不适感（低头时隆起，立位时凹陷）加重，有恐惧感，往往给患者造成严重的精神负担。

【辅助检查】

1. X 线平片检查	2. CT 及 CT 三维成像检查
可见颅骨缺损位置、范围、形状及大小等情况，有助于手术准备工作。	骨窗位 CT 扫描可显示颅骨缺损位置、范围及大小，有助于确定缺损范围，更重要的是了解颅内的整体情况。通过三维成像以备计算机塑形，实现数字化修补颅骨。

【治疗原则】

一般颅骨缺损直径>3cm 者，可做修补术。但是在前额部的颅骨缺损影响美观者，虽然其直径不到3cm，也可以修补。颞肌下减压者，因有较厚的颞肌保护，若无症状，可以不修补。

1. 手术修补的目的	2. 禁忌证
（1）消除或缓解症状。 （2）保护脑组织。 （3）美容，解除患者精神负担。	（1）颅压增高未解除者。 （2）意识不清或一般情况差者。 （3）颅内残存异物可能会造成感染者。

3. 手术时间
无感染伤口，伤后 1~3 个月可做颅骨修补术。感染伤口者，要等伤口痊愈后半年进行修补。

【护理评估】

1. 健康史
评估包括患者年龄、性别、职业、家庭状况、文化程度、宗教信仰、

入院方式等。了解患者及家族是否有高血压、冠心病、短暂性脑缺血发作和癫痫等疾病，是否由此跌倒而引起脑损伤；患者有无各种血液病的出血史，其他脏器的严重疾病史。有无某种药物或食物过敏，有无家族遗传性疾病。是否服用过阿司匹林等抗凝血药，有无接受过治疗及具体用药情况。有无吸烟、饮酒史，饮食习惯及排泄状态。了解患者在疾病各个阶段的自理需要和自理能力，以便采取不同的连续的护理支持系统，满足其需要。

2. 身体状况

（1）评估局部情况：评估颅骨缺损的部位、大小及有无脑组织膨出，缺损局部有无感染征象；评估颅骨缺损的原因、时间，颅骨缺损3~6个月以上方可行修补术。

（2）评估全身情况：评估患者的主诉，有无头昏、头痛、呕吐等表现，是否存在神经功能缺损如偏瘫、失语、癫痫等。

3. 心理-社会状况

评估患者的心理状况及对手术的要求、目的。

【护理诊断】

1. 有受伤的危险

与颅骨缺损脑组织外露有关。

2. 自我形象紊乱

与颅骨缺损影响美观有关。

3. 知识缺乏

缺乏颅骨缺损后的自我保健知识。

4. 潜在并发症

癫痫、神经功能缺损。

【护理措施】

1. 术前护理

（1）体位护理

行健侧卧位，慎行患侧卧位，防止脑组织受压。改变体位时勿过于剧烈，避免劳累。

（2）心理护理

因脑组织可随颅内压及体位的改变而膨出或凹陷，患者感到恐惧。应向患者详细解释其发生原因是颅内压力改变，理解患者的感受，关心体贴患者。向患者进行自我保护教育：早期应避免抓挠手术切口，以防感染；避免碰撞缺损区域，防止脑组织损伤。介绍不同修补材料的优缺点，根据患者或家属的需求和经济状况，指导其选择适合的修补材料。

（3）病情观察

如用原有颅骨行修补术者，应了解颅骨是否妥善保存（常用75%酒精浸泡并加盖密封，每月更换酒精1次，至手术前1日再消毒灭菌备用）。随时观察缺损区情况，如脑膨出时的大小、硬度；同时注意观察有无头痛、呕吐等颅压增高表现，必要时给予降颅压处理。术后应注意切口有无肿胀及植片的浮动。术后严密观察意识、瞳孔及肢体活动情况，严防并发硬脑膜外血肿。

2. 术后护理

（1）心理护理

患者常因存在部分神经功能缺损或不同程度的后遗症，如头痛头昏、失眠、躯体移动障碍、失语等而产生悲观、焦虑；特别是重症患者恢复时间长，进展缓慢，使患者及家属缺乏信心。护士应多与患者及家属进行沟通，关心体贴患者，及时发现情绪变化并进行安慰和开导。对机体的代偿功能和可逆性多做解释，多给予鼓励和支持，帮助患者树立信心；调动一切有利的社会支持系统，解除患者的思想顾虑和对生活、工作的担忧。

（2）饮食护理

见"第三章第六节颅脑损伤后遗症及并发症"中"一、脑脊液漏"的相关内容。

（3）体位护理

见"第三章第六节颅脑损伤后遗症及并发症"中"一、脑脊液漏"的相关内容。

（4）症状护理

主要是针对颅内高压、躁动、癫痫、高热、呕吐、头痛头昏、意识障碍等症状的护理。具体措施见"第三章第四节继发性脑损伤"中"一、硬脑膜外血肿"的相关内容。

（5）潜在并发症的护理

主要是针对继发性脑损伤、上消化道出血、感染、肺部并发症、深静脉血栓等并发症的护理。具体措施见"第三章第三节原发性闭合性脑损伤"中"三、脑干损伤"的相关内容。

（6）管道护理

对各种管道应妥善固定，保持通畅，加强观察、巡视。术后患者常有氧气管、创腔引流管、气管插管、导尿管，应保持各种管道的通畅，防止外源性感染的发生。

1）气管插管：①应随时吸痰保持呼吸道通畅。②预防和减轻拔管后喉头水肿，予以生理盐水 20ml+糜蛋白酶 5mg 雾化吸入每日 2 次。

2）创腔引流管：引流袋内口应低于引流管出口位置，以免逆行感染；适当制动头部，防止引流管扭曲、脱出，注意引流管是否通畅，观察量、颜色并记录；引流管一般术后第 3 日即拔管，以免引起感染。注意伤口渗血、渗液，一旦发现头部伤口渗湿，应及时报告医师处理。

3）留置导尿管：①原则上应尽早拔除导尿管。②留置导尿管期间以 0.1%苯扎溴铵溶液消毒尿道口 2 次/日。③神清合作者先夹管 3~4 小时，患者有尿意即可拔管。④如为气囊导尿管，拔管时需先放气囊，以免损伤尿道。

【健康教育】

1. 神经功能缺损者继续坚持康复训练。

2. 嘱患者健侧卧位，防止脑组织受压，变换体位时勿过于剧烈。

3. 注意保护骨窗局部，外出戴防护帽，尽量少去公共场所，一般于术后可行颅骨修补术。

4. 伤口拆线后 1 个月方可洗头，避免搔抓伤口，以免头皮破损造成感染。

第四章 头皮和颅骨疾病患者的护理

第一节 头皮疾病

一、头皮感染

头皮感染多为伤后初期处理不当所致，常在皮下组织层发生感染。若处理不善，患者头皮可发生坏死，或向深部侵袭引起颅骨骨髓炎、硬脑膜外积脓，甚至导致硬脑膜下积液和脑脓肿。

【临床表现】

头皮感染表现为局部红、肿、热、痛，耳前、耳后或枕下淋巴结肿大及压痛，由于头皮有纤维隔与帽状腱膜相连，故炎症区张力较高，患者常伴有全身畏寒、发热等中毒症状，严重感染可通过血管侵入颅骨和（或）颅内。

【辅助检查】

1. 血常规检查

结果可见白细胞增多，局部积液及脓液细菌培养结果呈阳性。化脓菌多为葡萄球菌、链球菌及厌氧菌。

2. 影像学检查

可明确有无颅内受损及有无颅内脓肿形成，有无颅骨骨折。

【治疗原则】

1. 非手术治疗

早期予以抗生素及局部热敷，对常见感染细菌敏感的抗生素静脉滴注，局部伤口用含有抗生素的生理盐水冲洗。以后根据药敏试验结果选择敏感抗生素。

2. 手术治疗

患者一旦有脓肿形成，均应及时切开排脓。

【护理评估】

1. 健康史

了解患者一般情况，包括患者年龄、职业、民族、嗜好、有无呕吐，饮食是否符合营养要求，有无食物过敏，睡眠是否正常，有无尿便异常，日常生活是否能自理。了解患者起病情况，患者的起病方式或首发症状，头部是否受过外伤，局部伤口有无经过清创处理，是否接受破伤风抗毒素注射。患者是否曾患结核、肝炎等传染病，是否到过或生活在疫区，有无高血压、心脏病、糖尿病，是否曾进行或正在进行治疗，用药情况如何，有无手术禁忌，家庭成员的健康状况。

2. 身体状况

（1）观察患者的意识、瞳孔、生命体征：头皮浅层感染时，患者意识、瞳孔正常；当患者出现意识障碍、瞳孔改变，则提示颅内感染。单纯头皮感染对患者的体温、脉搏、呼吸、血压无明显影响；有脓肿形成时，患者体温升高，脉搏、呼吸加快，血压升高。患者如体温不升、脉搏呼吸浅快、血压偏低常提示感染性休克。

（2）评估患者局部情况：观察患者局部伤口，评估创面大小，局部有无脓肿形成，有无红、肿、热、痛，耳前、耳后淋巴结有无肿大及压痛。患者出现眼睑水肿时可提示帽状腱膜下脓肿形成。

3. 心理-社会状况

了解患者文化程度、居家环境、宗教信仰、住址、家庭成员，患者在家中的地位和作用，了解患者的经济情况及费用支付方式，患者家庭成员以及患者对疾病的认识和对康复的期望值，以便进行心理疏导和鼓励。

【护理诊断】

1. 恐惧

与担心疾病的预后有关。

2. 舒适的改变

与头部外伤带来的局部不适有关。

3. 体温异常

与感染有关。

4. 知识缺乏

缺乏头皮感染相关的自我保健知识。

【护理措施】

1. 术前护理

（1）饮食护理

患者因发热机体代谢加快，消耗增加，应给予高热量、高蛋白饮食，如禽、蛋、鱼、肉类，以补充热量、加快伤口愈合。并注意保证食物新鲜、清洁、易消化。

（2）体位护理

①术前应保证充足的睡眠，以利于增进食欲，恢复体力，增强机体抵抗力，患者睡眠休息时应尽量减少探视。②颅压增高患者需绝对卧床休息，卧床时抬高床头 15°~30°，以利颅内静脉回流，降低颅压。避免导致颅压增高的因素，如咳嗽、用力排便、情绪激动等。无颅内压增高患者可取自由卧位。③有癫痫发作史的患者服药不可中断，发作时四肢关节处加以保护以防脱臼、骨折，拉好床档，以防坠床。④训练床上排便，避免术后因不习惯在床上排便而引起便秘、尿潴留。

（3）心理护理

头部外伤史、局部红肿热痛、对预后的担心等因素导致患者产生恐惧的心理反应。应通过与患者及其家属的交流，观察了解其心理反应，针对不同的原因给予相应的心理指导。①应同情关心并细心照顾患者。②耐心倾听患者的主观感受，头痛不能忍受者遵医嘱予以镇痛药如罗通定 60mg 口服。③宣教本病相关知识如感染发热的原因、抗生素治疗的作用等。④提供本病治愈病例的相关信息，激发患者的自信心。

（4）症状护理

1）头痛：头痛是头皮纤维隔与帽状腱膜相连，使炎症区张力较高所致。①予以局部冷敷或镇痛药减轻疼痛。②剧烈头痛伴有恶心呕吐等表现时应及时报告医师，进一步了解是否有颅内感染。

2）发热：患者体温升高是病原菌毒性产物作用于机体所致，可伴有全身畏寒等中毒症状。应做到：①及时采用冰敷、温水擦浴等物理降温措施，并指导患者不可自行移动冰敷位置，以免影响降温效果。及时更换冰袋，定期测量体温，以观察降温效果。降温期间患者如有畏寒或寒战，应及时报告医师做好对应处理。②高热使患者食欲差、抵抗力低，应做好口腔护理，维持口腔正常功能，防止口腔感染。③做好皮肤护理，以维持皮肤完整性，防止压疮形成。④正确采集标本送检，观察药物效果及药物对患者有无毒副作用，为医师选择药物提供准确的临床资料。

（5）术前准备

常规术前准备如下所述，备头皮时保护创面。

1）皮肤准备：剃光头后用肥皂水和热水洗净并用络合碘消毒，以免术后伤口或颅内感染；天冷时，备皮后戴帽，防感冒。

2）下列情况暂不宜手术：术前半月内服用阿司匹林类药物、女性患者月经来潮，以免导致术中出血不止，术后伤口或颅内继发性出血；感冒发热、咳嗽，使机体抵抗力降低，呼吸道分泌物增加，易导致术后肺部感染。

3）术晨准备：取下活动义齿和贵重物品并妥善保管；指导患者排空尿便；术前30分钟给手术前用药；备好术中用药、病历等用物；有脑室引流者进手术室前要关闭引流管，并包以无菌纱布，进手术室途中不要随意松动调节夹，以免体位改变造成引流过量、逆行感染或颅内出血。

2. 术后护理

（1）饮食护理

头皮感染手术多在局部麻醉下进行，对胃肠道功能影响很小，故术后2小时即可进食，应给予高热量、高蛋白饮食，以补充热量，促进伤口愈合。

（2）体位护理

①麻醉未清醒前去枕平卧，头偏向健侧，以防呕吐物吸入呼吸道。②清醒后，血压平稳者抬高床头15°~30°，以利颅内静脉回流。

（3）心理护理

患者术后会因手术创伤、伤口疼痛、伤口引流等被限制活动，而产生孤独、无助感。①应指导患者正确配合，向患者解释各种管道的作用，保持管道的通畅。②安排亲友探视，指导其安慰、鼓励患者，使之消除孤独感。③告诉患者头痛是伤口疼痛，不要紧张，必要时给予镇痛药。

（4）管道护理

向患者做好健康宣教，保持引流管通畅，防止引流管在患者翻身时扭曲、脱出；同时应注意引流袋悬挂的位置与高度，以防止逆行感染；观察引流情况，及时发现管腔堵塞，并报告医师遵医嘱进行相应处理。冲洗引流时注意无菌操作，保持冲入量与引流量一致；4~6日拔管，拔管后观察局部有无渗液、渗血。

（5）症状护理

见本节"术前护理"内容。

【健康教育】

1. 指导患者进食高蛋白、高热量、易消化的食物，以增强其机体抵抗力，促进康复。

2. 宣教患者保护局部皮肤，新愈创面不可抓挠，防止感染。

3. 出现原有症状或原有症状加重，应及时就诊。

4. 出院后 3 个月复查。

二、头皮良性肿瘤

头皮良性肿瘤是指发生于头皮各层结构的良性肿瘤，包括血管瘤、神经纤维瘤等。血管瘤起源于血管，常在出生后出现或被发现，随小儿成长而增大，压之褪色，松手后恢复原状，蔓状血管瘤宜尽早手术；神经纤维瘤可发生在头皮各部分，或发自神经干或起源于其末梢，但均依附于神经，男性发病率略高于女性。除神经纤维瘤病外，肿瘤多为单个，生长缓慢，凡局部有疼痛或位于枕、额部影响功能和容貌者宜早日施行切除术。头皮神经纤维瘤切除时因无顾及功能障碍之忧，因此一般能彻底切除，对巨大肿瘤则应尽量减少术中失血，并需行植皮手术。

【临床表现】

1. 头皮血管瘤

（1）毛细血管瘤：又称草莓状痣，多见于女婴。表现为大小及形状各异的红斑，高出皮肤，呈草莓状分叶，边界清楚，质软，为葡萄酒色或鲜红色，压之色褪。部分在出生后 1 年内自动消失。

（2）海绵状血管瘤：常在出生时或出生后不久发生，成人少见。血管瘤多位于头皮深部，呈球状隆起于头皮表面，大小与形状各异，头皮颜色可正常或呈紫蓝色。肿瘤边界不清，触之柔软有弹性感，头低位时较易充盈、隆起，抬头后消失。

（3）蔓状血管瘤：青壮年多见，常有外伤史。肿瘤为局限性色块，由较粗大的迂曲血管构成，外观呈蚯蚓状或条索状，多属静脉血管。病变多位于皮下或肌肉内，也可侵及颅骨，范围广，可触到连珠状迂曲而粗大的血管及搏动。

2. 头皮神经纤维瘤

（1）神经纤维瘤：常为单发，瘤体较小，边界清楚，肿瘤质韧、光滑，可在皮下活动。肿瘤为实质性，圆形或梭状，多见于上颈段神经的分布区。有自发性疼痛或触压引起相应神经分布区的麻木感及传导性疼痛。

（2）神经纤维瘤病：为散布全身各处、大小不一的皮下、沿神经干分布的无痛性结节，肿瘤多呈梭形，有传导性疼痛。神经纤维瘤病在头皮常见于三叉神经和枕大神经的分布区。常有家族史。

（3）神经鞘瘤：沿周围神经或脑神经分布，多为单发，常见于头皮和四肢皮下，偶见于躯干和内脏。

【辅助检查】

应了解辅助检查情况，以评估患者心、肺、肾功能及是否有手术禁忌证；明确肿瘤的部位，较大血管瘤宜先做血管造影，自供血动脉内或局部注入造影剂，以了解其确切范围，利于术中控制出血和彻底清除病灶。

【治疗原则】

1. 手术治疗

巨大血管瘤或头皮血管瘤影响容貌宜手术治疗，神经纤维瘤局部有疼痛或影响功能和美容者宜早日手术。蔓状血管瘤必要时先行一侧颈外动脉结扎或在瘤周围行头皮全层缝扎。

2. 非手术治疗

血管瘤术后若留有残余，可辅以放疗和局部注射硬化剂。

【护理评估】

1. 健康史

了解患者的文化程度、居家环境、宗教信仰、住址、家庭成员及以往病史。

2. 身体状况

（1）询问患者起病情况、起病方式或首发症状：毛细血管瘤多见于女婴，一般出现在出生后数日，逐渐增大，1年内可长到极限，之后常停止生长。损害多为1个到数个、直径2~4cm、高出皮肤、呈草莓状分叶、边界清楚、质软、呈葡萄酒色或鲜红色、压之褪色，生长在发际内者可因密集的毛囊影响呈暗色。海绵状血管瘤多发生在出生时或出生后不久，成人较少见，损害多见于睑裂附近，随小儿成长而增大，局部呈隆起肿块，边界不清楚，质软有弹性，呈紫红色，手压后可缩小，放手后恢复原状，瘤体较大时可有沉重感或隐痛。神经纤维瘤常为单发，瘤体较小，边界清楚，可在皮下活动，实质性，有弹性，呈圆形或梭状，长轴与神经干方向一致，表面皮肤一般正常。

（2）观察患者的意识、瞳孔、生命体征：头皮血管瘤和单纯神经纤维瘤未侵犯颅内组织不会引起意识和瞳孔的改变。但当患者出现面色苍白、脉搏快、血压低等出血征象或硬物刺伤肿块引起出血，应及时报告医师并遵医嘱进行相应处理。

3. 心理-社会状况

了解患者的经济情况及费用支付方式，患者家庭成员以及患者对疾病的认识和对康复的期望值，以便有针对性地进行心理疏导和鼓励。

【护理诊断】

1. 恐惧

与担心疾病的预后有关。

2. 知识缺乏

缺乏头皮肿瘤的相关知识。

3. 潜在并发症

感染。

【护理措施】

1. 术前护理

（1）饮食护理

①进食鱼、蛋、肉等高蛋白、高热量、富营养、易消化的清淡饮食，以提高机体抵抗力和术后组织修复能力。②术前 2 周戒烟酒，以避免烟酒刺激呼吸道黏膜，引起上呼吸道感染，使呼吸道分泌物增加而影响手术和麻醉。③术前禁食 10~12 小时，禁饮 6~8 小时，以免麻醉后呕吐造成误吸，引起窒息。

（2）体位护理

见"第四章第一节头皮疾病"中"一、头皮感染"的相关内容。

（3）心理护理

患者可因头皮肿块影响容貌而产生自卑心理，同时因知识的缺乏及对术后情况的未知等因素而产生焦虑、恐惧的心理反应，应通过与患者及家属的多方面交流，观察了解其心理状况，并针对不同的原因进行相应的心理护理，应做到：①同情并关心患者，耐心倾听患者的主诉。②宣教手术切除肿瘤有关知识。③为患者提供本病治愈病例的信息，激发其自信心，消除负面心理反应对患者的影响。

2. 术后护理

（1）心理护理

患者可因术后手术创伤、伤口疼痛、导尿管、静脉输液等各种管道而被限制活动，会产生孤独、恐惧的心理反应，在护理工作中应做到：①应指导患者正确配合，并及时了解患者的心理状况，安排亲友探视，必要时陪护患者，指导其亲友鼓励安慰患者，分担患者的痛苦，使之消除孤独感。②保持各种管道的通畅，防止折叠、脱出，以减少插管、穿刺等物理刺激给患者造成的恐惧，并宣教各种管道的自我护理方法。③患者伤口疼痛时应关心体贴患者，消除紧张、恐惧感，并指导患者通过与亲友交谈、听音乐、保证充足睡眠等方式分散注意力，减轻疼痛。必要时遵医嘱给予镇痛药减轻疼痛。

（2）饮食护理

①局部麻醉患者 4 小时后可进食流质，并逐渐过渡到普通饮食。②全身麻醉患者麻醉清醒后 4~6 小时内禁食，以免引起呕吐。患者口渴时应做好解释，并用棉签蘸水湿润嘴唇，以缓解渴感。③麻醉清醒 4~6 小时后无呕吐者可进食少量不产气流质，如米汤、菜汤，不宜进食牛奶以免引起肠胀气，如无不适，次日可进食少油汤类、牛奶，并逐渐过渡到半流食、软食、普食。

（3）体位护理

见"第三章第六节颅脑损伤后遗症及并发症"中"一、脑脊液漏"的相关内容。

（4）潜在并发症——感染的护理

注意患者的体温变化，当患者出现发热，伤口红、肿、热、痛等炎症反应，提示伤口感染。当伤口感染未及时控制，患者出现意识、瞳孔改变，提示并发颅内感染，应报告医师并协助其及时处理。

【健康教育】

1. 心理指导

巨大头皮血管瘤切除术后有可能遗留瘢痕，影响美容，少数神经纤维瘤病和神经鞘瘤有恶变的可能，这些因素都会给患者带来负面的心理反应。

（1）应通过和患者及家属的交流了解患者的心理状况，以针对不同情况进行心理指导。

（2）指导患者留长发或戴假发，修饰自身形象，必要时指导患者去美容科或美容医院行头皮移植术。

（3）开导患者正视所患疾病恶变的可能性存在，但较少见，积极乐观的情绪有利于康复，而消极情绪是恶变的诱因之一。

2. 饮食指导

进食高蛋白"富含营养"易消化的饮食，以增强机体抵抗力，促进康复。

3. 就诊及复查

出现原有症状或手术部位红、肿、热、痛、积液、积脓应及时就诊。术后3~6个月门诊复查。

三、头皮恶性肿瘤

头皮恶性肿瘤有黑色素瘤、基底细胞癌、鳞状细胞癌、肉瘤。黑色素瘤多发生于皮肤或接近于皮肤的黏膜，好发于成年人，并随年龄增长发病数增加。基底细胞癌又称基底细胞上皮瘤、侵蚀溃疡，是皮肤癌肿最常见类型之一，好发于头面部外露部位，多见于户外工作者和老年人，其特点是发展缓慢，呈浸润性生长，但很少有血行或淋巴转移。鳞状细胞癌简称鳞癌，起源于表皮或其附件如皮脂腺导管、毛囊，多见于老年男性。头皮肉瘤起源于皮下软组织，包括纤维肉瘤、横纹肌肉瘤、脂肪肉瘤。纤维肉瘤一般来自皮下纤维组织或筋膜，枕颈部和眼眶部多见，患者多为成年人，开始为局部出现硬而无痛的结节，生长迅速，隆起明显并压迫头皮，使其萎缩发生溃疡。横纹肌肉瘤仅见于颞部和枕部。脂肪肉瘤较少见。头皮恶性肿瘤以手术治疗为主，预后欠佳。

【临床表现】

1. 黑色素瘤

按其形态分为两型：

（1）结节型黑色素瘤：病变呈结节状高出皮肤表面，颜色多为黑色，也可以为褐色、蓝黑色、灰白色或淡红色。周围绕以红晕，表面光滑，呈息肉状或菜花样，发展迅速可自行溃破而渗血。此型很早便可发生转移，5年生存率仅为50%~60%。

（2）浅表型黑色素瘤：或称湿疹样癌，生长较慢，转移较迟，5年生存率为70%。

2. 基底细胞癌

肿瘤初发时为有光泽或花纹状结节，表面逐渐破溃成边缘不整齐的溃疡，易出血，创面不易愈合。肿瘤生长缓慢，可向深部浸润发展，常破坏颅骨。肿瘤极少发生远处转移。

3. 鳞状细胞癌

肿瘤发展缓慢，病程较长，早期为一疣状突起，逐渐形成硬结，并发展成乳头状。癌肿表面易出血，常感染化脓。肿瘤常浸润至周围正常组织，深部可达肌层和颅骨。

4. 肉瘤

起源于皮下软组织，分为三类。

（1）纤维肉瘤：一般来自皮下纤维组织或筋膜，多见于四肢和躯干。枕颈部和眼眶部多见，开始为局部出现硬而无痛的结节，生长迅速，隆起明显并压迫头皮，使其萎缩发生溃疡。触之瘤质较硬，不活动，无痛，有胀感。

（2）横纹肌肉瘤：肿瘤质硬不活动，发展迅速，常侵袭颅骨，肿瘤血液供应丰富。

（3）脂肪肉瘤：常无明显症状，或偶有压痛。肿瘤呈浸润性生长，瘤质较软，不活动，可累及头皮和颅骨。

【辅助检查】

影像学检查

以明确肿瘤的部位、性质、大小。

【治疗原则】

1. 手术治疗

手术是治疗头皮恶性肿瘤的主要方法。①黑色素瘤与头皮鳞癌采用一次性手术切除。②肉瘤多采用根治术。

2. 非手术治疗

（1）放射治疗：基底细胞癌一般采用放射治疗。黑色素瘤浅表型和早期病变术后辅以放射治疗。不适宜手术或有手术禁忌的鳞癌也用放射治疗。可用 X 线治疗，根据病灶大小深浅决定剂量与疗程。

（2）化学药物治疗：黑色素瘤已转移者化疗可延缓病情恶化。无淋巴转移的头面部基底细胞癌多应用局部涂敷抗癌药。

（3）冷冻、激光治疗：适用于富于纤维成分、病灶不大的基底细胞癌。

（4）免疫治疗：应用自身肿瘤制成的疫苗行皮内注射，选用白介素-2、卡介苗接种、转移因子、淋巴因子激活的细胞（LAK cell）等以提高患者机体抵抗力。

【护理评估】

1. 健康史

了解患者文化程度、居家环境、宗教信仰、住址、家庭成员及以往病史，了解患者在家中的地位和作用。

2. 身体状况

（1）询问患者起病方式和首发症状：黑色素瘤患者病变部位如有黑色素斑或黑痣，可因理发、洗发、瘙痒的反复刺激或长期戴帽压迫、摩擦，表皮糜烂，依附的毛发脱落，并逐渐增大发生瘤变。基底细胞癌早期表现为局部皮肤略呈隆起，淡黄色或粉红色小结节，仅有针头或绿豆大小，有蜡涂光泽，质较硬，伴有毛细血管扩张，无压痛或疼痛。病变位于深层者，表皮皮肤略凹陷，失去正常皮肤的光泽和纹理。鳞癌多为继发，常在原有头皮的慢性溃疡、瘢痕等损害基础上癌变。

（2）了解有无神经功能受损：一般头皮恶性肿瘤未侵犯颅内组织无神经功能受损表现。

（3）了解有无肿瘤转移表现：结节型黑色素瘤很早发生转移，出现区域性淋巴结肿大，并常转移到肺、脑、肝等器官，浅表型黑色素瘤则转移较迟。深在型鳞癌病变发展较快并向深层浸润可达颅骨，可有早期区域性淋巴结转移，也有经血行转移者，但罕见。收集这些资料，可为制定和选择治疗护理方案提供重要依据。

3. 心理-社会状况

了解患者的经济情况及费用支付方式，患者家庭成员以及患者对疾病的认识和对康复的期望值，以便进行心理疏导和鼓励。

【护理诊断】

1. 恐惧

与担心疾病的预后有关。

2. 知识缺乏

缺乏头皮恶性肿瘤的相关知识。

3. 潜在并发症

感染、营养不良。

【护理措施】

1. 术前护理

（1）体位护理

取自由卧位，晚期患者应协助改变卧位，每两小时翻身1次，防止压疮形成。

（2）症状护理

患者肿瘤局部出现糜烂、溃疡、感染，或局部淋巴结肿大，提示病情加重，应及时报告医师处理。保持皮肤清洁，必要时局部换药，每日1~2次，防止感染。

（3）心理护理

局部肿块、疼痛、肿块性质未定、高额的医疗费用和手术的威胁及术后情况的未知使患者产生恐惧、焦虑的心理反应，应通过与患者及家属多方面的交流了解其心理特点，对不同原因进行心理指导。

（4）饮食护理

患者可由于焦虑、恐惧及肿瘤对机体的影响，食欲下降，或肿瘤后期、肿瘤转移患者呈恶病质。①鼓励患者进食高营养、富含蛋白质、易消化的食物，以保证机体需要量的供给及提高机体对手术和放疗、化疗的耐受力。②根据患者的饮食习惯制作色、香、味俱佳的菜肴。③消化吸收差的患者宜采用少食多餐的方法进食。④严重恶病质不能经口进食者，遵医嘱静脉补充营养，并做好口腔护理。

2. 术后护理

（1）饮食护理

见"第三章第六节颅脑损伤后遗症及并发症"中"一、脑脊液漏"的相关内容。

（2）体位护理

见"第三章第六节颅脑损伤后遗症及并发症"中"一、脑脊液漏"的相关内容。

（3）心理护理

1）患者可因麻醉后反应、手术创伤、伤口疼痛等原因出现呕吐、头痛等表现，同时因各种管道限制了躯体活动，这些因素使患者产生恐惧、孤独的心理反应，应加强头痛、呕吐的护理，指导患者采取半坐卧位，防止管道脱出，主动关心患者，以缓解其恐惧的不良心理反应。

2）患者常因对肿瘤性质的猜疑而感到焦虑不安，应根据患者的文化程度、心理耐受能力等各方面因素确定是否如实告知，认为术后暂不宜告之者，应告诉患者信赖的亲友，以取得亲友的理解和配合。

3）安排家人和亲友陪伴或探视，指导其鼓励安慰患者，分担患者的痛苦，消除患者孤独无助感，增强其战胜疾病的信心。

4）耐心倾听患者的主诉，遵医嘱给予镇痛药。

（4）症状护理

1）密切观察头痛的性质、部位，伤口疼痛时，常不伴有呕吐，可遵医嘱适当镇痛。

2）观察伤口敷料情况，伤口敷料渗血，提示活动性出血，伴意识、瞳孔、生命体征异常，常见于侵及颅骨的头皮肿瘤切除术后，提示脑水肿或硬膜外血肿，应立即报告医师处理。

3）呕吐时将头偏向一侧防止误吸，及时处理呕吐污物，更换污染被服，减少感官刺激，呕吐后用温开水漱口。呕吐频繁者可肌内注射甲氧氯普胺 10mg。

(5) 放疗化疗护理

1) 鼓励患者正视现实，为患者提供本病治疗效果较好的病例信息，帮助其树立战胜疾病的信心。

2) 静脉注射化疗药物时应确保针头在血管内方可注入药物，防止皮肤损伤，同时应从小静脉开始，以保护血管。

3) 定期抽血进行血常规、肝功能、肾功能检查，并做好化疗、放疗的必要性及有关不良反应的相关知识宣教。

【健康教育】

1. 心理指导

与患者积极沟通交流，了解其心理状态，鼓励其树立战胜疾病的信心，增强生活的勇气。

2. 饮食指导

进食高蛋白富含营养易消化的饮食，以增强机体抵抗力，促进康复。

3. 就诊及复查

出现原有症状或手术部位红、肿、热、痛、积液、积脓应及时就诊。术后 3~6 个月门诊复查。

第二节　颅骨疾病

一、颅骨骨髓炎

颅骨骨髓炎是指颅骨因细菌感染而产生的一种化脓性炎症，常因葡萄球菌等化脓性细菌由伤口或邻近组织的感染蔓延侵入颅骨，引起炎症导致，其感染范围可以局限在一块颅骨上，也可超过骨缝侵及多个颅骨。常见于儿童和青壮年，虽然抗生素广泛应用，但头部软组织感染引起者仍不少见。颅骨骨髓炎的炎症极易向周围扩散，使病情加重，如诊断治疗不及时，可导致不良后果，但早期诊断，积极治疗，尤其是在发生颅内并发症之前采取有效措施则预后良好。

颅骨骨髓炎的病因包括：在开放性损伤过程中颅骨直接被污染，而伤后清创又不够及时或在处理中不够恰当；头皮损伤合并伤口感染经血管蔓延至颅骨，或头皮缺损使颅骨长期外露坏死而感染；开放性颅骨骨折，累及鼻窦、中耳腔和乳突。

【临床表现】

1. 急性期	2. 慢性期
局部头皮出现炎性反应，如红、肿、压、痛等，远处头皮可有水肿，邻近淋巴结肿大，且伴有全身感染症状，如发热、倦怠、乏力、食欲不振、寒战等。在外周血中白细胞可增多，如治疗不及时或炎症没有得到控制，感染可向颅内或颅外扩展，在颅外可形成骨膜下脓肿，在颅内可形成硬脑膜外脓肿、脑膜炎或脑脓肿、感染性静脉窦栓塞等。	颅骨感染迁延未愈可转成慢性骨髓炎，局部表现为头皮下积脓或反复破溃而形成窦道。窦道有时闭合，有时破溃流脓，脓液中可伴有坏死的小骨块，当排脓不畅时，局部及全身感染症状也随之加剧。

【辅助检查】

1. 脓液培养	2. 脑脊液常规检查
结果多为阳性。	色混浊，白细胞、蛋白明显增多，糖及氯化物降低。
3. 颅骨 X 线平片检查	**4. 颅脑 CT 扫描**
一般在颅骨感染后 2~3 周才能在 X 线上呈现改变，可见有单发或多发边缘不整的低密度骨缺损或椭圆形地图状或虫蚀或低密度区，颅骨边缘有明显的反应性骨质增生的高密度骨硬化带。	有助于颅内脓肿的诊断，合并硬脑膜外或硬脑膜下脓肿时表现为颅骨内板下方脑外出现菱形低密度区，增强检查内缘有均一明显带状强化，同时伴有邻近脑组织水肿。

【治疗原则】

1. 急性期

应用大剂量广谱抗生素治疗。已形成头皮下或骨膜脓肿则应早期拆除伤口缝线或切开引流，并注意伤口深处有无污物，同时将已失去活力和血供的游离感染之骨片取出。

2. 慢性期

已发展有慢性窦道及颅骨缺损的患者应尽早采取手术治疗。一般做直线或 S 形切口，全部切除病灶颅骨、异物、死骨和肉芽组织，直至正常颅骨为止，术中以抗生素溶液冲洗。缝合头皮伤口或大部缝合，皮下引流，术后抗生素治疗，直至伤口愈合。若合并硬脑膜下脓肿应同时引流处理。

【护理评估】

1. 健康史

（1）个人史：了解患者的文化程度和家庭背景，如患者的居家环境、家庭住址、家庭成员，患者在家庭中的地位、经济情况以及以往病史等。

（2）询问患者起病方式或首发症状：了解患者是否头部有伤口或头面部疖肿、鼻窦炎、口腔咽喉炎及身体其他部位化脓性感染。

2. 身体状况

（1）观察患者有无意识障碍：观察患者瞳孔大小与对光反射是否异常。颅骨骨髓炎如控制不及时则可穿破硬脑膜，向颅内蔓延，引起颅内并发症，据文献报道约占30%，其中主要并发症为脑脓肿，可因其侵犯的部位、范围及严重程度而引起不同的神经系统症状与体征，如头痛、呕吐、高热、谵妄、抽搐、昏迷等。

（2）评估患者有无神经功能受损：当颅骨骨髓炎并发脑脓肿时，可因其部位不同引起不同的神经系统症状和体征，如肢体瘫痪、失语等。

3. 心理-社会状况

了解患者及患者家庭成员对疾病的认知和对康复的期望值，以便有针对性地进行心理疏导和鼓励。

【护理诊断】

1. 体温异常

与疾病引起的全身感染有关。

2. 自理能力缺陷

与疾病引起的自理能力下降有关。

3. 知识缺乏

缺乏颅骨骨髓炎相关的自我保健知识。

4. 潜在并发症

颅内感染。

【护理措施】

1. 术前护理

（1）心理护理

体温异常、自理能力下降、对手术的恐惧、术后情况的未知等因素导致患者产生焦虑、恐惧的心理，应通过与患者及家属的交流、及时观察了解其心理反应，针对不同的原因进行心理护理，同情、关心患者，激发患者的自信心。

（2）饮食护理

见"第四章第一节头皮疾病"中"二、头皮良性肿瘤"的相关内容。

（3）体位护理

见"第四章第一节头皮疾病"中"一、头皮感染"的相关内容。

（4）症状护理

高热多由致病力强的细菌感染引起，起病快，全身中毒症状重，体温可高达 38~40℃，需及时降温，具体护理措施也可见"第二章神经外科常见症状护理"中"三、高热"的相关内容。

1）体温监护：一般测体温 4 次/日，如持续高热，尤其伴有中枢神经系统或心、肝、肾疾病的高热或超高热，需 24 小时连续体温监测，为防止加重主要脏器功能损害，高热应及时采取相应的降温措施。

2）卧床休息：高热时机体代谢增加而进食少，尤其是体质虚弱者需绝对卧床休息，以减少机体消耗。

3）营养及水、电解质平衡的维持：高热时各种代谢功能的变化使机体热量消耗大，液体丢失多而消化吸收功能下降。应给予高热量、高蛋白、高维生素、低脂肪等易消化、富营养的流质或半流质饮食，鼓励患者多饮水，保持每日热量在 1.25×10^4 J 以上，液体摄入量 3000ml 左右。必要时给予静脉输液并补充电解质，以促进致病微生物及其毒素的排出。输液治疗时应严密观察，尤其对于心、脑疾病患者，应严格控制输液速度，以防止输液过快导致急性肺水肿、脑水肿。

4）生活护理：高热患者唾液分泌减少，抵抗力下降，口腔内食物残渣是细菌的良好培养基，广谱抗生素的应用导致菌群失调，易引起口腔炎或口腔黏膜溃疡。因此，做好口腔护理，2～3次/日。高热及退热过程中大量出汗易刺激患者皮肤，需加强皮肤护理，随时更换汗湿的床单、被服，擦干汗液并擦洗局部，以保持皮肤清洁，同时鼓励并协助患者翻身、按摩受压部位，尤其对于昏迷、惊厥等意识障碍患者，加强保护措施，防止压疮、坠床等意外。

5）降温处理：持续高热可增加心、脑、肾等重要器官代谢，加重原有疾病，威胁患者生命，故应积极采取降温措施。

①物理降温：常用的物理降温方法有：控制室温，夏季可用空调、电扇降低环境温度，必要时撤减被褥。冰敷，头部置冰帽或冰枕的同时，于腋下、腹股沟等大血管处置冰袋；冰敷时注意冰袋装入冰块量不超过1/2，以使之与局部接触良好，并用双层棉布套包裹冰袋后使用，需每30分钟左右更换1次部位，防止局部冻伤，同时注意观察有无皮肤变色，感觉麻木等；持续冰敷者应及时更换溶化的冰块。擦浴，用32～34℃温水或30%～50%酒精擦浴以加快蒸发散热；酒精擦浴禁用于酒精过敏、体弱等患者；擦浴时应密切观察患者的反应，同时禁擦胸前、腹部、后项、足心等处，当患者出现寒战、面色苍白、脉搏及呼吸快时应立即停止擦浴并保暖；降温毯持续降温。此法为利用循环冷却水经过毯面直接接触，使热由机体传导至水流而降低体温，降温效果较好，每小时可降温1～2℃，同时可据病情调节降低体温，尤其适用于持续高热的昏迷患者；当患者降温过程中出现寒战时应加用冬眠药物，防止因肌肉收缩而影响降温效果；清醒患者使用降温毯时，难以耐受寒战反应，故不宜调温过低。冰盐水灌肠或灌胃，以4℃左右等渗盐水200ml加复方乙酰水杨酸（APC）0.42g灌肠或灌胃，必要时采用4℃左右低温液体静脉输入，也可达到降温效果。

②药物降温：对于明确诊断患者，婴幼儿，高热伴头痛、失眠、兴奋症状者可适当使用药物降温但注意用量适宜，防止因出汗过多、体温骤降、血压降低而引起虚脱，且不可用于年老体弱者。用药过程中应加强观察，防止变态反应、造血系统损害及虚脱发生。

③冬眠低温疗法：a. 首先使用适量的冬眠合剂，使自主神经受到充分阻滞，肌肉松弛，消除机体御寒反应，使患者进入睡眠状态。b. 物理降温，根据具体条件使用半导体或制冷循环水式降温毯，或大冰袋、冰帽、乙醇擦浴。c. 降温以肛温维持在32～35℃，腋温维持在31～33℃为

宜，肌肉放松时，可适当减少用量和减慢速度。d. 当患者颅压降至正常范围，维持 24 小时即可停止亚低温治疗。一疗程通常不超过 7 日。e. 缓慢复温，终止亚低温治疗时，应先停止降温措施。多采用自然复温法使患者体温恢复至正常。若室温低时可采用空调辅助复温，一般复温速度 24 小时回升 2℃为宜，不可复温过快，防止复温休克。

6）密切观察病情，遵医嘱合理使用抗生素，高热伴有抽搐、昏迷者使用护栏，必要时约束患者肢体防止坠床。

2. 术后护理

（1）饮食护理

①麻醉清醒后 6 小时，如无吞咽障碍即可进食少量流质饮食。②术后早期胃肠功能未完全恢复，尽量少进牛奶、糖类等易产气食物，防止其消化时产气过多，引起肠胀气。以后逐渐过渡到高热量、高蛋白、富营养、易消化饮食。

（2）体位护理

①麻醉未清醒前去枕平卧，头偏向健侧，以防呕吐物吸入呼吸道。②清醒后，血压平稳者，抬高床头 15°~30°，以利颅内静脉回流。

（3）心理护理

患者可因麻醉后反应、手术创伤、伤口疼痛、头痛、呕吐，加之伤口引流管、导尿管、静脉输液等管道被限制了躯体活动，从而产生孤独、恐惧的心理反应，应指导患者正确配合，解释相关知识，以缓解患者的孤独恐惧心理。加强巡视，及时询问患者，早期即根据病情安排亲人探视或陪伴，指导其鼓励、安慰患者，分担患者的痛苦，使之消除孤独感。同时告知手术和麻醉顺利，术后如能积极配合能很快愈合，以增强其自信心。

（4）症状护理

应密切观察意识、瞳孔、生命体征，必要时 24 小时连续监测并及时记录。①呕吐时头偏向一侧，同时协助患者排出呕吐物，不可咽下，以避免呕吐物误入气管或反流入胃内加重呕吐，需及时清理呕吐物，更换污染衣物、被单，避免感官刺激；呕吐频繁时可遵医嘱肌内注射甲氧氯普胺 10mg。②头痛者应注意观察头痛的性质、部位，同时伴呕吐者，观察呕吐是否为喷射性，并加强意识、瞳孔的观察，以及时发现颅内血肿；抬高床头，以利静脉回流减轻脑水肿，必要时快速静脉滴注 20%甘露醇，如有不能耐受的伤口疼痛可遵医嘱予以镇痛药。

(5) 管道护理

应妥善固定好各种管道，保持管道通畅，以防止折叠、压迫、弯曲、脱落或非计划性拔管而造成意外，更换引流袋时应注意无菌操作，防止逆行感染的发生。

(6) 潜在并发症

1）脑脓肿：当炎症扩散引起头皮下脓肿破溃后形成慢性窦道，可向下扩散形成硬脑膜外脓肿，硬脑膜被侵蚀穿破即引起脑脓肿，多为单发，也有多发。①密切观察患者意识瞳孔、肢体活动情况及早发现异常。②先行 CT 或 MRI 检查，可了解脓肿的位置及大小。③穿刺抽脓，如经多次抽脓无效，应行开颅脓肿切除术。

2）化脓性脑膜炎：由炎症扩散、硬脑膜被穿破引起，患者可有头痛、颈部抵抗感等脑膜刺激征并高热等症状，除积极降温、全身应用大剂量抗生素外，应每 2~3 日行腰椎穿刺，了解脑脊液压力及细胞计数，并于鞘内注射抗生素，同时指导患者注意腰椎穿刺后平卧 4~6 小时。

【健康教育】

1. 多进食高蛋白、高营养、易消化饮食，以促进愈合，增强机体抵抗力。

2. 颅骨缺损者指导其如何保护骨缺损区域，以防止硬物刺伤。告诉患者颅骨缺损对患者生活起居没有太大影响，影响美容者可戴帽或假发适当掩盖。

3. 如出现原有症状或伤口部位红、肿、热、痛等异常应及时就诊。

4. 术后 3 个月复查，颅骨缺损者可于 1 年后行修补术。

二、颅骨良性肿瘤

颅骨良性肿瘤较少见，常见的颅骨良性骨肿瘤生长在颅盖部。多数起源于外板，向外生长，也有少数起源于板障与内板，出现颅压增高与脑的局灶症状。常见的颅骨良性肿瘤有：骨瘤、血管瘤和淋巴管瘤、胚胎性颅骨肿瘤、软骨瘤、巨细胞瘤、动脉瘤性骨囊肿、脂肪瘤等。本病好发于 20~40 岁成年男女，也有少数见于儿童和老人。一般予手术切除，较少复发，反复复发者预后不良，其中巨细胞瘤易恶变。

【临床表现】

1. 骨瘤

最常见，瘤体多不大，局部隆起，患者多无自觉症状，为生长缓慢的无痛肿块，多单发，常见的额窦骨瘤多表现为反复发作的鼻窦炎。

2. 血管瘤和淋巴管瘤

部分患者会有头痛的症状，肿物增大且有搏动感，但杂音和震颤少见。大部分为单发。

3. 胚胎性颅骨肿瘤

临床表现取决于肿瘤的部位，病变位于板障者主要表现为皮下肿物，偶尔有头痛症状；病变位于眼眶部的患者通常表现为无痛性眼球突出，或因眼外肌功能改变而有所表现；板障内上皮样囊肿极少数会侵蚀鼻窦，表现为张力性气颅。

4. 软骨瘤

较少见，肿瘤发生在软骨连接处，肿瘤生长缓慢，较大的软骨瘤可引起颅内压及相应部位的神经系统症状，常受侵及的部位为颅中窝和脑桥小脑三角。

5. 巨细胞瘤

偶见，肿瘤生长缓慢，常位于蝶骨及额、颞、顶部，早期无症状，较大肿瘤可引起相应的症状，如神经功能障碍和颅压增高等。

6. 动脉瘤性骨囊肿

好发于 20 岁以下。可能表现为疼痛的肿块，或颅内病变，也可能表现为脑出血，症状的持续时间一般不到 6 个月，内板的肿物有可能导致颅压增高和局部神经损害。

【辅助检查】

1. X 线片检查

显示骨瘤呈现为圆形或椭圆形，局限性高密度影。巨细胞瘤在 X 线平片上有 3 种表现：单囊型、多囊型、单纯骨破坏型。

2. CT 检查

软骨瘤提示颅底高密度肿块，呈分叶状，边界清，有钙化，肿块基底宽且与颅骨相接。巨细胞瘤在 CT 扫描呈无明显强化的均匀一致高密度影。

3. MRI 检查

可见 T_1 加权为低信号，T_2 加权为高信号。

【治疗原则】

1. 骨瘤

小骨瘤用骨凿切除，累及颅内的骨瘤需行骨瓣切除，再行颅骨修补，鼻窦内的骨瘤经颅或鼻切除。

2. 血管瘤和淋巴管瘤

手术是最有效的治疗方法。

3. 胚胎性颅骨肿瘤

对于胚胎来源的肿瘤的治疗是采用手术切除。肿瘤切除后很少有复发，除非无法鞍区切除。

4. 软骨瘤

软骨瘤位于颅底，基底宽，部分切除以达到减压的目的，岩骨和颅中窝底的行颞下入路，必要时切除部分颞叶。

5. 巨细胞瘤

巨细胞瘤由于肿瘤多位于颅底，血运较丰富，很难全切除，易恶变。治疗上采用根治性切除术，但因为颅骨的巨细胞瘤所在的位置及浸润周围骨质，常很难根治。这种情况下很容易复发，最好的治疗就是反复的手术切除。对于残余的巨细胞瘤可以行放射治疗。

6. 动脉瘤性骨囊肿

采取手术的方法切除病变可以治愈，但有出血的危险，次全切或刮除有高达 50% 的复发率。如果只做部分切除，冷冻手术能降低复发率。

【护理评估】

1. 健康史

（1）个人史：了解患者的文化程度和家庭背景，如患者的居家环境、家庭住址、家庭成员，患者在家庭中的地位、经济情况以及以往病史等。

（2）询问患者起病方式或首发症状：颅骨骨瘤一般都较小，无明显症状者，易被忽视，个别与外伤有关；板障型骨瘤多膨胀性生长，范围较广时可出现相应部位的局部疼痛；颅骨软骨瘤多见于颅中窝底，蝶鞍旁或岩骨尖端的软骨联合部，可出现眼球运动障碍、面部感觉减退等第Ⅲ～第Ⅵ对脑神经受压症状；巨细胞瘤早期局部可有胀感和疼痛感，如发生在鞍区附近或蝶骨，可出现视力、视野障碍，或有动眼神经、展神经及三叉神经症状，侵入颅内及生长较大时可出现相应部位的神经系统体征及颅压增高症状。

2. 身体状况

（1）观察患者意识、瞳孔及生命体征：观察患者有无意识障碍及其程度，瞳孔是否等大等圆，对光反射是否灵敏。颅骨良性肿瘤多生长缓慢，如不向颅内发展，患者多意识清楚，瞳孔大小及对光反射正常；如巨细胞瘤位于鞍区附近影响动眼神经，可出现瞳孔不等大，对光反射迟钝或消失；大的软骨瘤可引起颅压增高从而导致意识障碍。

（2）评估患者有无神经功能受损：①观察患者是否视力视野障碍。发生于蝶骨的巨细胞瘤影响视交叉致视力减退，视野缺损。②观察患者有无眼球运动障碍、面部感觉减退，软骨瘤位于颅中窝底、岩骨尖、蝶枕骨的软骨结合部，可出现该部位神经功能障碍导致上述症状。

3. 心理-社会状况

了解患者家庭背景，如文化程度、家庭成员、患者及家属对疾病的认知程度及对疾病治疗的期望值，以便有针对性地进行心理疏导及护理。

【护理诊断】

1. 恐惧

与担心肿瘤恶化有关。

2. 脑组织灌注不足

与肿瘤引起的局部压迫有关。

3. 知识缺乏

缺乏颅骨肿瘤的相关自我保健知识。

4. 潜在并发症

颅内出血、感染。

【护理措施】

1. 术前护理

（1）心理护理

患者可因局部疼痛、舒适的改变、肿瘤对其生命的威胁、脑神经受损所引起的功能障碍等因素而产生恐惧、焦虑的心理反应，应多与患者交流，针对不同原因进行心理疏导，同时讲解手术相关知识，提供本病治愈信息，增强患者信心。

（2）饮食护理

见"第四章第一节头皮疾病"中"二、头皮良性肿瘤"的相关内容。

（3）体位护理

见"第四章第一节头皮疾病"中"一、头皮感染"的相关内容。

（4）视力、视野障碍的护理

视力、视野障碍可影响患者的日常生活自理能力，患者常因此而产生自卑心理和封闭情绪，在护理上应注意：①开导患者，并加强巡视，及时提供帮助，热情耐心地照顾患者，以消除患者无助感。②协助患者的日常生活，除去房间、通道上的障碍物，同时避免地面湿滑，防止患者摔倒。③患者日常用物放在患者视力好或视野健侧，热水瓶应妥善放置，防止患者发生烫伤。④指导患者不单独外出。⑤及时接应红灯。

（5）头痛、呕吐的护理

头痛、呕吐常为手术创伤及麻醉反应。患者出现剧烈头痛、呕吐，甚至伴随意识、瞳孔、生命体征的改变，提示脑水肿或继发性颅内出血。应注意：①密切观察意识、瞳孔、生命体征及头痛的性质、部位，呕吐是否喷射性，以及时发现脑危象。②抬高床头 15°～30°，以利颅内静脉回流。③不能耐受的头痛，遵医嘱予以罗通定 60mg 口服，呕吐频繁者予以甲氧氯普胺 10mg 肌内注射；必要时予以 20% 甘露醇 100ml 静脉滴注，脱水降低颅压，密切观察用药后头痛呕吐是否缓解，必要时配合 CT 检查，以排除颅内血肿形成。

（6）咳嗽、吞咽功能受损的护理

由于颅后窝巨大软骨瘤对邻近组织的压迫，术后患者可能出现后组脑神经受损，表现为咳嗽、吞咽障碍，护理上应注意：①做好心理指导，消除患者紧张情绪。②鼓励患者咳嗽排痰，排痰不畅时可辅以叩背、体位引流、雾化吸入等方法，必要时行负压吸痰，及时清除呕吐物及呼吸道分泌物，防止窒息。③有吞咽功能障碍的患者，术后暂缓经口进食，予以留置胃管，同时应注意保持口腔清洁，口腔护理 2～3 次/日，防止口腔感染。

2. 术后护理

(1) 心理护理

患者可因麻醉后反应，手术创伤，各种管道等被限制躯体活动，从而产生孤独无助心理，护士应指导患者正确配合，及时清理呕吐物及污染被服，多倾听患者主诉，加强巡视，关心体贴患者，适时安排患者家属及亲友探视，必要时陪护，指导其安慰、鼓励患者，以分担患者的痛苦，消除其孤独的心理反应。

(2) 饮食护理

可按常规由流质过渡到普通饮食，应多进食高蛋白、高热量、易消化的食物，以增强机体的修复能力，颅后窝巨大软骨瘤侵犯后组脑神经致吞咽困难者应予胃管鼻饲流质，防止其发生呛咳、窒息及营养不良。

(3) 体位护理

麻醉未清醒前去枕平卧位，头偏向健侧以利呕吐物及呼吸道分泌物排出；麻醉清醒后血压平稳者应抬高床头 15°~30°，以利静脉回流和消除脑水肿及颜面部水肿；同时应注意翻身 1 次/2 小时，防止压疮形成，翻身时保护好各种管道，防止脱出和折叠；拔除创口引流后患者应尽早离床活动，先在床上坐起，如无不适再双腿下床，然后在床边适度活动，逐渐扩大活动范围，并应有人专人陪护，防止因久未下床活动及术后体虚引起虚脱、晕厥。

(4)"视力、视野"障碍的护理"头痛、呕吐的护理"和"咳嗽、吞咽功能受损的护理"见本节"术前护理"内容。

【健康教育】

1. 心理指导

护士应加强与患者交流，鼓励患者建立健康的人格，树立其战胜疾病的信心。

2. 饮食指导

多进食高蛋白饮食，以利机体康复。

3. 活动指导

劳逸结合，加强体育锻炼，增强体质。

4. 安全指导

有视力障碍者应防止烫伤及摔伤。

5. 就诊指导

如出现原有症状或症状加重，应及时就诊。局部伤口如出现红、肿、热、痛、流液、流脓及时就诊。

6. 复查

术后 3 个月门诊复查。

三、颅骨恶性肿瘤

颅骨恶性肿瘤预后差，临床多见于多发性骨髓瘤、成骨细胞瘤、网织细胞肉瘤，纤维肉瘤和转移瘤。除多发性骨髓瘤外，均好发于青壮年，其中成骨细胞瘤较常见，网织细胞肉瘤和纤维肉瘤较少见。

【临床表现】

1. 颅骨多发性骨髓瘤

肿瘤为多发性，好发部位除颅骨外，尚有肋骨、胸骨、锁骨、椎体、骨盆和长骨两端。多见于40岁以上成年人，肿瘤为实质性，呈暗红色或灰色，质脆，富含血管。头部出现扁平或半球形肿物，生长快，有间歇性或持续性自发性疼痛。高球蛋白血症是本病的主要表现，患者可有血钙增高。

2. 颅骨成骨细胞瘤

好发于青少年，肿瘤多发于颅盖部，生长迅速，血运丰富，局部可有搏动及血管杂音。颅盖部可见肿块，局部有压痛，头皮紧张发亮呈青紫色。

3. 颅骨网织细胞肉瘤

肿瘤来源于骨髓造血组织，较少发生在颅骨，见于青少年。颅骨局部肿块，生长缓慢，可有自发性疼痛，一般多向颅外生长。

4. 颅骨纤维肉瘤

肿瘤起源于骨膜或颅骨板障，好发于青壮年，位于颅盖或颅底部，病程发展迅速。早期表现为疼痛性肿块，生长迅速，侵入颅内时常引起颅压增高及其他神经症状。

5. 颅骨转移瘤

颅骨转移瘤以癌为主，常见原发灶为肺癌、乳腺癌、膀胱癌、肾癌、前列腺癌、子宫癌等。多数经血行转移，以顶骨发生率高。颅盖骨发生单一或多发性肿块，质稍硬，不活动，早期症状不明显。中期和晚期常有局部疼痛。肿瘤增大并向颅内发展者，可有颅压增高症状。

【辅助检查】

1. 血液检查

多发性骨髓瘤呈进行性贫血，血红蛋白低，血小板减少（一般在 $100×10^9/L$ 以下）白细胞数目变化不明显，但淋巴细胞比例相对增高，并出现高球蛋白血症，清蛋白与球蛋白比例倒置。

2. 骨髓检查	3. 影像学检查
表现为细胞生长活跃，少数患者有大量未成熟的浆细胞。成骨细胞瘤患者亦常有贫血，血清碱性磷酸酶常增高。	多发性骨髓瘤X线平片检查可见多数散在、大小不一的低密度区，多数患者同时侵犯肋骨、脊柱椎体。成骨细胞瘤患者颅骨平片可见大小不等边缘不清的骨质破坏，局部有软组织影。纤维肉瘤患者X线平片早期仅有外板的破坏，晚期可见骨质大量破坏，内无放射状骨针，CT扫描可见颅底骨质破坏及肿瘤影像，增强不明显。

【治疗原则】

1. 手术治疗	2. 非手术治疗
手术切除病变组织并适当扩大范围，较大的骨髓瘤单发病灶和未转移的颅盖部恶性肿瘤应尽早行手术切除，多发性骨髓瘤或已转移的恶性肿瘤及恶病质患者不宜手术。成骨细胞瘤因血运丰富，为防止术中大出血，术前需行动脉造影以了解肿瘤的血运情况，必要时先行颈外动脉结扎，以减少术中失血。	化学药物治疗以烷化剂治疗为主。如洛莫司汀口服，环磷酰胺静脉滴注，博来霉素静脉滴注，化疗的同时予适量激素短期应用，可缓解病情。

【护理评估】

1. 健康史

（1）个人史：了解患者的文化程度和家庭背景，如患者的居家环境、家庭住址、家庭成员，患者在家庭中的地位、经济情况以及以往病史等。

（2）询问患者起病方式及首发症状：不同类型肿瘤各有其特点，多发性骨髓瘤可同时发生在颅骨、肋骨、椎体、胸骨、骨盆等处，从发病到就诊一般3个月到1年，疼痛为主要症状，头部可出现扁平形稍隆起的肿物，压疼明显；成骨细胞瘤在颅盖骨发现肿块，因肿瘤生长迅速头皮多紧张发亮，并与肿瘤粘连，肿瘤及周围皮下有静脉曲张，有时可摸到搏动或听到血管杂音；纤维肉瘤进展较快易向肺部转移，颅盖部的肿瘤早期局部可出现肿块及疼痛，位于眶顶的可出现突眼，位于颅底的则出现相应的脑神经症状；颅骨转移瘤多来源于肺癌、乳腺癌等，常伴有原发部位的症状和体征。

2. 身体状况	3. 心理-社会状况
评估患者有无神经功能受损：颅骨纤维肉瘤如发生在颅底，可引起相应的脑神经症状和神经系统体征。	了解患者家庭背景，如文化程度、家庭成员、患者及家属对疾病的认知程度及对疾病治疗的期望值，以便有针对性地进行心理疏导及护理。

【护理诊断】

1. 恐惧	2. 舒适的改变
与担心肿瘤恶化有关。	与头部外伤带来的局部不适有关。
3. 自理能力缺陷	**4. 知识缺乏**
与疾病引起的自理能力下降有关。	缺乏颅骨肿瘤的相关自我保健知识。
5. 营养失调：低于机体需要量	
与脑损伤后头痛、呕吐、贫血等有关。	

【护理措施】

1. 术前护理

(1) 饮食护理
多进食优质蛋白，提供高热量、易消化食物，增强患者体质，提高手术耐受力。
(2) 体位护理
采取自主卧位。

（3）心理护理

局部疼痛、肿瘤性质对生命的威胁、昂贵的医疗费用、手术对生命的威胁等因素导致患者产生恐惧、焦虑的心理反应。应通过与患者及家属的交流，及时发现患者不良心理反应，针对各种原因进行心理疏导。同情并细心照顾患者，加强巡视，认真倾听患者主诉，讲解手术相关知识，提供本病治愈信息，增强患者信心。

（4）症状护理

1）头痛、呕吐：见"第四章第二节颅骨疾病"中"二、颅骨良性肿瘤"的相关内容。

2）贫血：多发性骨髓瘤和成骨细胞瘤患者常伴有贫血。①应注意防止感冒与出血。②观察皮肤、黏膜是否有出血点。③加强饮食指导。④必要时遵医嘱输血治疗。

2. 术后护理

（1）心理护理

麻醉后反应，手术创伤，各种管道限制患者的躯体活动，使患者产生孤独无助心理，应指导患者正确配合，及时清理呕吐物及污染被服，倾听患者主诉，加强巡视，关心体贴患者，适时安排患者家属及亲友探视，必要时陪护，指导其安慰、鼓励患者，分担患者的痛苦，消除其孤独的心理反应。

（2）饮食护理

补充高热量、优质蛋白饮食，以利组织修复。贫血者指导进食动物肝、菠菜等含铁丰富的食物。

（3）体位护理

见"第四章第二节颅骨疾病"中"二、颅骨良性肿瘤"的相关内容。

（4）症状护理

1）头痛、呕吐：见："第四章第二节颅骨疾病"中"二、颅骨良性肿瘤"的相关内容。

2）贫血：多发性骨髓瘤和成骨细胞瘤患者常伴有贫血。①应注意防止感冒与出血。②观察皮肤、黏膜是否有出血点。③加强饮食指导。④必要时遵医嘱输血治疗。

【健康教育】

1. 心理护理

提供本病效果好的病例信息，鼓励患者继续治疗，树立患者生活的信心。

2. 饮食护理

进食高热量、高蛋白食物，加强营养，增强机体抵抗力，促进组织修复。

3. 体育锻炼

加强体育锻炼，劳逸结合，增强体质。

4. 治疗护理

遵医嘱继续行放疗、化疗。

5. 复查随诊

术后 3 个月复查，如发现原有症状再发或加重，手术部位异常应及时就诊。

四、颅骨海绵状血管瘤

颅骨海绵状血管瘤是常见的颅骨良性肿瘤，占颅骨良性肿瘤的 10%，好发于顶骨，其次为额骨及枕骨，肿瘤多为单发，生长缓慢，没有明显的年龄差异，多见于青少年，男女之比为 1:3，为颅骨内多数扩张的血窦及窦间疏密不等的纤维组织。本病以手术治疗为主，不能全切者加用小剂量的放射治疗，多数预后良好。

【临床表现】

大多数患者无症状，少数患者轻微头痛可能是其唯一主诉，常因此或体检做影像学检查而发现本病。本病病程较长，多表现为头痛和局部包块，依据部位不同而出现相应神经功能缺失，可合并病理性骨折、出血或癫痫发作。

1. 癫痫

占 40%~100%，见于大多数幕上脑内海绵状血管瘤，表现为各种形式的癫痫。其中约 40% 为难治性癫痫。海绵状血管瘤比发生于相同部位的其他病灶更易于发生癫痫，原因可能是海绵状血管瘤对邻近脑组织的机械作用（缺血、压迫）及继发于血液漏出等营养障碍，病灶周边脑组织常因含铁血黄素沉着、胶质增生或钙化成为致痫灶。

2. 出血

与颅内动静脉畸形（AVM）出血不同，海绵状血管瘤的出血一般发生在病灶周围脑组织内，较少进入蛛网膜下腔或脑室，出血预后较 AVM 好，但首次出血后再次出血的可能性增加。女性患者，尤其是妊娠的女性海绵状血管瘤患者的出血率较高。反复出血可引起病灶增大并加重局部神经功能缺失。

3. 局部神经功能缺失

占 15.4% ~ 46.6%。急性及进行性局部神经功能缺失常继发于病灶出血，症状取决于病灶部位与体积。可表现为静止性、进行性或混合性。大量出血引起严重急性神经功能症状加重较少见。

【辅助检查】

1. X 线检查

X 线切线位片上可见放射状骨针，血管压迹加深表明有恶变。

2. CT 检查

CT 扫描可见到明显增强的肿块。

3. MRI 检查

具体诊断海绵状血管瘤最敏感的方法。T_1 加权像呈低信号肿瘤影，T_2 加权像肿瘤周围是含铁血黄素的低信号"黑环"。

4. 血管造影检查

有时可看到肿瘤染色。

【治疗原则】

本疾病首选手术治疗。早期病变局限、手术难度小，预后好，大的肿瘤因出血多不能全切，可加用小剂量放疗。较大的肿瘤术前行脑血管造影，了解肿瘤供血情况，必要时阻断供血动脉，以减少术中失血。手术方法包括肿瘤全切术、部分切除或活检术和颅骨成形术。

1. 肿瘤全切术

适应较小的肿瘤，尽量全切肿瘤组织。

2. 部分切除或活检术

适应较大的肿瘤，以免强行全切肿瘤使术中失血过多。

3. 颅骨成形术

适应颅骨缺损较大者。

【护理评估】

1. 健康史

了解患者的文化程度和家庭背景，如患者的居家环境、家庭住址、家庭成员，患者在家庭中的地位、经济情况以及以往病史等。

2. 身体状况

（1）询问患者起病方式或首发症状：本病发展较慢，除局部肿胀感和可能触及肿块外，多无其他症状。如在局部触及非骨性肿块，压之变小或有压缩性，头低位时肿大，张力增高，头高位时反之，说明外板已破坏。

（2）了解意识、瞳孔、生命体征：尽管本病很少累及颅内，但合并严重感染时可引起意识、瞳孔、生命体征的改变。

3. 心理-社会状况

了解患者家庭背景，如文化程度、家庭成员、患者及家属对疾病的认知程度及对疾病治疗的期望值，以便有针对性地进行心理疏导及护理。

【护理诊断】

1. 恐惧

与担心肿瘤恶化有关。

2. 脑组织灌注不足

与肿瘤引起的局部压迫有关。

3. 知识缺乏

缺乏颅骨肿瘤的相关自我保健知识。

4. 潜在并发症

颅内出血、感染。

【护理措施】

见"第四章第二节颅骨疾病"中"二、颅骨良性肿瘤"的相关内容。

【健康教育】

1. 心理指导

护士应加强与患者交流，鼓励患者建立健康的人格，树立其战胜疾病的信心。

2. 饮食指导

多进食高蛋白饮食，以利机体康复。

3. 活动指导

劳逸结合，加强体育锻炼，增强体质。

4. 安全指导

有视力障碍者应防止烫伤及摔伤。

5. 就诊及复查

如出现原有症状或症状加重，应及时就诊。局部伤口如出现红、肿、热、痛、流液、流脓及时就诊。术后 3 个月门诊复查。

第三节　先天性颅骨疾病

一、寰枕部畸形

寰枕部畸形也称枕骨大孔区畸形，主要是指枕骨底部及第 1、2 颈椎发育异常，此病包括多种多样的畸形，除骨骼为主的发育异常外还合并有神经系统和软组织发育异常。其中包括有扁平颅底、颅底陷入、寰枕融合、颈椎分节不全（klippel-Feil 综合征）、寰枢椎脱位及小脑扁桃体下疝畸形（Arnold-Chiari 畸形）。该疾病颈部的起源与颅骨不同，其发育过程复杂，在胎儿发育过程中，受到某些因素影响而形成上述各种畸形。

【临床表现】

1. 颈神经根的刺激症状

一般可见头颈部偏斜、面部不对称、颈短、后发际低及脊柱侧凹，常见有颈神经根的刺激症状，出现颈项疼痛、活动受限及强迫头位，部分患者可出现上肢麻木、疼痛、肌肉萎缩及腱反射减低等。在第 IX～XII 对脑神经受累时，表现为声音嘶哑、吞咽困难、进食发呛、舌肌萎缩等，严重者可以累及 V、Ⅶ、Ⅷ脑神经，出现面部感觉减退、眩晕、听力下降等症状。

2. 颈部脑组织受累

可以出现颈髓、延髓及小脑受压迫、牵拉。此多合并有小脑扁桃体下疝畸形。可出现四肢乏力或瘫痪、感觉障碍、呼吸和吞咽困难、尿潴留、眩晕、共济失调、眼球震颤、步态蹒跚，指鼻试验及跟膝试验不准。晚期可出现颅压增高，表现为头痛、恶心、呕吐、眼底水肿，甚至发生枕骨大孔疝，突然呼吸停止而死亡。

【辅助检查】

1. 颅颈部 X 线检查

颅底陷入患者的颅颈部 X 线检查可见枢椎齿状突上移，在矢状位可清楚地看到导水管。还可见第四脑室及脑干的改变，以及小脑扁桃体下疝的程度及受压的情况。

2. CT 扫描

寰枢椎脱位在侧位片上，尤其是断层片上，寰椎前弓与枢椎齿状突前面的距离>2.5mm，儿童>4.5mm。

3. MRI 检查

可清楚地看到小脑扁桃体下疝畸形的具体部位，有无延髓及第四脑室下疝，脑干的移位，有无脊髓空洞及脑积水等。

【治疗原则】

单纯扁平颅底、颅底陷入、寰枕融合和颈椎分节不全如没有明显神经系统症状和体征，无需特殊治疗；如多种畸形同时存在，产生压迫症状时则应行相应的手术治疗；寰枢椎轻度半脱位的患者，多无神经系统体征或有轻微的体征，可行颈椎牵引，一般可使用颌枕带牵引。对有先天性齿状突分离或发育不全的患者应采用颅骨牵引，病情严重者则需手术治疗。小脑扁桃体下疝畸形以手术治疗为主要手段，其目的是解除枕骨大孔及颈椎对小脑、脑干、脊髓、第四脑室及其他神经组织的压迫。

【护理评估】

1. 健康史

（1）个人史：了解患者的文化程度和家庭背景，如患者的居家环境、家庭住址、家庭成员，患者在家庭中的地位、经济情况以及以往病史等。

（2）询问患者起病方式：患者出现颈项部疼痛，活动受限及强迫头位为颅底陷入时颅底骨组织内翻，寰椎向内陷入，颅后窝体积缩小使神经根受压表现。患者可出现声音嘶哑、吞咽困难、饮水呛咳、舌肌萎缩，为颅底陷入或小脑扁桃体下疝畸形使第Ⅸ～Ⅻ对脑神经受损所致。患者出现步态不稳，眼球震颤等为小脑扁桃体下疝畸形累及小脑所致症状。

2. 身体状况

（1）评估意识、瞳孔、生命体征：患者出现生命体征异常或意识瞳孔改变，提示小脑扁桃体下疝畸形引起脑脊液循环受阻。晚期患者可出现颅压增高，表现为头痛、恶心、呕吐、眼底水肿，甚至发生枕骨大孔疝，突然呼吸停止而死亡。

（2）评估有无神经功能受损：①有无咳嗽吞咽异常，患者出现声音嘶哑、饮水呛咳、舌肌萎缩、吞咽困难等提示小脑扁桃体下疝畸形或颅底陷入累及第Ⅸ~Ⅻ对脑神经。②面部感觉减退、眩晕、视力下降提示颅底陷入累及第Ⅴ、第Ⅶ、第Ⅷ对脑神经。③有无肢体运动障碍，患者出现肢体运动障碍、偏瘫或四肢瘫、腱反射亢进、排便障碍说明小脑扁桃体下疝畸形使延髓和脊髓上段受压。

3. 心理-社会状况

了解患者家庭背景，如文化程度、家庭成员、患者及家属对疾病的认知程度及对疾病治疗的期望值，以便进行心理疏导和鼓励。

【护理诊断】

1. 焦虑/恐惧	2. 呼吸型态改变
与患者对手术的恐惧、担心预后有关。	与饮水呛咳引起的不适有关。
3. 舒适的改变	4. 有外伤的危险
与头痛、眩晕、恶心、呕吐等有关。	与疾病累及神经导致步态不稳有关。
5. 知识缺乏	6. 自理能力缺陷
缺乏与寰枕部畸形相关的自我保健知识。	与乏力、瘫痪及疼痛引起的活动受限有关。
7. 有皮肤完整性受损的危险	8. 潜在并发症
与瘫痪有关。	颅压增高、脑疝。

【护理措施】

1. 术前护理

（1）饮食护理

轻度吞咽困难，无进食及饮水呛咳者，少食多餐，选用易消化、富含优质蛋白质、维生素的流质或半流质饮食，严重者禁止从口进食，防止呼吸道梗阻、窒息，采取鼻饲流质提供营养，以保证机体需要量，提高机体对手术的耐受性。

（2）体位护理

患者一般取自主体位，但要防止颈部外伤，禁忌做颈部按摩及强制性的颈部旋转活动，以防止出现延髓压迫，呼吸中枢衰竭，行牵引治疗的患者应注意保持正确牵引姿势，头颈部制动。

（3）心理护理

患者可因颈项部疼痛、活动受限、强迫头位等出现自理能力下降，还可因头颈部偏斜、面部不对称等产生自卑心理，以及手术对生命的威胁等因素产生焦虑、恐惧的心理反应。应通过与患者及家属沟通交流，观察了解其心理反应，并给予针对性的心理指导。向患者宣教手术知识及手术的必要性；提供日常生活的护理支持；提供本病治愈病例的信息，增强患者自信心，拟行气管切开者，向患者宣教术后沟通的方式，如手势、写字等以适于手术后交流。

（4）症状护理

1）吞咽困难：①观察患者吞咽情况，如严重吞咽困难者，禁止经口进食，予鼻饲饮食。②加强饮食护理，给予色、香、味俱全的易消化饮食，及时漱口，保持口腔清洁。

2）颅内高压危象：①密切观察病情变化，防止脑疝及呼吸衰竭的发生。②患者出现剧烈头痛，喷射性呕吐，血压升高，呼吸深慢，心跳减慢，瞳孔散大等颅内高压危象时，应及时报告医师，并做好急诊手术准备。

（5）术前准备

1）常规术前准备：①皮肤准备：剃光头后用肥皂水和热水洗净并用络合碘消毒，以免术后伤口或颅内感染；天冷时，备皮后戴帽，防感冒。②下列情况暂不宜手术：术前半个月内服用阿司匹林类药物、女性患者月经来潮，以免导致术中出血不止，术后伤口或颅内继发性出血；感冒发热、咳嗽，使机体抵抗力降低，呼吸道分泌物增加，易导致术后肺部感染。③术晨准备：取下活动义齿和贵重物品并妥善保管；指导患者排空尿便；术前30分钟给手术前用药；备好术中用药、病历等用物；有脑室引流者进手术室前要关闭引流管，并包以无菌纱布，进手术室途中不要随意松动调节夹，以免体位改变造成引流过量、逆行感染或颅内出血。

2）麻醉需行气管插管时颈部过度后仰可因局部受压造成呼吸困难甚至呼吸停止，必要时先做气管切开。

2. 术后护理

（1）心理护理

患者可因麻醉不适、手术创伤等出现疼痛、呕吐等反应，加之伤口引流管、导尿管、静脉输液等限制了患者的躯体活动，使患者产生孤独，恐惧的心理反应。因此，护理工作中应做到：①及时了解患者的心理状态，指导患者正确配合，告知患者手术成功，适当安排患者家人或朋友探视，必要时陪护，指导其安慰、鼓励患者，分担患者的痛苦，使之消除孤独感。②呕吐时应协助患者侧卧，将呕吐物及时清除，更换污染的衣服，减少感官刺激；同时应避免患者吞下呕吐物加重呕吐，或呛入气管引起窒息。③指导患者保持正确体位，以防止颈项屈曲，引起呼吸中枢损伤导致呼吸衰竭。④有气管切开时，需以与患者约好的沟通方式，及时交换护患信息，消除患者孤独、恐惧感。

（2）饮食护理

麻醉清醒后 4~6 小时内不可进食、喝水，以免引起呕吐，进食时应缓慢，避免呛咳而引起窒息。因术前用药阿托品的作用，患者常口渴，应做好解释工作，并用棉签蘸水湿润唇舌，可缓解渴感。麻醉清醒 4~6 小时后患者如无呕吐，无气管切开者可进食少量流质，如米汤；避免进产气食物，如牛奶，以免引起肠胀气；进食时应密切观察患者有无吞咽困难，有无呛咳，如有上述情况出现应暂缓进食；术后 48 小时吞咽困难、呛咳明显、行气管切开者，应鼻饲流质，以保证机体营养供给。

（3）体位护理

患者卧硬板床，颈部制动。麻醉未清醒患者去枕平卧，出现呕吐时应协助患者侧身将呕吐物吐出，禁止将头颈扭曲，以免延髓脑干受压导致呼吸骤停。麻醉清醒后生命体征平稳时翻身 1 次/2 小时，翻身时应注意保持头、颈、躯干一致，呈卷席样翻身；侧卧时，应将头与肩垫高，避免头下垂使颈呈过伸位，同时注意保护引流管，防止其脱落折叠。使用呼吸机者应注意妥善保护，以防止管道脱落。

（4）症状护理

1）头痛、呕吐：手术创伤及麻醉反应等均可引起头痛、呕吐，当脑水肿严重继发颅内高压时患者可出现剧烈头痛、呕吐，甚至伴有呼吸、血压的改变。护理中应注意：①密切观察头痛的性质、部位、呕吐是否为喷射性，并加强生命体征及意识、瞳孔的观察，及时发现脑危象。②不能耐受的头痛、呕吐，可给予药物处理，必要时遵医嘱给予脱水药降颅压，并密切观察用药后效果。

2）呼吸困难：术后可由于脑水肿或手术对延髓脑干不可避免的牵拉出现呼吸困难。护理时应注意：①严密观察病情变化，尤其注意呼吸情况。②及时正确执行医嘱，使用脱水药减轻脑水肿。③正确翻身，以防止颈部扭曲使延髓脑干损伤。④做好解释工作，以取得患者及家属正确配合。⑤备气管切开包、呼吸机、各种抢救药物及其他抢救设备于床旁。⑥使用呼吸机者应正确记录24小时出入量，监测生化、血气指标，根据结果随时调节呼吸机参数及输液速度。⑦及时清除呕吐物及呼吸道分泌物，排痰不畅时可用叩背、超声雾化、负压吸引等方法保持呼吸道通畅。

（5）潜在并发症的护理

1）肺部感染：肺部感染多与气管切开、进食呛咳有关，护理要点有：①及时清除呼吸道分泌物。②吸痰时注意无菌操作，吸痰盘每日更换，气管切开处每日消毒并更换无菌纱布4次。③做好物理治疗，如定时翻身叩背，雾化吸入等。④防止进食呛咳与食物反流。

2）压疮：压疮多与患者术后卧床时间长、被动体位有关，在护理中应注意：①定时翻身，并按摩受压部位。②骨突处应垫软枕或海绵垫。③侧卧时注意耳郭、局部头皮等受压部位皮肤情况。④保持床单位整洁、干燥、平整。

（6）管道护理

术后患者常有创腔引流、导尿管、输氧管、输液管，甚至气管导管，应妥善固定好各种管道，保证通畅，以防止非计划性拔管造成意外或外源性感染的发生。

【健康教育】

1. 心理指导

及时与患者沟通交流，观察了解其心理反应，对遗留有尿便障碍或瘫痪患者应加强心理开导，同时鼓励患者及家属积极进行康复训练，建立健康的人格，以提高生活质量。

2. 饮食指导

多进食高蛋白、富含营养的饮食，以增强机体抵抗力。

3. 日常护理

应指导佩戴颈托患者坐位或离床活动时不可取下颈托，同时应坚持佩戴 3 个月以上，以防止颈椎移位造成呼吸中枢受压，颈托应定时清洁，避免对局部皮肤压迫及引起皮肤损伤。

4. 就诊及复查

出现原有症状或原有症状加重，或局部伤口异常者及时就诊。术后3~6 个月门诊复查。

二、颅裂及脑膜脑膨出

颅裂系先天性颅骨发育异常，表现为颅缝闭合不全而遗留一个缺口。颅裂一般发生在颅骨中线部位，少数可偏于一侧，颅穹隆部、颅底部均可发生。发生于颅穹隆部者，可自枕、后囟、顶骨间、前囟、额骨间或颞部膨出。发生于颅底部者，可自鼻根部、鼻腔、鼻咽腔或眼眶等部位膨出。有颅内组织从缺损处膨出则称为囊性或显性颅裂，为较常见的先天畸形。

目前尚不清楚病因，可能与胚胎时期神经管发育不良有关。

【临床表现】

隐形颅裂多无明显症状和体征。少数病例到达一定年龄后，可能有相应的局部及神经、脑的受损表现。囊性颅裂的临床表现如下：

1. 局部症状

可见头颅某处囊性膨出包块，大小各异，包块表面软组织厚薄相差悬殊。薄者可透明，甚至破溃，引起脑脊液漏，反复感染。厚者软组织丰满，触之软而有弹性，其基底部蒂状或广阔基底；有的可触及骨缺损边缘。

2. 神经系统症状

轻者无明显症状。重者可出现智力低下、抽搐、不同程度瘫痪，腱反射亢进，不恒定的病理反射。另外，视发生部位可出现该处脑神经受累表现。

3. 邻近器官的受压表现

膨出发生的部位不同，可有头形的不同改变。如发生在鼻根部出现颜面畸形、鼻根扁宽，眼距加大，眶腔变小，有时出现"三角眼"。

【辅助检查】

1. CT 检查

可显示颅骨缺损及由此向外膨出具有脑脊液同样密度的囊性肿物，脑膜脑膨出则可见与脑同样密度的表现，可见脑室的大小、移位、变形等。

2. MRI 检查

可见颅骨缺损及由此膨出的脑脊液、脑组织、脑血管及硬脑膜组织信号的肿物，可见颅内其他结构的改变及畸形的表现。

【治疗原则】

1. 单纯颅裂一般无需特殊治疗。

2. 合并膨出者一般均需手术治疗，手术目的是切除膨出囊，还纳膨出的脑组织等内容物，修复不同层次的裂孔，一般应在出生 6~12 个月内施行修补术。

3. 如膨出之囊壁浅薄欲破或者已破裂有脑脊液溢出而无感染者，需急诊手术。

4. 如巨型脑膜脑膨出或脑膜脑室膨出，合并神经系统症状，智力低下及明显的脑积水者，无需手术治疗。

【护理评估】

1. 健康史

询问患儿年龄、胎次、产时有无产伤、喂养方式及是否符合营养要求，有无尿便异常，家长对患儿的关爱程度与疾病知识了解情况，以便提供相应的指导。

2. 身体状况

（1）评估患儿局部情况：观察患儿局部包块大小，覆盖物厚薄，一般多为圆形或椭圆形等囊性膨出包块。如位于鼻根部则为扁平包块,其大小各异,覆盖之软组织厚薄亦各异,薄者可透明,甚至破溃而致脑脊液漏导致反复感染,厚者软而有弹性,触压时有波动感,患儿哭闹时包块增大且张力增高。

(2)评估患儿有无神经系统症状:观察患儿有无智力低下,询问有无抽搐,观察有无瘫痪、腱反射亢进,不恒定的病理反射等。评估有无嗅觉丧失,有无皮质性视觉障碍及小脑受损的表现,轻者无明显神经系统症状,重者可出现上述症状和体征,是膨出脑组织受损所致。

(3)评估有无邻近器官受压表现:观察患儿有无颜面畸形、鼻根扁宽、眼眶加大、眶腔变小、眼呈三角形、双眼球被挤向外侧等,出现上述体征时说明膨出位于鼻根部;观察呼吸是否通畅,膨出物突入鼻腔时可影响呼吸;观察患儿有无舟状头,枕部巨大膨出时,患儿被迫长期侧卧导致头的前后径明显加大而形成舟状头。

3. 心理-社会状况

观察了解患儿在家庭的地位,家长对患儿的关爱程度,对疾病的认识和对康复的期望值,以便进行心理疏导。

【护理诊断】

1. 焦虑/恐惧	2. 生活自理缺陷
与患者对手术的恐惧、担心预后有关。	与瘫痪有关。

3. 自我形象紊乱	4. 体温过高
与头形改变、颜面部畸形有关。	与脑脊液漏、颅内感染有关。

【护理措施】

1. 术前护理

(1)心理护理

患儿因陌生环境,面对陌生人群,产生恐惧的心理反应;对手术的担心与未知、医疗费用的支付,使患儿家长产生焦虑不安的心理反应。应让父母陪伴患儿,医务人员的语调应亲切和蔼,并创造良好的治疗环境,消除患儿恐惧心理;通过与患儿家长及时沟通交流,了解其心理特点，进行有针对性的指导，如讲解手术的重要性、必要性及相关知识，提供本病治愈病例的信息等。

（2）饮食护理

进高蛋白饮食，未断乳患儿提倡母乳喂养，以提高机体耐受力，应注意饮食卫生，防止腹泻。

（3）体位护理

采取自主卧位，但应注意膨出部位勿受压，保持床单位平整无杂物，以防硬物刺穿较薄的囊壁引起脑脊液漏及感染。

2. 术后护理

（1）心理护理

各种管道限制了患儿躯体活动，加上疼痛、手术创伤使之产生孤独、恐惧情绪，为了让患儿安静，配合治疗，应安排家长陪护，以鼓励、安抚患儿。

（2）饮食护理

麻醉清醒后 4~6 小时内原则上不进食，但由于患儿年龄小，耐受饥饿能力差，应用棉签蘸水或奶给患儿吸吮，减少患儿哭闹。麻醉清醒 4~6 小时后可进流质，如母乳。

（3）体位护理

麻醉未清醒前取去枕平卧，头偏向健侧，防止呕吐物误入气管或反流入胃内。麻醉清醒后，生命体征平稳，应抬高床头 15°~30°，颈下不宜垫枕，以利静脉回流，减轻脑水肿，翻身 1 次/2 小时，以防压疮形成，翻身时注意保护各管道，不合作患儿应适当约束，防止管道脱出等意外。拔除引流管后，年幼患儿可由家长搂抱，以增强孩子的安全感。

（4）症状护理

①严密观察患儿生命体征、意识、瞳孔变化。②患儿哭闹时应查明原因，分清是脑水肿导致头痛引起哭闹，还是饥饿或不安全感所致，并针对原因予以对症处理，使患儿安静合作以利治疗及病情观察。

【健康教育】

1. 向家长讲解预后，如未合并其他器官的畸形及神经系统症状，患儿的智力不会受到影响，使家长放心。
2. 注意饮食卫生，多进高蛋白、多维生素及微量元素的饮食，以促进患儿的生长发育。

3. 患儿可像正常儿童一样玩耍、学习，但应注意保护手术区域。

4. 需做二期整容术者 3~6 个月后复诊。

5. 手术部位出现红、肿、热、痛、流液、流脓者及时复诊。

三、狭颅症

狭颅症又称颅缝早闭或颅缝骨化症，指在生长发育过程中颅缝过早闭合，以致颅腔狭小不能适应脑的正常发育。可表现为颅压升高、发育迟缓、智能低下、精神活动异常、癫痫发作等症状。狭颅症多见于男孩，发病率男女为 3:1。首选手术治疗，一般于生后 6 个月至 1 岁时手术。

【临床表现】

1. 头颅畸形	2. 颅内压增高
有各种类型，因受累颅缝的不同而异。如所有颅缝均过早闭合，形成尖头畸形或塔状头；如为矢状缝过早闭合，形成舟状头或长头畸形；两侧冠状缝过早闭合，形成短头或扁头畸形；一侧冠状缝过早闭合，形成斜头畸形。	颅缝早期骨化闭合，颅腔的容积变小不能适应脑组织生长发育的需要，而产生颅压高，颅腔越小，颅压高就越明显。
3. 眼部症状	4. 精神障碍
眼球突出、视力下降和视神经萎缩，常见于冠状缝早闭的患者，这主要是颅压高和眼眶发育异常所致，另外，有合并面部畸形的患者可有眼距的改变及斜眼。	脑组织发育受阻，受压和慢性颅压增高均可产生精神障碍，特别是额叶发育受限者更易出现。

【辅助检查】

1. 体检	2. X 线平片检查
颅缝早闭处可有骨性隆起；拇指轻压骨缝不能使两侧颅骨活动。	发现骨缝过早消失，代之以融合处骨密度增加，并有脑回压迹增多、鞍背变薄等颅压增高征象。

【治疗原则】

目的为扩大颅腔，缓解颅压使脑组织能够正常发育，保护视力。均应尽早手术治疗，生后 6 个月~1 岁内施行手术效果较好，脑功能障碍和头颅畸形均可有明显改善。手术有两种方式：

1. 颅缝再造术	2. 颅骨切开术
切除过早闭合的颅缝，宽度达 1~1.5cm，同时切除旁边的骨膜，骨边缘可用聚乙烯膜或其他异物包裹以阻止骨缝过早愈合。	对全颅缝过早闭合者效果较好。手术在左右两侧分两期进行。不按颅缝广泛切开颅骨，咬除颅骨宽 1.5cm，基底部留一宽约 1cm 的骨桥，形成一个较大的浮动骨瓣，骨缘处理同上。半月至 1 个月后再行另外一侧的同样手术。术后需定时摄片复查，必要时再次施行上述的同样手术。

【护理评估】

1. 健康史

询问患儿年龄、胎次、产时有无产伤、有无合并身体其他部位畸形，如最常见的对称性并指（趾）症、唇裂、先天性心脏病等，喂养方式是否符合营养要求，患儿有无尿便异常，家长对患儿的关爱程度及其对疾病知识的了解情况，以便提供相应的指导。

2. 身体状况

（1）评估患儿头颅外形：观察患儿有无头颅畸形。矢状缝早闭呈现舟状头或称楔状头，沿矢状缝可触及隆起的骨嵴。左右冠状缝同时早闭表现为短头或扁头畸形，闭合的冠状缝上可触及骨嵴。单侧冠状缝及人字缝早闭，可出现斜头畸形，一侧冠状缝早闭可在额骨中部扪及骨嵴。额缝早闭可致三角头畸形，可扪及额部正中早闭颅缝嵴。全颅缝早闭表现为小头畸形，颅顶扁平。

（2）评估患儿有无颅压增高：颅缝早期骨化闭合，颅腔的容积变小不能适应脑组织生长发育的需要，而产生颅压高，颅腔越小，颅压高就越明显。

（3）评估患儿有无神经系统症状：观察患儿有无智力发育迟缓，有无精神障碍，脑组织发育受阻、受压或慢性颅压增高均可产生精神障碍，特别是额叶发育受限者更易出现。

3. 心理-社会状况

观察了解患儿在家庭的地位，家长对患儿的关爱程度，家长对疾病的认识和对康复的期望值，以便进行心理疏导。

【护理诊断】

1. 焦虑/恐惧

与患儿对环境感到陌生，害怕疼痛，家属担心手术预后有关。

2. 自我形象紊乱

与头颅畸形有关。

3. 舒适的改变

与颅压增高、手术切口引起疼痛有关。

4. 潜在并发症

脑疝。

5. 有受伤的危险

与视力下降、眼距改变有关。

【护理措施】

1. 术前护理

（1）心理护理

向患儿家属解释手术的必要性、手术方式、注意事项，取得配合。

（2）病情观察及护理

①观察并记录患者神志、瞳孔和生命体征。②观察颅压增高的征象，警惕脑疝的发生。③遵医嘱定时使用脱水药，注意观察出入量、电解质和脱水效果。

（3）术前常规准备

①术前行抗生素皮试，术晨遵医嘱带入术中用药。②协助完善相关术前检查：心电图、B超、出凝血试验等。③术前禁食禁饮8小时。④术晨更换清洁病员服。⑤术晨剃头。⑥术晨与手术室人员进行患者、药物核对后，送入手术室。⑦麻醉后置尿管。

2. 术后护理

（1）全麻术后护理常规

了解麻醉和手术方式、术中情况、切口情况，持续低流量吸氧，持续心电监护，床档保护防坠床，严密观察神志、瞳孔变化，监测生命体征。

（2）伤口观察及护理

观察伤口有无渗血渗液，若有，应及时通知医师并更换敷料。

（3）各管道观察及护理

输液管保持通畅，留置针妥善固定，注意观察穿刺部位皮肤，尿管按照尿管护理常规进行。

（4）疼痛护理

评估患者疼痛情况，警惕颅内高压的发生，遵医嘱给予脱水药或镇痛药物，提供安静舒适的环境。

（5）基础护理

做好口腔护理、尿管护理、定时翻身、雾化、患者清洁等工作。

（6）饮食护理

婴幼儿的代谢明显高于成人，能量消耗大且体内储备少，手术后为促进机体康复和防止婴幼儿营养不良，需及时指导合理喂养。患儿麻醉清醒后 4~6 小时即可先试进少量的温开水，观察半小时，如患儿无恶心、呕吐，则可母乳喂养，但仍须注意观察有无恶心、呕吐、腹痛、腹胀等胃肠道反应；若母乳不足或没有母乳，则可喂养牛奶、配方奶粉、面汤、果汁等。

（7）体位与活动护理

全麻清醒前，患者采取去枕平卧位，头偏向一侧；全麻清醒后，患者抬高床头 $15° ~ 30°$；病情稳定后，患者早期可进行康复锻炼。

【健康教育】

1. 体育锻炼

患儿病情平稳后，为了增强四肢的肌力，可在家长的携扶下锻炼行走及进行上肢的功能训练。

2. 语言锻炼

可先教单音字、多音字的发音，以后逐渐将其连成句子，逐步达到能够正确进行语言交流的程度。

3. 智力锻炼

可根据不同的智商进行。

各种功能锻炼一定要遵守循序渐进的原则，持之以恒。

第五章　颅内肿瘤患者的护理

第一节　鞍区肿瘤

一、垂体腺瘤

垂体位于颅内蝶鞍的垂体窝内，呈卵圆形，约 1.2cm×1.0cm×0.5cm 大小，平均重量为 750mg。周围有硬脑膜包围，上面以鞍膈与颅腔隔开。垂体又分前后两叶，前叶为腺垂体，后叶为神经垂体。

腺垂体分泌 6 种激素，这些激素具有明显的生理活性，因此按垂体腺瘤有无分泌功能分为两类共 7 种腺瘤。即：①非功能性垂体腺瘤。②功能性垂体腺瘤：催乳素（PRL）腺瘤；生长激素（GH）腺瘤；促肾上腺皮质激素（ACTH）腺瘤；促甲状腺素（TSH）腺瘤；促性腺激素（GTH）腺瘤；多分泌功能腺瘤。

垂体腺瘤是颅内最常见的肿瘤之一，发病率占颅内肿瘤的 8.5% ~ 13%，近年来有上升趋势。垂体腺瘤大多为良性肿瘤，生长缓慢，易诊断，疗效好。

垂体腺瘤好发于青壮年，20~45 岁居多，约占 85%，童年和青春期约占 10%，男性多于女性。垂体腺瘤可引起垂体激素分泌异常，对患者的生长、发育、劳动能力、生育功能有严重的损害，并造成一系列社会心理影响。

【临床表现】

1. 内分泌功能紊乱

（1）功能性垂体腺瘤：①催乳素腺瘤：表现为闭经、溢乳、不育。②生长激素腺瘤：表现为巨人症、肢端肥大。③促肾上腺皮质激素腺瘤：表现为库欣综合征。多见于青年女性，患者体重增加，呈向心性肥胖，水牛背，满月脸，皮下紫纹，容易出现淤斑、糖尿病、继发心脏病变，常伴有高血压。④促甲状腺素腺瘤：患者有甲亢的症状和体征。⑤促性腺激素腺瘤：早期可无症状，晚期有性功能减低、闭经、不育、阳痿、睾丸萎缩。

（2）非功能性垂体腺瘤：症状出现较晚，主要表现为压迫症状，可有视力降低、视野缺陷、尿崩症、性欲降低等。

## 2. 头痛	## 3. 视力视野障碍
约有2/3患者有头痛症状，主要位于眶后、前额和双颞部，程度较轻，呈间歇性发作。多系肿瘤直接刺激或鞍内压增高，引起垂体硬膜囊及鞍膈受压所致。	约60%～80%可因压迫视通路不同部位而致不同视功能障碍。

4. 其他神经和脑损害

肿瘤向前方伸展至额叶引起精神症状、癫痫、嗅觉障碍。向后长入脚间池、斜坡压迫脑干，可出现交叉性麻痹，昏迷等。向后上发展压迫垂体柄和下丘脑可以出现尿崩症和下丘脑功能障碍。向下突入蝶窦、鼻腔和鼻咽部，可出现鼻出血、脑脊液漏，引起颅内感染。向侧方侵入海绵窦，可发生Ⅲ、Ⅳ、Ⅴ、Ⅵ脑神经麻痹。

【辅助检查】

1. 内分泌检查

应用内分泌放射免疫检查测定垂体和下丘脑多种内分泌激素，以确定肿瘤性质、判定疗效及预后。

（1）催乳素（PRL）：PRL>100μg/L（正常最大值：女性为30μg/L，男性为20μg/L），为垂体腺瘤所致，典型的PRL腺瘤PRL>300μg/L。

（2）生长激素（GH）：5~10μg/L（正常值2~4μg/L），多为GH腺瘤所致，且葡萄糖抑制试验多呈不能抑制现象（正常人口服葡萄糖100g 2小时后GH低于正常值，3~4小时后回升）。

（3）促肾上腺皮质激素（ACTH）：垂体ACTH细胞分泌ACTH，ACTH很不稳定，进入血浆中迅速分解，含量极少。ACTH腺瘤患者血浆中ACTH中度或正常，ACTH刺激试验阳性。

（4）促甲状腺激素（TSH）：垂体TSH腺瘤时TSH增高。

（5）促性腺激素（GTH）：促卵泡素（FSH）腺瘤/促黄体素（LH）腺瘤患者 FSH/LH 水平高。

（6）促黑素（MSH）：增高提示垂体功能低下。

（7）其他：甲状腺蛋白结合碘、甲状腺素、17-酮、17-羟、尿游离皮质醇均低下，睾酮、雌激素低下，精子数目减少；阴道涂片雌激素低于正常水平。

2. 影像学检查

以明确肿瘤部位、性质、大小。

（1）颅骨 X 线平片：可见蝶鞍扩大或骨质破坏。

（2）脑血管造影：当肿瘤突破鞍膈时，可见颈内动脉向外推移等改变。

（3）CT 检查：多数表现为鞍内低密度区>3mm 的直接征象，少数呈高密度或等密度的微腺瘤；间接征象示垂体高度超过 7mm 且鞍膈饱满，不对称。垂体卒中者瘤内可见出血灶。

（4）MRI 检查：鞍内垂体腺瘤常为短 T_1 及长 T_2，周边的海绵窦、大血管、视神经、视交叉、脑实质、鞍上池、脑脊液等结构清晰可见。

【治疗原则】

1. 手术治疗

是治疗垂体腺瘤的首选。主要有经额颞入路垂体腺瘤切除术和经口鼻蝶入路垂体腺瘤切除术。慢性鼻窦炎的患者，经蝶入路手术为禁忌证。

2. 放射疗法

对垂体腺瘤有一定效果，可以控制肿瘤发展。适用于手术不彻底或可能复发的垂体腺瘤及原发腺癌或转移病例。

3. 药物治疗

有溴隐亭、生长抑素、雌激素或者双苯二氯乙烷等，但用药量大，疗效不理想。

4. 免疫治疗

采用微生物或合成制剂接种，改善机体的免疫力。常用的有卡介苗、淋巴素、干扰素等。

【护理评估】

1. 健康史

询问患者一般情况，包括患者年龄、职业、民族、饮食营养是否合理，有无烟酒嗜好，有无尿便异常，睡眠是否正常，生活是否能自理，有无接受知识的能力。评估患者既往有无癫痫发作、家庭史、健康史、过敏史、用药史。询问患者是否有颅脑外伤和病毒感染史。

2. 身体状况

（1）评估患者起病方式、首发症状：是否出现视力、视野改变，是否有头痛、呕吐、尿崩症、癫痫、下丘脑功能障碍、闭经溢乳或性功能低下，是否有肢端肥大、巨人症及库欣综合征，以了解肿瘤的类型及脑组织和神经受损的程度。

（2）评估患者有无颅压增高表现：垂体瘤早期约2/3患者有头痛，其发生原因为肿瘤直接刺激或颅压增高导致鞍膈硬膜受压。头痛剧烈，伴有呕吐为巨大腺瘤造成室间孔和导水管梗阻使颅压增高。突发剧烈头痛，并伴有其他神经系统表现提示垂体卒中。

（3）评估患者是否有视力视野障碍：双颞侧偏盲为肿瘤压迫视交叉所致视功能障碍的表现，占垂体腺瘤的 60%~80%。当肿瘤不断增大可依次出现颞侧下、鼻侧下、鼻侧上象限受累，以致全盲。单眼偏盲或全盲多为腺瘤偏向一侧生长的表现。视力视野障碍提示肿瘤向鞍后上方发展。晚期肿瘤使视神经萎缩将致严重视力障碍。

（4）评估患者有无内分泌功能改变：不同类型肿瘤具体表现各异。①闭经、溢乳、不育为 PRL 腺瘤表现。②巨人症、成人肢端肥大症提示 GH 腺瘤。③高血压、向心性肥胖、满月脸提示 ACTH 腺瘤。④饥饿、多食多汗、畏寒、易激惹是 TSH 腺瘤表现。⑤促性腺激素腺瘤表现为性欲下降。

（5）评估患者有无其他神经和脑损害表现：尿崩症和下丘脑功能障碍提示肿瘤压迫垂体柄和下丘脑；精神症状、癫痫及嗅觉障碍说明肿瘤侵犯额叶；脑脊液漏、鼻出血等提示肿瘤向下突入蝶窦、鼻腔和鼻咽部。

3. 心理-社会状况

了解患者文化程度或生活环境、宗教信仰、住址、家庭成员，患者在家中的地位和作用，陪护和患者的关系，经济状况及费用支付方式。了解患者及家庭成员对疾病的认识和期望值。了解患者的个性特点，有助于对患者进行针对性的心理指导和护理支持。

【护理诊断】

1. 舒适的改变：头痛 与颅压增高或肿瘤压迫垂体周围组织有关。	**2. 自我形象的紊乱** 与功能垂体瘤分泌过多激素有关。
3. 有体液不足的危险 与呕吐、尿崩症和进食有关。	**4. 有受伤的危险** 与意识程度的改变、视野障碍、共济失调等有关。
5. 语言沟通障碍 与听、视神经减退或消失、声音嘶哑、舌肌运动障碍性萎缩等有关。	**6. 感知的改变：视力障碍** 与肿瘤压迫视神经、视交叉及视束有关。
7. 活动无耐力 与肢体瘫痪、营养摄入不足有关。	**8. 躯体移动障碍** 与肿瘤压迫神经系统有关。
9. 潜在并发症 尿崩症与垂体功能异常、视丘下部功能受损有关；失用综合征与肢体偏瘫、意识障碍有关。	**10. 焦虑、恐惧** 与疾病过程导致健康改变及不良预后有关。
11. 知识的缺乏 缺乏相关疾病及康复锻炼知识。	**12. 自卑** 与性功能紊乱、溢乳、闭经有关。

【护理措施】

1. 术前护理

（1）心理护理

当患者出现头痛、呕吐、视力障碍、容貌和体型改变时，患者产生恐惧、自卑心理，而难以接受的医疗费用及手术对生命的威胁又加重患者的恐惧，甚至产生绝望的心理。①应主动关心安慰患者，与患者及家属及时交流，了解患者的心理反应。②针对不同的原因给予相应的心理干预，如提供本病治愈病例的相关信息，激发患者治愈疾病的信心。③对患者出现的不适感，给予相应的治疗护理，以减轻不适反应。

（2）饮食护理

见"第四章第一节头皮疾病"中"二、头皮良性肿瘤"的相关内容。

（3）体位护理

见"第四章第一节头皮疾病"中"一、头皮感染"的相关内容。

（4）视力视野障碍的护理

视力视野障碍影响患者的日常生活自理能力，易发生摔倒，烫伤等意外。应做到：①协助患者刷牙洗脸、如厕等日常生活。除去通道上的障碍物，避免潮湿；将便器放置在患者能取得到的范围内。②不可将日常用物放置于视野障碍患者的盲侧。③指导患者不单独外出，防止摔倒。④患者按信号灯时，立即查看患者。

（5）头痛呕吐的护理

见"第四章第二节颅骨疾病"中"二、颅骨良性肿瘤"的相关内容。

（6）尿崩症的护理

尿崩症常因肿瘤或手术操作累及下丘脑或视上核到神经垂体的纤维束所致。应准确记录24小时出入量，当患者连续2小时每小时尿量超过300ml/h（儿童超过150ml/h）、尿比重<1.005时，应通知医师并遵医嘱用药、观察用药后效果，以及时控制尿崩症。常用加压素12U深部肌内注射或垂体后叶素12~15U加入500ml液体中静脉滴注。低钠血症时，鼓励患者多饮盐开水及食用含钾、钠高的食物，如橙汁、咸菜，以补充丢失的钾、钠和水分。禁止经胃肠道或静脉摄入糖类物质，以免血糖增高，产生渗透性利尿，加重尿崩症。密切观察患者意识、生命体征及皮肤弹性，保持静脉输液通畅，以及早发现及防止脱水。当患者出现意识淡漠时，及时抽血监测血生化，以了解是否出现高钠血症或低钠血症。根据血生化结果，及时补充水分或电解质，鼓励并指导低钠血症患者饮盐开水或进食高钠食物如咸菜，高钠血症患者应喝白开水。同时正确记录24小时的出入量，监测尿比重。

（7）术前准备

经蝶入路手术者，术前3日应用抗生素液（0.25%氯霉素）滴鼻，清洁口腔，术前1日剪鼻毛。

2. 术后护理

（1）心理护理

在与患者沟通交流时委婉告诉患者遗留的视力障碍、生长迟缓、性器官发育不全等不能完全恢复，但通过锻炼或药物治疗可部分改善，亲友应加强心理开导，多鼓励患者积极主动地进行康复训练，建立健康的人格，以提高生活质量，树立其生活信心。

（2）体位护理

①麻醉未清醒患者去枕平卧，头侧向健侧，防止呕吐物、分泌物引起误吸、窒息。麻醉清醒后，血压平稳患者取抬高床头 15°~30°，头下不宜垫枕头，以利颅内静脉回流，减轻术后脑水肿。体积较大的肿瘤切除术，手术切口应保持在头部上方，以免脑组织突然移位。早期注意避免引流管受压，以免引流不畅。协助患者翻身 1 次/2 小时，翻身时应扶托患者头部防止头部突然移位或扭转。②术后 3~4 日，拔除引流管后，患者可半坐卧位，如无不适 5~6 日后下床，鼓励并协助患者下床活动。活动方法为先坐在床沿，足下置一小凳（每日 2~3 次），待适应后协助室内走动，以后逐渐增加活动范围。不可突然离床活动，以免引起虚脱等意外。③术后经蝶入路手术患者或有脑脊液鼻漏者，全身麻醉清醒后，采用半坐卧位，防止脑脊液反流导致颅内感染。

（3）饮食护理

①麻醉清醒后 4~6 小时内不可饮水，以免进食引起呕吐，呕吐时头偏向一侧，排出呕吐物，不可吞下呕吐物，避免呕吐物进入气管或反流入胃内加重呕吐。患者感到口渴时，应做好解释并用棉签蘸水湿润唇舌，以缓解渴感，同时根据尿量多少及电解质情况，从静脉补充水分和电解质。②麻醉清醒 4~6 小时后，无呕吐者可少量进食流质。由于术后胃肠功能未完全恢复，宜先进食米汤，不宜进食牛奶等产气食物，以免引起肠胀气，以后逐渐过渡到去油汤类、牛奶，2 日后逐渐过渡到半流、软食、普食。手术 48 小时后有意识障碍者鼻饲流质，以保证机体营养供给。③观察患者是否出现腹胀、呃逆、呕吐、呕吐物是否为咖啡色，粪便颜色是否正常，防止胃肠道出血。

（4）精神障碍的护理

巨大肿瘤侵犯额叶和（或）手术后常伴有精神障碍，患者可出现兴奋、易激惹、欣快感等表现。①指导家属陪伴不让患者独处，防止单独外出、走失。②患者周围无伤人物品，防止自伤或伤人。③必要时氟哌啶醇 10mg 肌内注射。④避免频繁干扰或刺激患者，让患者心情平静。

（5）视力、视野障碍的护理

垂体腺瘤手术过程中易损伤视通路，以致术后可遗留视力障碍或原有视力障碍加重。护理的重点是：①向患者解释视力障碍发生的原因以取得理解和配合。②开导患者正视现实，以尽快适应术后生活方式。③协助患者进行日常个人活动。④对于可能为术后脑水肿引起的暂时性视力障碍，遵医嘱使用甘油果糖 200ml 静脉滴注，2 次/日，并观察患者的视力是否有改善。

（6）尿崩症、高钠血症/低钠血症的护理

尿崩症易诱发高钠血症/低钠血症。①应准确记录 24 小时出入量，当患者连续 2 小时尿量>300ml/h（儿童>150ml/h）、尿比重<1.005 应通知医师遵医嘱用药控制尿量。②区分不同类型的水电解质平衡紊乱。丘脑下部——垂体型主要表现为脑性盐耗综合征与尿崩症即低钠血症+高钠尿症。脑性盐潴留综合征多为反复使用降压药及利尿药所致，即高钠血症+低钠尿症。③观察患者皮肤弹性，严密观察意识、生命体征变化。患者表现为意识淡漠，系出现低钠血症或高钠血症所致。④鼓励低钠血症患者进食含钠高食物，如咸菜、盐开水；高钠血症患者多饮白开水，利于钠离子排出。⑤按时输液，禁止摄入含糖液体，防止渗透性利尿，加重尿崩。

（7）头痛、呕吐的护理

见"第四章第二节颅骨疾病"中"二、颅骨良性肿瘤"的相关内容。

（8）管道护理

术后患者常有氧气管、创腔引流管、气管插管、导尿管，应保持各种管道的通畅，防止外源性感染的发生。

1）气管插管：①应随时吸痰保持呼吸道通畅。②预防和减轻拔管后喉头水肿，予以生理盐水 20ml+糜蛋白酶 5mg 雾化吸入每日 2 次。

2）创腔引流管：引流袋内口应低于引流管出口位置，以免逆行感染；适当制动头部，防止引流管扭曲、脱出，注意引流管是否通畅，观察量、颜色并记录；引流管一般术后第 3 日即拔管，以免引起感染。注意伤口渗血、渗液，一旦发现头部伤口渗湿，应及时报告医师处理。

3）留置导尿管：①原则上应尽早拔除导尿管。②留置导尿管期间以 0.1% 苯扎溴铵溶液消毒尿道口 2 次/日。③神清合作者先夹管 3~4 小时，患者有尿意即可拔管。④如为气囊导尿管，拔管时需先放气囊，以免损伤尿道。

(9) 脑脊液漏的护理

经蝶入路手术或肿瘤侵犯硬脑膜易发生脑脊液鼻漏。①密切观察脑脊液鼻漏量性质、色，并及时报告医师处理。②病情允许时，抬高床头30°~60°，使脑组织移向颅底封闭漏口。③及时以盐水棉球擦洗鼻腔血迹，不冲洗鼻腔防止逆行感染。④指导患者保暖，避免咳嗽、打喷嚏，防止高压气流的冲击加重漏口损伤。⑤避免用力排便以免使颅压升高。⑥防止感染。监测体温6次/日，口腔护理2~3次/日，限制探视人员。遵医嘱合理使用抗生素。

(10) 颅内出血的护理

颅内出血是术后最严重的并发症，未及时发现和处理可导致患者死亡。术后48小时内特别注意患者的意识、瞳孔、生命体征，如患者出现瞳孔不等大、偏瘫或颅压显著升高表现，应立即报告医师，行脱水治疗的同时及早行CT复查，及时发现颅内出血，及早手术处理。

(11) 中枢性高热的护理

下丘脑严重损伤时，可引起中枢性体温调节失常，患者表现为高热，体温可超过40℃，高热增加脑耗氧代谢，加重脑水肿，应及时采取物理或药物降温。降温处理措施见"第三章第三节原发性闭合性脑损伤"中"三、脑干损伤"的相关内容。

【健康教育】

1. 多进食高蛋白、富含营养饮食以增强机体抵抗力，促进康复。

2. 鼓励患者劳逸结合，加强体育锻炼，以促进骨骼的生长发育，增强体质。

3. 视力障碍者注意防止烫伤。

4. 垂体功能障碍患者遵医嘱坚持激素替代治疗，切不可随意漏服，更改剂量及间隔时间，更不可因症状好转而自行停药。

5. 患者如出现原有症状加重或头痛、呕吐、抽搐、肢体麻木、尿崩症等异常，应及时就诊。

6. 术后3~6个月患者应到门诊行CT或MRI复查。

二、颅咽管瘤

颅咽管瘤是一种良性的先天性颅内肿瘤，起源于原始口腔外胚层所形成的颅咽管残余上皮细胞。好发部位主要发生在鞍上、第三脑室内，也可发生在鞍内。发病率约占颅内肿瘤的 1% ~ 6.5%。本病是儿童最常见的先天性肿瘤，占鞍区肿瘤的第一位，可发在任何年龄，但 70% 发生于 15 岁以下的儿童和少年。男性与女性之比约为 2:1。

【临床表现】

根据肿瘤所在部位、生长快慢、发展方向及患者年龄的不同，其临床表现也不同。常见的可出现：视力视野改变、颅压增高、内分泌功能障碍和意识变化等。

1. 视力视野改变

以视力视野障碍为首发症状者并不少见，约占颅咽管瘤的 18% 左右。肿瘤位于鞍上，常因直接压迫视神经，视交叉及视束，有 70% ~ 80% 的患者出现视力、视野障碍。

2. 颅压增高

多见于儿童，也常常为患者的就诊原因。其发生原因多为肿瘤体积较大，阻塞脑脊液的循环通路。在临床上表现为头痛、恶心、呕吐、视盘水肿、复视和颈痛等。

3. 垂体功能障碍

在颅咽管瘤患者中 2/3 出现内分泌紊乱症状。表现为性功能减退，第二性征发育迟缓，水、脂肪代谢障碍。

4. 下丘脑损害

由于肿瘤向鞍上发展增大至第三脑室底部，下丘脑受压，其结果可出现体温调节障碍，表现为高热或体温低于正常，嗜睡，尿崩症。当肿瘤侵犯灰结节及漏斗，表现为向心性肥胖，少数可极度消瘦。

5. 邻近症状

颅咽管瘤可向四周生长，引起各种邻近症状。向鞍旁生长可产生海绵窦综合征，可引起Ⅲ、Ⅳ、Ⅵ脑神经障碍等。向颅前窝生长可产生精神症状，如记忆力减退、定向力差、尿便不能自理、癫痫等。向颅中窝生长可产生颞叶癫痫和幻嗅、幻味等精神症状。少数患者可向后生长产生脑干症状，甚至长到颅后窝引起小脑症状。

【辅助检查】

1. 颅骨 X 线平片

表现为鞍区有钙化灶，钙化的形态多种多样，斑点状或团块状，有时沿肿瘤囊壁钙化呈蛋壳状。钙化是鞍内颅咽管瘤与垂体腺瘤的鉴别要点之一。平片还可见蝶鞍扩大、变形及前床突、鞍背骨质破坏等。

2. 头颅 CT 检查

CT 扫描可以很好地反映骨质、肿瘤及其他组织的密度情况，显示蝶鞍、颅底及蝶骨的骨性解剖，对手术入路的选择很有帮助。CT 扫描有助于对实性肿瘤和囊性肿瘤进行分类，对颅咽管瘤的诊断十分重要。

3. MRI 检查

可以很好地显示肿瘤与周围结构的关系。

4. 内分泌功能测定

颅咽管瘤的血清 GH、LH、FSH、ACTH 等可以减低，有时 PRL 增高。

【治疗原则】

1. 手术治疗

首选治疗方法为全切除术。颅咽管瘤为良性肿瘤，手术切除后可望治愈。在肿瘤周围组织内肿瘤细胞依然有残留的可能，全切除数年又可能复发。手术效果与以下条件有关：①肿瘤的大小。②肿瘤的形状，囊性还是实性。③肿瘤与周围结构的关系，粘连程度。④患者一般情况。⑤手术医师的显微操作技术和手术经验。

2. 放射治疗

颅咽管瘤术后应进行立体放射治疗，包括术中肿瘤全切的患者。行肿瘤次全切除后如不辅以放射治疗，结果不甚乐观，5 年复发率可到 75%，10 年生存率仅为 25%，而佐以放射治疗后，肿瘤的复发率明显下降，10 年生存率可到 75%~80%。

3. 内放射治疗

颅咽管瘤的内放射治疗是一种行之有效的治疗方法。主要药物有 ^{198} 金、^{32} 磷、^{90} 钇等，产生组织穿透性较弱但具较强瘤壁杀伤作用的放射线，放射性损伤囊性颅咽管瘤的内壁。

4. 内化疗

采用博莱霉素等药物行内化疗也是治疗颅咽管瘤的方法之一，主要针对囊性颅咽管瘤。

【护理评估】

1. 健康史

询问患者一般情况，包括患者年龄、职业、民族、饮食营养是否合理，有无烟酒嗜好，有无尿便异常，睡眠是否正常，生活是否能自理，有无接受知识的能力。评估患者的既往有无癫痫发作、家庭史、健康史、过敏史、用药史。询问患者是否有颅脑外伤和病毒感染史。

2. 身体状况

（1）询问患者起病方式或首发症状：是否出现视力、视野障碍，头痛，多饮、多尿，身高体重异常。儿童出现轻微视力减退和视野缺损时常因表达能力限制不被发现，随着病程逐渐进展，出现视物、阅读费力，坐姿改变或频繁眨眼甚至易摔跤才引起重视。

（2）观察患者有无意识障碍及其程度：瞳孔是否等大等圆，对光反射是否灵敏。颅咽管瘤生长缓慢，早期一般无颅压增高，而当患者出现剧烈头痛、呕吐、视盘水肿、外展麻痹，甚至意识障碍时，说明肿瘤累及第三脑室并闭塞室间孔，引起脑积水而导致颅压增高。巨大肿瘤可沿斜坡向颅后窝发展，伸入额叶或颞叶使脑受压，患者表现为意识障碍，一侧瞳孔散大，对光反射迟钝或消失，呼吸深慢，血压升高。如未及时发现和处理，则可能导致脑疝。

（3）评估患者有无神经功能受损：①患者是否有视力视野障碍：视力减退、视野障碍为肿瘤压近视神经、视交叉或视束所致，视盘长时间水肿而继发视神经萎缩时引起失明；肿瘤压迫视交叉则导致双颞侧偏盲，压迫一侧视束出现双眼同向性偏盲。②患者是否有下丘脑损害的表现：尿崩症、体温过低或过高、基础代谢率低下、意识淡漠或嗜睡、无月经、溢乳过多提示下丘脑受压。③患者有无侏儒症：患者身材矮小，貌似成人体型却如儿童，青春期性器官发育迟缓，第二性征缺乏；成人表现为性功能减退，男性阳痿、女性月经失调或停经等，为肿瘤压迫腺垂体使分泌的生长激素及促性腺激素不足所致。④患者是否出现精神异常，步态不稳等表现：患者出现精神异常，眼球运动障碍提示肿瘤累及脚间池，颅后窝受累则出现共济失调，患者表现为步态不稳。

3. 心理-社会状况

了解患者文化程度或生活环境、宗教信仰、住址、家庭成员，患者在家中的地位和作用，陪护和患者的关系，经济状况及费用支付方式。了解患者及家庭成员对疾病的认识和期望值。了解患者的个性特点。有助于对患者进行针对性的心理指导和护理支持。

【护理诊断】

1. 感知的改变：视力障碍
与肿瘤压迫视神经、视交叉及视束有关。

2. 脑组织灌注不足
与疾病引起的局部压迫有关。

3. 体温异常
与下丘脑损伤有关。

4. 舒适的改变：头痛
与颅压增高有关。

5. 有体液不足的危险
与呕吐和进食有关。

6. 有受伤的危险
与意识程度的改变、视野障碍、共济失调等有关。

7. 自我形象的紊乱
与垂体功能障碍，导致面貌及体形改变有关。

8. 焦虑/恐惧
与疾病过程导致健康改变及不良预后等有关。

9. 知识的缺乏
缺乏相关疾病知识、康复锻炼知识及自我护理知识。

10. 自卑
与性功能紊乱、溢乳、闭经有关。

【护理措施】

1. 术前护理

（1）心理护理
头痛、呕吐、视力下降、幼年身材、第二性征改变、难以承受的医疗费用及手术对生命的威胁，这些因素导致患者产生焦虑、恐惧甚至绝望的心理反应。应通过与患者及其家属的交流，观察了解其心理反应，针对不同的原因给予相应的心理干预。同情关心患者并细心的照顾，提供本病治愈病例的相关信息，激发患者的自信心。

（2）饮食护理
见"第四章第一节头皮疾病"中"二、头皮良性肿瘤"的相关内容。

（3）体位护理
见"第四章第一节头皮疾病"中"一、头皮感染"的相关内容。

（4）视力视野障碍的护理
见"第五章第一节鞍区肿瘤"中"一、垂体腺瘤"的相关内容。

（5）头痛呕吐的护理

见"第四章第二节颅骨疾病"中"二、颅骨良性肿瘤"的相关内容。

（6）尿崩症的护理

见"第五章第一节鞍区肿瘤"中"一、垂体腺瘤"的相关内容。

（7）术前准备

①皮肤准备：剃光头后用肥皂水和热水洗净并用络合碘消毒，以免术后伤口或颅内感染；天冷时，备皮后戴帽，防感冒。②连续3日测量24小时出入量及基础代谢率。③检查视力视野，抽血作为分泌功能检查，小儿患者测量身高、体重、骨骼及第二性征及性器官发育情况，成人行性腺功能检查，以了解垂体下丘脑功能是否正常。④常规给予地塞米松口服。

2. 术后护理

（1）心理护理

术后麻醉反应、手术创伤、伤口疼痛及脑水肿，使患者出现头痛、呕吐、头面部肿胀等表现，加之伤口引流管、导尿管、静脉输液等各种管道限制了患者的躯体活动，使患者产生孤独、恐惧的心理反应。应指导患者正确配合，及时了解患者的孤独恐惧心理。①每1~2小时改变患者头部位置并向患者解释头痛的原因，必要时给予镇痛药减轻头痛。②术后早期及病重期间安排亲友探视，必要时陪护患者，指导其亲友鼓励、安慰患者，分担患者的痛苦，使之消除孤独感。③减少插管、穿刺等物理刺激给患者造成的恐惧，并宣教各种管道的自我护理方法。

（2）饮食护理

见"第五章第一节鞍区肿瘤"中"一、垂体腺瘤"的相关内容。

（3）体位护理

①麻醉未清醒患者去枕平卧，头侧向健侧，防止呕吐物、分泌物引起误吸、窒息。麻醉清醒后，血压平稳患者取抬高床头15°~30°，头下不宜垫枕头，以利颅内静脉回流，减轻术后脑水肿。体积较大的肿瘤切除术，手术切口应保持在头部上方，以免脑组织突然移位。早期注意避免引流管受压，以免引流不畅。协助患者翻身1次/2小时，翻身时应扶托患者头部防止头部突然移位或扭转。②术后3~4日，拔除引流管后，患者可半坐卧位，如无不适5~6日后下床，鼓励并协助患者下床活动。活动方法为先坐在床沿，足下置一小凳（每日2~3次），待适应后协助室内走动，以后逐渐增加活动范围。不可突然离床活动，以免引起虚脱等意外。

（4）头痛、呕吐的护理

见"第四章第二节颅骨疾病"中"二、颅骨良性肿瘤"的相关内容。

（5）视力、视野障碍的护理

颅咽管瘤手术过程中易损伤视通路，以致术后可遗留视力障碍或原有视力障碍加重。护理的重点是：①向患者解释视力障碍发生的原因以取得理解和配合。②开导患者正视现实，以尽快适应术后生活方式。③协助患者进行日常个人活动。④对于可能为术后脑水肿引起的暂时性视力障碍，遵医嘱使用甘油果糖200ml静脉滴注，2次/日，并观察患者的视力是否有改善。

（6）管道护理

妥善固定好各种管道，保持管道通畅，防止非计划性拔管造成意外或外源性感染的发生。术后患者常有氧气管、创腔引流管、气管插管、导尿管，应保持各种管道的通畅，防止外源性感染的发生。

1）气管插管：①应随时吸痰保持呼吸道通畅。②预防和减轻拔管后喉头水肿，予以生理盐水20ml+糜蛋白酶5mg雾化吸入每日2次。

2）创腔引流管：引流袋内口应低于引流管出口位置，以免逆行感染；适当制动头部，防止引流管扭曲、脱出，注意引流管是否通畅，观察量、颜色并记录；引流管一般术后第3日即拔管，以免引起感染。注意伤口渗血、渗液，一旦发现头部伤口渗湿，应及时报告医师处理。

3）留置导尿管：①原则上应尽早拔除导尿管。②留置导尿管期间以0.1%苯扎溴铵溶液消毒尿道口2次/日。③神清合作者先夹管3~4小时，患者有尿意即可拔管。④如为气囊导尿管，拔管时需先放气囊，以免损伤尿道。

（7）潜在并发症——尿崩症的护理

见"第五章第一节鞍区肿瘤"中"一、垂体腺瘤"的相关内容。

（8）潜在并发症——中枢性高热的护理

下丘脑严重损伤时，可引起中枢性体温调节失常，患者表现为高热，体温可超过40℃，高热增加脑耗氧代谢，加重脑水肿，应及时采取物理或药物降温。降温处理措施见"第三章第三节原发性闭合性脑损伤"中"三、脑干损伤"的相关内容。

（9）潜在并发症——垂体功能低下的护理

注意保暖，防止受凉感冒，遵医嘱给予激素治疗，并观察用药后的反应，指导患者应严格遵医嘱按时服用甲状腺素等激素类药物，不可自行停药、改药，以免加重病情。

（10）潜在并发症——颅内出血的护理

颅内出血是术后最严重的并发症，未及时发现和处理可导致患者死亡。术后48小时内特别注意患者的意识、瞳孔、生命体征，如患者出现瞳孔不等大、偏瘫或颅压显著升高表现，应立即报告医师，行脱水治疗的同时及早行CT复查，及时发现颅内出血，及早手术处理。

【健康教育】

1. 心理指导

在与患者沟通交流时委婉告诉患者遗留的视力障碍、生长迟缓、性器官发育不全等不能完全恢复，但通过锻炼或药物治疗可部分改善，亲友应加强心理开导，多鼓励患者积极主动地进行康复训练，建立健康的人格，以提高生活质量，树立其生活信心。

2. 饮食指导

多进食高蛋白、富含营养饮食，以增强机体抵抗力，促进康复。

3. 安全指导

视力障碍者注意防止烫伤。

4. 康复指导

鼓励患者劳逸结合，加强体育锻炼，以促进骨骼的生长发育，增强体质。

5. 用药指导

垂体功能障碍患者遵医嘱坚持激素替代治疗，切不可随意漏服，更改剂量及间隔时间，更不可因症状好转而自行停药。

6. 就诊指导

患者如出现原有症状加重或头痛、呕吐、抽搐、肢体麻木、尿崩症等异常，应及时就诊。

7. 复查

术后3~6个月患者应到门诊行CT或MRI复查。

三、鞍区脑膜瘤

鞍区脑膜瘤系指发生于鞍区脑膜及脑膜间隙肿瘤，包括起源于鞍结节、前床突、鞍膈和蝶骨平台的脑膜瘤。本病占颅内肿瘤的 4% ~ 10%，多见于女性，男女比例为 1∶1.7，发病年龄 21 ~ 68 岁。肿瘤血供丰富，为良性，生长慢，偶有恶变者，肿瘤呈致密的灰色或暗红色，膨胀性生长，与脑组织边界清楚。常见的病理类型有内皮型、成纤维型、血管型、沙粒型、混合型、恶性型。手术切除肿瘤术后部分视力障碍好转，但仍有视力恶化的报道。由于肿瘤大小、部位、组织学特点，未全切肿瘤、肿瘤变性、术前患者手术一般情况差等是手术后死亡主要原因。对于不能全切的肿瘤辅以放射治疗，可延缓肿瘤复发。

【临床表现】

1. 初期和症状前期，由于肿瘤体积较小，无明显症状表现。

2. 当脑膜瘤体积增大压迫视神经和视交叉时可有视力减退，视物范围缺损等。视力减退多先由一眼开始，以后另一眼也出现障碍，两眼同时出现障碍者少，两眼视力减退的程度不同。

3. 肿瘤继续增大压迫其他结构时，可出现尿崩症、嗜睡、眼肌麻痹、不全偏瘫、脑积水和颅压增高等。

4. 最后视力完全丧失，颅压增高明显，甚至出现明显的脑干受损表现。

5. 鞍膈脑膜瘤因较容易压迫下视丘，尿崩症状出现较早。

【辅助检查】

1. 头颅 X 线平片检查

可见鞍结节及其附近的蝶骨平台骨质增生，偶可见垂体窝变大。

2. 脑血管造影

典型征象为大脑前动脉抬高，合成半圆形的双侧前动脉起始段，可见向上放射状的异常血管分布于肿瘤处。

3. CT 或 MRI 检查

CT 可见鞍上等密度或高密度区，CT 或 MRI 清晰显示肿瘤与视神经、颈内动脉及颅骨之间的关系。

【治疗原则】

行肿瘤切除术，常见的手术入路为左或右额开颅、经蝶入路。无绝对禁忌证，肿瘤与视神经、颅内动脉粘连紧密，患者全身情况差或主要器官功能障碍则不应勉强全切肿瘤。

【护理评估】

1. 健康史

询问患者一般情况，包括患者年龄、职业、民族、饮食营养是否合理，有无烟酒嗜好，有无尿便异常，睡眠是否正常，生活是否能自理，有无接受知识的能力。评估患者的既往有无癫痫发作、家庭史、健康史、过敏史、用药史。询问患者是否有颅脑外伤和病毒感染史。

2. 身体状况

（1）询问患者起病方式和首发症状：头痛是鞍区脑膜瘤的常见症状，约80%以上患者首发症状为视力障碍，部分患者因精神障碍、内分泌功能改变而就诊，极少数患者因嗅觉丧失、动眼神经麻痹、癫痫，甚至出现锥体束征而就诊。

（2）评估患者有无颅压增高表现：头痛、呕吐、视力和眼底改变是鞍区脑膜瘤常见表现，疼痛以额部为多见，也可见于眼眶、双颞部。评估有无意识障碍及其程度，瞳孔、生命体征是否正常。少数患者可伴有精神障碍，表现为记忆力减退、焦虑，其发生原因可能与额叶底面受压有关。

（3）评估患者有无内分泌及其他神经功能受损：①内分泌功能障碍表现为性欲减退、阳痿、闭经，其发生原因是肿瘤压迫腺垂体使分泌的激素不足。②其他神经功能障碍如视力下降、视野缺损、眼球突出、嗅觉丧失、癫痫、动眼神经麻痹、锥体束征等相应神经功能受损表现。

3. 心理-社会状况

了解患者文化程度或生活环境、宗教信仰、住址、家庭成员，患者在家中的地位和作用，陪护和患者的关系，经济状况及费用支付方式。了解患者及家庭成员对疾病的认识和期望值。了解患者的个性特点。有助于对患者进行针对性的心理指导和护理支持。

【护理诊断】

1. 恐惧

与担心疾病预后有关。

2. 脑组织灌注异常

与颅内压增高有关。

3. 自理缺陷

与疾病引起的视力下降、视野缺陷及眼球运动障碍有关。

4. 潜在并发症

颅内出血、癫痫、脑脊液漏、中枢性高热、消化道出血。

【护理措施】

1. 术前护理

（1）心理护理

由于视力下降、视野缺陷、眼球运动障碍，导致个人自理能力受限，颅压增高症状、癫痫发作以及肢体运动障碍造成的身心痛苦，患者产生恐惧、孤独消沉的心理反应，加之渴望早期手术但又担心手术预后不佳的焦虑心理，患者无法安静休息甚至加重病情。护士应通过体检、交谈、与家属的交流，观察了解其心理反应，针对不同原因给予相应的心理干预和支持，主动关爱患者，耐心倾听患者主诉，激发患者的自信心，鼓励配合治疗和护理。

（2）体位护理

见"第四章第一节头皮疾病"中"一、头皮感染"的相关内容。

（3）饮食护理

见"第四章第一节头皮疾病"中"二、头皮良性肿瘤"的相关内容。

（4）视力视野障碍的护理

视神经受压、视力下降、甚至失明，系起源于前床突的脑膜瘤导致视路受压所致。①协助患者日常生活，防止摔倒、烫伤等意外损伤。②观察视力视野障碍的程度，患者出现视力进行性下降，视野障碍加重的神经明显受压表现，提示颅压进一步增高、病情加重应报告医师及早手术。

（5）癫痫的护理

约1/4的鞍区脑膜瘤患者早期表现为癫痫，应注意：①了解患者以前是否有癫痫发作史，每次发作表现有何异同，用药情况如何，以便判断癫痫类型，合理使用药物控制发作。②立即给予抗癫痫药或镇静剂如地西泮10mg肌内注射或静脉注射，或苯巴比妥0.1g肌内注射。③立即帮患者松解衣扣和裤带，头偏向一侧，清除呼吸道分泌物，保持呼吸道通畅，并予氧气吸入。④用纱布包裹的压舌板垫在患者上下牙齿之间，防止咬伤舌及颊部，同时必须避免舌后坠影响呼吸，发生窒息。⑤注意保护患者，避免过度用力按压患者，以防患者碰伤、肌肉撕裂、骨折或关节脱位。⑥注意观察意识、瞳孔及生命体征的变化。

（6）颅压增高的护理

持续颅压增高，可加重脑水肿、加剧颅压增高表现，导致脑疝发生。应做好以下护理减轻或控制颅压增高。①患者保持安静、睡眠充足，卧床休息时抬高床头 15°~30°以利颅内静脉回流，减轻脑水肿。②睡眠充足。重视患者的主诉，头痛影响睡眠和休息时遵医嘱给予罗通定60mg 口服。③剧烈头痛、呕吐频繁者予以脱水降颅压治疗。④密切观察颅压增高表现及用药后症状是否缓解，防止脑危象发生。

2. 术后护理

（1）心理护理

术后麻醉反应、手术创伤、伤口疼痛及脑水肿，使患者出现头痛、呕吐、头面部肿胀等表现，加之伤口引流管、导尿管、静脉输液等各种管道限制了患者的躯体活动，使患者产生孤独、恐惧的心理反应。应指导患者正确配合，及时了解患者的孤独恐惧心理。①每 1~2 小时改变患者头部位置并向患者解释头痛的原因，必要时给予镇痛药减轻头痛。②术后早期及病重期间安排亲友探视，必要时陪护患者，指导其亲友鼓励、安慰患者，分担患者的痛苦，使之消除孤独感。③减少插管、穿刺等物理刺激给患者造成的恐惧，并宣教各种管道的自我护理方法。

（2）饮食护理

见"第五章第一节鞍区肿瘤"中"一、垂体腺瘤"的相关内容。

（3）体位护理

见"第五章第一节鞍区肿瘤"中"二、颅咽管瘤"的相关内容。

（4）癫痫的护理

见本节"术前护理"。

（5）视力视野障碍的护理

见本节"术前护理"。

（6）颅压增高的护理

见本节"术前护理"。

（7）管道护理

保护各种管道，保持管道通畅，防止非计划性拔管或感染发生。①全身麻醉未清醒或不合作患者，适当约束四肢，并注意使用专用约束带，松紧以容纳 1~2 指为宜，防止造成肢体损伤。②静脉留置针或深静脉插管患者，连续输液过程中，观察穿刺部位若出现外渗及红、肿、热、痛等炎症反应应立即拔除，留置针保留时间不宜超过 1 周，防止静脉血栓及静脉炎发生。③气管插管：应随时吸痰保持呼吸道通畅。预防和减轻拔管后喉头水肿，予以生理盐水 20ml+糜蛋白酶 5mg 雾化吸入每日 2 次。④创腔引流管：引流袋内口应低于引流管出口位置，以免逆行感染；适当制动头部，防止引流管扭曲、脱出，注意引流管是否通畅，观察量、颜色并记录；引流管一般术后第 3 日即拔管，以免引起感染。注意伤口渗血、渗液，一旦发现头部伤口渗湿，应及时报告医师处理。⑤留置导尿管：原则上应尽早拔除导尿管。留置导尿管期间以 0.1％苯扎溴铵溶液消毒尿道口 2 次／日。神清合作者先夹管 3~4 小时，患者有尿意即可拔管。如为气囊导尿管，拔管时需先放气囊，以免损伤尿道。

（8）潜在并发症护理

1）尿崩症：见"第五章第一节鞍区肿瘤"中"一、垂体腺瘤"的相关内容。

2）中枢性高热：下丘脑严重损伤时，可引起中枢性体温调节失常，患者表现为高热，体温可超过 40℃，高热增加脑耗氧代谢，加重脑水肿，应及时采取物理或药物降温。降温处理措施见"第三章第三节原发性闭合性脑损伤"中"三、脑干损伤"的相关内容。

3）垂体功能低下：注意保暖，防止受凉感冒，遵医嘱给予激素治疗，并观察用药后的反应，指导患者应严格遵医嘱按时服用甲状腺素等激素类药物，不可自行停药、改药，以免加重病情。

4）颅内出血：颅内出血是术后最严重的并发症，未及时发现和处理可导致患者死亡。术后 48 小时内特别注意患者的意识、瞳孔、生命体征，如患者出现瞳孔不等大、偏瘫或颅压显著升高表现，应立即报告医师，行脱水治疗的同时及早行 CT 复查，及时发现颅内出血，及早手术处理。

【健康教育】

1. 心理指导

指导患者保持良好的精神状态，坚持康复训练，以恢复最好的生活状态，逐渐提高生活质量，才能以乐观情绪，积极投入到社交活动中。

2. 饮食指导

进食高蛋白，富含维生素、纤维素食物以促进体能的恢复，增加机体抵抗力，避免进食烟、酒、辛辣刺激的食物。

3. 生活指导

参加适度的家务劳动，注意劳逸结合。

4. 病情监测

教会患者观察记录出入量的方法，以及时发现尿崩。

5. 用药指导

遵医嘱按时服药，不可擅自停药、改药、增减药量，以免诱发癫痫、加重病情。

6. 就诊指导

若出现头痛、呕吐、视力下降、尿量增加等表现及时到医院就诊。

7. 复查

3~6个月门诊复查，指导患者复诊时间，登记患者联系方式，便于疾病得到很好的随访和治疗。

四、鞍区脊索瘤

脊索瘤是指起源于胚胎脊索结构残余组织的良性肿瘤。肿瘤生长缓慢，病程在3年以上，本病男性比女性多见，其比例为3:2。发病年龄为10岁以上，高峰年龄男30~40岁。国内资料提示，该病发生率占颅内肿瘤的0.65%~0.67%，占颅内先天性肿瘤的6.49%~8.07%。肿瘤好发于蝶骨枕骨底部及其软骨结合处周围（约占35%）、骶尾部（约占50%）、脊柱部（占15%），肿瘤可有或无纤维包膜，晚期与正常组织界限不清，易浸润破坏颅底骨质及其邻近的脑神经和脑实质。肉眼可见脊索瘤呈白色半透明的明胶状；镜下以富有染色质核的小泡性细胞构成，其特征表现为细胞内泡样坚壁化即囊泡状细胞。鞍区脊索瘤手术次全切除肿瘤加放射治疗，5年存活率约51%，10年存活率约35%。

【临床表现】

1. 鞍部脊索瘤

垂体功能低下，主要表现为阳痿、闭经、体重增加等。视神经受压产生原发性视神经萎缩、视力减退以及双颞侧偏盲等。

2. 鞍旁部脊索瘤

主要表现为Ⅲ、Ⅳ、Ⅵ脑神经麻痹，其中，以展神经受累较为多见。

这可能因为展神经行程过长，另外，展神经的近端常是肿瘤的起源部位，以致其发生率较高。一般均潜在缓慢进展，甚至要经历 1~2 年。脑神经麻痹可为双侧，但常为单侧，难以理解的是往往在左侧。

3. 斜坡部脊素瘤

主要表现为脑干受压症状，即步行障碍，锥体束征，展、面神经功能损害。肿瘤发生于颅底可造成交通性脑积水，如肿瘤向脑桥小脑三角发展，出现听觉障碍，耳鸣、眩晕；若起源于鼻咽壁远处，常突入到鼻咽造成鼻不通气、疼痛，可见脓性或血性分泌物。

【辅助检查】

1. 内分泌功能检查

腺垂体受压可导致生长激素及促性腺激素分泌不足。

2. 头颅 X 线平片检查

可见斜坡、蝶鞍、岩骨、眼眶、颅中窝底、颈静脉孔、鼻窦等广泛的骨质破坏及肿瘤钙化和软组织阴影。

3. CT 及 MRI 检查

CT 可显示低密度，34%~86% 可见结节钙化，肿瘤外缘有增强的效果。MRI 检查可见 T_1 加权像显示等信号区，T_2 加权像示中强度高信号。

4. 脑血管造影

鞍上肿瘤可见大脑中动脉向上移位，颈内动脉虹吸段抬高拉直。

【治疗原则】

1. 手术治疗

脊索瘤原则上以手术治疗为主，但全切除肿瘤有导致死亡和致残的危险，因此主张手术行次全切除，以缓解症状或特殊紧急病情，术后辅以放射治疗。出现明显神经功能障碍、颅压增高、鼻咽部阻塞的肿瘤均为手术适应证，但靠近脑干的肿瘤不易暴露，预后较差，应慎重。手术方法：①肿瘤切除术。②脑脊液分流术。

2. 放射治疗

肿瘤切除术后采用大剂量放射治疗，可明显缓解病情，延长患者生命，但不能根治肿瘤。对于复发肿瘤，重复放射治疗预后不佳，且易导致放射性损害。

【护理评估】

1. 健康史

询问患者一般情况，包括患者年龄、职业、民族、饮食营养是否合理，有无烟酒嗜好，有无尿便异常，睡眠是否正常，生活是否能自理，有无接受知识的能力。同时评估患者的既往有无癫痫发作、家庭史、健康史、过敏史、用药史。了解患者是否有颅脑外伤和病毒感染史。

2. 身体状况

（1）询问患者起病方式或主要症状：询问患者是否有头痛、阳痿、闭经、体重增加、视力减退、偏盲等。了解患者发病后进行了何种检查及检查后的诊断，是否进行过相关治疗，具体治疗或服药方法，治疗后效果如何。

（2）观察患者头痛情况：脊索瘤生长缓慢，病程较长，头痛为最常见症状，其发生原因是缓慢而持久的颅底骨浸润。询问时应注意头痛的性质、部位。患者常常表现为向后枕部或颈部扩展的持续性钝痛，头痛多无明显的昼夜变化，故可影响患者的休息与睡眠，如有颅压增高则头痛加重。

（3）评估神经功能：了解患者是否有阳痿、闭经、体重增加等肿瘤浸润、压迫导致垂体功能低下表现。视力减退以及双颞侧偏盲等多为视神经受压时原发性视神经萎缩所致，患者出现周围性眼肌麻痹即上睑下垂，瞳孔散大，对光及调节反射消失，眼球固定于中间位置，向各方向运动均不能，多由鞍旁肿瘤使第Ⅲ、第Ⅳ、第Ⅵ对脑神经麻痹引起。鼻通气不畅、阻塞或疼痛，鼻腔分泌物为脓性或血性，甚至从鼻咽腔可见突出的肿块，是向鼻咽部发展的肿瘤突入鼻咽或浸润鼻窦的表现。肿瘤增大导致下丘脑受压可出现嗜睡、尿崩症，向鞍上发展的肿瘤可引起脑脊液循环梗阻引起颅压增高。患者可表现为步行障碍，锥体束征及第Ⅵ、第Ⅶ对脑神经障碍，提示肿瘤压迫脑干向斜坡发展。

3. 心理-社会状况

了解患者的文化程度或生活环境、宗教信仰、住址、家庭成员及患者在家中的地位和作用，陪护和患者的关系，经济状况及费用支付方式。了解患者及家庭成员对疾病的认识和康复的期望值。了解患者的个性特点，有助于对患者进行针对性的心理指导和护理支持。

【护理诊断】

1. 疼痛 与肿瘤向颅底骨浸润及压迫有关。	**2. 自理缺陷** 与疾病引起的神经功能障碍有关。
3. 知识缺乏 缺乏脊索瘤的相关自我保健知识。	**4. 潜在并发症** 出血、高热、脑脊液漏、颅压增高。

【护理措施】

1. 术前护理

（1）饮食护理

①进食高蛋白、高热量、富营养、易消化的清淡饮食，以提高机体抵抗力和术后组织修复能力。②术前2周戒烟酒，避免烟酒刺激呼吸道黏膜，引起上呼吸道感染，使呼吸道分泌物增加而影响手术和麻醉。③术前禁食10~12小时，禁饮6~8小时，以免麻醉后呕吐造成误吸。持续头痛影响患者食欲，先予以镇痛处理。

（2）体位护理

见"第四章第一节头皮疾病"中"一、头皮感染"的相关内容。

（3）心理护理

持续性全头痛，使患者无法正常睡眠、休息，视力视野障碍及阳痿、闭经等表现严重影响患者日常生活。加之难以承受的医疗费用及手术对生命的威胁，导致患者产生焦虑、恐惧甚至绝望的心理反应。应了解产生心理反应的原因，主动关爱安慰患者，并针对不同原因给予相应的心理干预，提供本病相关信息，激发患者的自信心。

（4）头痛的护理

头痛是脊索瘤的常见表现，系肿瘤缓慢而持久的颅底浸润所致。除了耐心倾听患者感受、并给予关爱外，应注意加强镇痛处理，使患者头痛缓解。①给患者创造一个安静舒适的环境，避免频繁干扰患者的休息与睡眠。②治疗护理尽量集中时间，减少对患者的不良刺激。③遵医嘱予以罗通定60mg口服1~3次/日，对于颅压增高引起的剧烈头痛，予以脱水治疗。④指导患者避免感冒咳嗽，用力排便等加重头痛的诱因。⑤抬高床头15°~30°以利颅内静脉回流。

(5) 视力、视野障碍的护理

脊索瘤手术过程中易损伤视通路，以致术后可遗留视力障碍或原有视力障碍加重。护理的重点是：①向患者解释视力障碍发生的原因以取得理解和配合。②开导患者正视现实，以尽快适应术后生活方式。③协助患者日常个人生活。④对于可能为术后脑水肿引起的暂时性视力障碍，遵医嘱使用甘油果糖 200ml 静脉滴注，2 次/日，并观察患者的视力是否有改善。

(6) 鼻通气不畅的护理

患者出现鼻部通气不畅、有阻塞感、疼痛，甚至鼻腔有血性或脓性分泌物，为脊索瘤向鼻咽腔发展或浸润鼻窦所致。应注意：①指导患者及时用无菌棉签清理鼻腔分泌物。②遵医嘱使用抗生素滴鼻液。③指导患者取半坐卧位以减轻阻塞感，并防止感冒。

2. 术后护理

(1) 心理护理

术后麻醉反应、手术创伤、伤口疼痛及脑水肿，使患者出现头痛、呕吐、头面部肿胀等表现，加之伤口引流管、导尿管、静脉输液等各种管道限制了患者的躯体活动，使患者产生孤独、恐惧的心理反应。应指导患者正确配合，及时了解患者的孤独恐惧心理。①每 1~2 小时改变患者头部位置并向患者解释头痛的原因，必要时给予镇痛药减轻头痛。②术后早期及病重期间安排亲友探视，必要时陪护患者，指导其亲友鼓励、安慰患者，分担患者的痛苦，使之消除孤独感。③减少插管、穿刺等物理刺激给患者造成的恐惧，并宣教各种管道的自我护理方法。

(2) 饮食护理

①麻醉清醒后 4~6 小时内不可饮水，以免进食引起呕吐，呕吐时头偏向一侧，排出呕吐物，不可吞下呕吐物，避免呕吐物进入气管或反流入胃内加重呕吐。患者感到口渴时，应做好解释并用棉签蘸水湿润唇舌，以缓解渴感，同时根据尿量多少及电解质情况，从静脉补充水分和电解质。②麻醉清醒 4~6 小时后，无呕吐者可少量进食流质。由于术后胃肠功能未完全恢复，宜先进食米汤，不宜进食牛奶等产气食物，以免引起肠胀气，以后逐渐过渡到去油汤类、牛奶，2 日后逐渐过渡到半流、软食、普食。手术 48 小时后意识障碍者，鼻饲流质，以保证机体营养供给。③观察患者是否出现腹胀、呃逆、呕吐、呕吐物是否为咖啡色，粪便颜色是否正常，防止胃肠道出血。经鼻咽手术者术后早期（48~72 小时内）宜进食冷流质饮食，以减轻鼻部充血、水肿。意识障碍需留置胃管者不可经鼻插胃管以防引起逆行感染，应经口插胃管。

（3）体位护理

①麻醉未清醒患者去枕平卧，头侧向健侧，防止呕吐物、分泌物引起误吸、窒息。麻醉清醒后，血压平稳患者取抬高床头 15°~30°，头下不宜垫枕头，以利颅内静脉回流，减轻术后脑水肿。体积较大的肿瘤切除术，手术切口应保持在头部上方，以免脑组织突然移位。早期注意避免引流管受压，以免引流不畅。协助患者翻身 1 次/2 小时，翻身时应扶托患者头部防止头部突然移位或扭转。②术后 3~4 日，拔除引流管后，患者可半坐卧位，如无不适 5~6 日后下床，鼓励并协助患者下床活动。活动方法为先坐在床沿，足下置一小凳（每日 2~3 次），待适应后协助室内走动，以后逐渐增加活动范围。不可突然离床活动，以免引起虚脱等意外。③经鼻咽手术者，术后血压平稳后，取抬高床头 30°~60°卧位，以利手术切口闭合，减少脑脊液漏发生。

（4）脑脊液鼻漏的护理

术后患者出现脑脊液鼻漏，系肿瘤浸润生长造成颅底硬脑膜破坏以及经鼻咽腔、经蝶入路手术对硬脑膜损伤所致。密切观察鼻腔是否有液体流出，流出液体的量、色。做好相应的护理处理。

（5）视力障碍加重的护理

视力障碍加重因术中不可避免的牵拉损伤及术后脑水肿所致。①应注意观察患者视力情况并与术前对比，是否视力障碍加重。②出现视力障碍加重及时报告医师。③耐心倾听患者主观感受，并给予心理安慰。④遵医嘱予以脱水药，以减轻对视路的压迫，并观察用药效果。⑤指导患者避免摔倒、烫伤等意外。⑥患者产生悲观绝望心理时予以耐心开导，防止意外发生。

（6）管道护理

术后患者常有氧气管、创腔引流管、气管插管、导尿管，应保持各种管道的通畅，防止外源性感染的发生。

1）气管插管：①应随时吸痰保持呼吸道通畅。②预防和减轻拔管后喉头水肿，予以生理盐水 20ml+糜蛋白酶 5mg 雾化吸入每日 2 次。

2）创腔引流管：引流袋内口应低于引流管出口位置，以免逆行感染；适当制动头部，防止引流管扭曲、脱出，注意引流管是否通畅，观察量、颜色并记录；引流管一般术后第 3 日即拔管，以免引起感染。注意伤口渗血、渗液，一旦发现头部伤口渗湿，应及时报告医师处理。

3）留置导尿管：①原则上应尽早拔除导尿管。②留置导尿管期间以

0.1%苯扎溴铵溶液消毒尿道口 2 次/日。③神清合作者先夹管 3~4 小时，患者有尿意即可拔管。④如为气囊导尿管，拔管时需先放气囊，以免损伤尿道。

（7）潜在并发症的护理

见"第五章第一节鞍区肿瘤"中"三、鞍区脑膜瘤"的相关内容。

【健康教育】

见"第五章第一节鞍区肿瘤"中"二、颅咽管瘤"的相关内容。

第二节　大脑半球肿瘤

一、胶质细胞瘤

脑胶质细胞瘤是由神经外胚叶衍化而来的胶质细胞发生的肿瘤，占脑肿瘤总数的 40%~50%，是一种最常见的颅内恶性肿瘤。发病年龄在 20~50 岁间，以 30~40 岁为发病最高峰，男性多见。本类肿瘤包括星形细胞瘤、多形性胶质母细胞瘤、少枝胶质细胞瘤、室管膜瘤、髓母细胞瘤、松果体瘤、脉络丛乳头状瘤、胶样囊肿及神经节细胞瘤。

本病发生原因可能是：①遗传因素。②胚胎原基的发育异常。③生物化学因素。表现为头痛、呕吐、视盘水肿、癫痫、精神障碍及局灶定位症状。手术治疗为主，术后辅以放射治疗、化学药物治疗、免疫治疗等可延缓复发及延长生存期。恶性程度高的肿瘤常于短期内复发。

【临床表现】

1. 星形细胞瘤

（1）良性星形细胞瘤：生长缓慢，病程较长。肿瘤位于幕上的患者多以头痛及癫痫为首发症状，其次表现为精神疲惫、乏力，再次表现为面肌及肢体肌力减退，颅压增高出现较晚。本疾病中肿瘤位于小脑半球的患者出现头昏眩晕、活动减少、步态不稳及肢体的共济失调颇为多见。

（2）间变型（恶性）星形细胞瘤：生长迅速，临床症状较重，以颅压增高、头痛以及局灶性神经功能障碍为主要表现。

（3）胶质母细胞瘤：起病常比较突然，病情进展快，以神经功能障碍为最初症状。以后相继出现颅压增高及头痛的症状。约 1/3 的患者有癫痫发作，部分患者表现为明显智力减退、表情淡漠、反应迟钝、认识障碍及记忆力衰退。

（4）多型性黄色星形细胞瘤：多见于青少年及儿童。

（5）室管膜下巨细胞性星形细胞瘤：有时可造成脑积水。

（6）毛细胞性星形细胞瘤：主要发生于儿童，偶见于成人。病程较为缓慢。临床表现根据不同肿瘤部位略有不同，表现为头痛、颅压增高、脑积水等，少数患者可有抽搐。位于前视路的肿瘤病例临床特征为单侧突眼伴视力损害及斜视。脑干部肿瘤病例可表现为头晕、患侧脑神经麻痹和对侧轻偏瘫，也有的以脑积水表现为主。

2. 少枝胶质细胞瘤

病程长，除颅压增高症状外常有继发性癫痫发作。

3. 室管膜瘤及间变型（恶性）室管膜瘤

临床表现取决于肿瘤的发生部位。主要症状为恶心、呕吐、头痛、眩晕、颈后部疼痛、行走不稳定等。

4. 混合性胶质瘤

临床表现取决于肿瘤发生部位。

【辅助检查】

1. CT 和 MRI 扫描

是最有诊断价值的项目，显示肿瘤的部位、性质、大小及与周围组织的关系等。

2. 腰椎穿刺检查

压力大多增高。

3. 脑电图检查

90% 可出现异常脑电波，相对良性的星形细胞瘤、少数胶质细胞瘤等主要表现为局限性 δ 纹，有的可见棘波或尖波等癫痫波形。

4. 放射性核素扫描定位诊断

正确率可达 80% 以上。如多形性胶质细胞瘤显示放射性核素浓集影像，中间可有由于坏死囊变的低密度区。

【治疗原则】

以手术治疗为主，术后辅以放射治疗、化学药物治疗、免疫治疗。

1. 手术治疗

在保存神经功能的前提下尽可能切除肿瘤，解除脑脊液循环障碍，缓解和降低颅压。手术方法：肿瘤切除术。

2. 非手术治疗

（1）放射治疗：对手术不能彻底切除、术后易复发的肿瘤，因部位深在而不易手术或因肿瘤侵及重要功能区而无法手术的肿瘤，患者全身状况不允许手术且肿瘤对放射线敏感者可为首选方法。

（2）化学药物治疗：原则上用于恶性肿瘤术后并与放疗协同进行，复发性恶性肿瘤亦可进行化疗，而对髓母细胞瘤的播散种植转移为首选治疗方法。常用药物有替尼泊苷（VM-26）、洛莫司汀（OCNU）。

（3）免疫治疗：常用免疫制剂有卡介苗、云芝多糖K、左旋咪唑、干扰素等。

【护理评估】

1. 健康史

进行个人史评估，包括患者年龄、职业、民族、饮食营养是否合理，有无烟酒嗜好，有无尿便异常，睡眠是否正常，生活是否能自理。评估其家族史，胶质细胞瘤的家族发生率很低，但近年来报道有遗传倾向。

2. 身体状况

（1）询问患者是否有头痛、呕吐等首发症状；是否有性格改变、淡漠、言语及活动减少，注意力不集中，不知整洁等精神异常现象，精神异常多为进行性颅内压增高和脑实质受肿瘤的压迫和破坏所致。

（2）评估患者有无视盘水肿：视盘水肿是颅压增高的一个重要征象，可致视神经继发萎缩，视力下降，原发性视神经萎缩为肿瘤压迫视神经所致，亦致视力下降。

（3）评估患者有无癫痫：发作的原因多为肿瘤的直接刺激或压迫。运动区及其附近的肿瘤以及星形细胞瘤和少枝胶质细胞瘤癫痫发生率高。

（4）评估患者是否有共济失调：共济失调患者表现为身体平衡障碍，走路及站立不稳，提示肿瘤压迫小脑蚓部所致。

3. 心理-社会状况

了解患者文化程度或生活环境、宗教信仰、住址、家庭成员，患者在家中的地位和作用，陪护和患者的关系，经济状况及费用支付方式。了解患者及家庭成员对疾病的认识和期望值。了解患者的个性特点。有助于对患者进行针对性的心理指导和护理支持。

【护理诊断】

1. 恐惧

与担心疾病预后有关。

2. 意识障碍

与脑损伤、颅压增高有关。

3. 自理缺陷

与疾病引起的视力下降、视野缺陷及眼球运动障碍有关。

4. 预感性悲哀

与疾病晚期对疾病治疗丧失信心及担心预后有关。

5. 潜在并发症

癫痫。

【护理措施】

1. 术前护理

（1）心理护理

胶质细胞瘤往往采取综合性治疗，疗程长，化疗、放疗副作用多，应加强与患者及家属的交流，详细做好健康宣教，使患者、家属积极配合，克服费用、家庭琐事带来的困扰。

（2）饮食护理

见"第四章第一节头皮疾病"中"二、头皮良性肿瘤"的相关内容。

（3）体位护理

见"第四章第一节头皮疾病"中"一、头皮感染"的相关内容。

（4）头痛的护理

头痛是早期常见症状之一。性质多为跳痛、胀痛，呈阵发性或持续性，主要在患侧，多发生于清晨。大多为肿瘤增长使颅压逐渐增高所致，注意头痛性质、部位，尽量避免引起颅压增高的因素，保持环境安静、患者睡眠充足等以利于减轻头痛。

（5）呕吐的护理

呕吐是延髓呕吐中枢或迷走神经受刺激所致，常伴发于严重头痛时，一般与饮食无关。应注意呕吐时头偏向一侧，及时清除呕吐物防止窒息。

（6）视盘水肿的护理

视盘水肿为颅压增高所致，持续颅压增高可致视神经继发萎缩，视力下降。应给予日常生活照顾，防止摔倒。

（7）癫痫的护理

1）一般护理：保持环境安静安全，室内热水壶、火炉、锐利器械等应远离患者，避免强光刺激。癫痫发作时应有专人护理，并加以防护，以免坠床及碰伤。间歇期可以下床活动，出现先兆即刻卧床休息。

2）饮食护理：饮食以清淡为宜，少食辛辣食物，避免过饱，戒除烟、酒。因发作频繁不能进食者，给鼻饲流质，每日应供给 12500kJ（3000kcal）热量。食盐摄入应偏低，限制饮水量，24 小时内不得超过 1500ml。

3）症状护理：①抽搐发作时迅速解开衣领、衣扣，头偏向一侧保持呼吸道通畅，及时给氧。尽快地将外裹纱布的压舌板或筷子、毛巾、小布卷等置于患者口腔的一侧上、下臼齿之间，以防咬伤舌和颊部。对抽搐肢体不能用暴力按压，以免骨折、脱臼等。②如有呼吸困难，及时给低流量吸氧，无自主呼吸者应做人工呼吸，必要时行气管切开术。

4）用药护理：①有些抗癫痫药对肝、肾功能有损害，如苯巴比妥、苯妥英钠、丙戊酸钠等，在按医嘱服药后，护理人员应观察患者有无药物的不良反应，如有无恶心、呕吐、食欲下降、全身不适、无力、昏睡等，疑有肝脏受损，应及时抽血检查肝功能。②抗癫痫药物多是工业合成的有机化合物，可在服药后 1～2 周出现皮疹，以面部较多见，发痒、发红、压之褪色；重者可发生变态反应，低热、白细胞减少，甚至出现剥脱性皮炎。对于上述情况应密切观察，及时通知医师处理。③癫痫持续状态治疗时，地西泮 10～20mg 静脉注射，其速度不超过 2mg/min 或用 100～200mg 溶于 5% 葡萄糖盐水 500ml 中缓慢静脉滴注，维持 12 小时。儿童一次静脉注射量为 0.25～1mg/kg，一般不超过 10mg。地西泮可抑制呼吸，注射时应注意有无呼吸抑制和血压降低情况，在给药的同时，必须保持呼吸道通畅，经常吸引痰液，必要时气管切开，发现换气不足时，行人工呼吸。患者伴有高热时应采取物理降温，血液酸碱度和电解质紊乱要及时纠正，并用甘露醇和呋塞米防治脑水肿，同时还要重视预防和控制感染。

5）心理护理：癫痫患者常为服药而苦恼，若少服一次药有可能发病，而突然反复发作常使患者无法正常生活和工作，故精神负担加重，患者感到无能为力。护理人员应了解患者的心理状态，有针对性地提供帮助。向患者介绍癫痫疾病的有关知识，让患者面对现实，做好长期同疾病做斗争的思想准备，鼓励患者正确认识疾病，具备良好的心理素质，努力消除诱发因素，以乐观心态接受治疗。

（8）精神障碍的护理

进行性颅压增高及脑实质受肿瘤的压迫和破坏可导致精神障碍，肿瘤位于额叶者易出现。患者表现为性格改变、淡漠、言语及活动减少、注意力不集中、记忆力减退、对事物不关心等。应注意采取保护措施，并指导家属不让患者独处及单独外出。

2. 术后护理

（1）心理护理

①了解患者的心理状态，针对存在的心理问题，给予心理疏导和精神上的安慰，耐心讲解疾病的有关知识，稳定患者的情绪，鼓励患者增强战胜疾病的信心，使之积极配合治疗。②采取保护性医疗措施。在严格执行医疗保护制度的前提下，对一些心理适应能力较差、反应敏感者，应重视患者主观感受，在护患沟通时认真倾听、耐心解释、态度可亲，给患者以心理安慰，取得患者的信任与合作。

（2）饮食护理

①麻醉清醒后 6 小时，无吞咽障碍即可进食少量流质饮食。②术后早期胃肠功能未完全恢复，尽量少进牛奶、糖类食物，防止其消化时产气过多，引起肠胀气。以后逐渐过渡到高热量、高蛋白、富营养、易消化饮食。

（3）体位护理

①麻醉未清醒前去枕平卧，头偏向健侧，以防呕吐物吸入呼吸道。②清醒后血压平稳者，抬高床头 15°~30°，以利颅内静脉回流。③较大肿瘤切除术后，局部留有较大腔隙时，应禁患侧卧位，以防脑组织移位及脑水肿发生。

（4）精神症状的护理

患者对外界反应较为敏感，在交谈中态度要诚恳、和蔼，做好耐心、细致的解释，以建立良好的护患关系。患者兴奋、狂躁时避免环境不良的刺激，如保持病室安静，安排陪护，同时加强巡视，并指导陪护注意安全防护措施，防止患者自伤及伤人。

（5）营养不良的护理

营养不良和水电解质紊乱是颅压增高引起频繁呕吐与脱水治疗所致。营养不良降低患者对手术的耐受力，并影响组织的修复，从而使手术的危险性增加。因此，手术前后应指导患者进食营养丰富、易消化的高蛋白、高热量饮食如鸡、鱼等，必要时静脉补充营养液，如静脉滴注脂肪乳剂和复方氨基酸。

（6）化疗反应的护理

术后行化学药物治疗应注意：①静脉滴注 VM-26 时可抑制骨髓，引起低血压，要注意治疗前后查血常规，静脉滴注时监测血压。②服用 CCNU 有胃肠道反应，应指导患者饭后服药，并加强观察，饮食以易消化无刺激食物为宜。

（7）管道护理

需在颅内置放管道行放疗者，除操作者严格无菌操作及管道消毒外，应保持置管的密闭性，防止感染；指导患者勿牵拉管道，防止滑脱。

1）气管插管：①应随时吸痰保持呼吸道通畅。②预防和减轻拔管后喉头水肿，予以生理盐水 20ml+糜蛋白酶 5mg 雾化吸入每日 2 次。

2）创腔引流管：引流袋内口应低于引流管出口位置，以免逆行感染；适当制动头部，防止引流管扭曲、脱出，注意引流管是否通畅，观察量、颜色并记录；引流管一般术后第 3 日即拔管，以免引起感染。注意伤口渗血、渗液，一旦发现头部伤口渗湿，应及时报告医师处理。

3）留置导尿管：①原则上应尽早拔除导尿管。②留置导尿管期间以 0.1%苯扎溴铵溶液消毒尿道口 2 次/日。③神清合作者先夹管 3~4 小时，患者有尿意即可拔管。④如为气囊导尿管，拔管时需先放气囊，以免损伤尿道。

（8）放射治疗的护理

1）延迟性颅内高压：放射治疗引起颅压增高是因为治疗对周围正常脑组织损害而产生脑水肿，比肿瘤切除后颅压增高发生时间晚。肿瘤切除术后，脑水肿常在术后 3~4 日出现，而放疗后的患者产生脑水肿常在术后 8~10 日，3~4 周后缓慢消失。①应注意观察患者是否有头痛、呕吐等颅内高压表现。②遵医嘱使用脱水疗法，时间相应延长，应注意有计划安排输液，妥善保护外周静脉，以保证脱水治疗计划的实施。

（2）伤口灼痛：放疗患者切口无红肿，但有头皮肿胀感，甚至疼痛难以忍受，是头皮放射性损伤所致。在排除颅压增高的情况下，应主动关心患者，遵医嘱定时给予镇痛药。

（3）伤口愈合不良：伤口周围皮肤血运变差、愈合不佳，伤口易感染，甚至出现脑脊液漏，是因为放射线对组织损伤。应保持伤口敷料干燥固定，包扎不宜过紧，并注意防止伤口受压，遵医嘱合理使用抗生素。

（4）视力下降：视力下降是由于颅压增高持续时间长，压迫视神经或放射线损伤视神经。护理上注意观察患者视力情况，与术前对比；遵医嘱早期采用降颅压措施，以减轻视神经受压与损伤。

（9）潜在并发症的护理

1）神经功能缺失：由于肿瘤压迫或手术中牵拉可引起肢体活动障碍等神经功能缺失，应遵医嘱服用促进神经功能恢复的药物，并进行辅助治疗（如高压氧、针灸、理疗等）。

2）肺部感染：合理使用抗生素；鼓励患者咳嗽排痰，以增加肺活量并随时清除口鼻腔分泌物，保持呼吸道通畅；对咳嗽反射减弱或消失，痰多且黏稠不易抽吸的患者，吸痰前先行雾化吸入；动脉血氧饱和度（SaO_2）<90%的患者应做气管切开。

3）颅内出血：颅内出血是术后最严重的并发症，未及时发现和处理可导致患者死亡。术后48小时内特别注意患者的意识、瞳孔、生命体征，如患者出现瞳孔不等大、偏瘫或颅压显著升高表现，应立即报告医师，行脱水治疗的同时及早行 CT 复查，及时发现颅内出血，及早手术处理。

4）失语：①遵医嘱使用促脑功能恢复的药物。②进行语言、智力训练，促进康复。③语言训练时从教发单音节开始由简单到复杂、循序渐进、发声练习多次重复进行。④智力训练从数数训练开始，不可急于求成。

【健康教育】

1. 心理护理

患者在住院期间受到医护人员全方位的治疗、护理和照顾，易产生依赖心理，但出院后，观察病情和自理生活要靠自己，在取得家属的密切配合下，必须进行心理调整，主动适应术后生活；保持积极、乐观的心态，积极自理个人生活。

2. 饮食护理

进食下列饮食以增强机体的抵抗力，促进康复。①进食高热量、高蛋白（鱼、肉、鸡、蛋、牛奶、豆浆等）、富含纤维素（韭菜、麦糊、芹菜等）、维生素丰富（新鲜蔬菜、水果）、低脂肪、低胆固醇饮食。②少食动物脂肪、腌制品。③限制烟酒、浓茶、咖啡、辛辣等刺激性食物。

3. 药物护理

遵医嘱按时、按量服药，不可突然停药、改药及增减药量（尤其是抗癫痫、抗炎、脱水及激素治疗），以免加重病情。

4. 康复护理

（1）适当休息1~3个月后可恢复一般体力活动。

（2）坚持体能锻炼（如散步、太极拳等），劳逸结合，避免过度劳累。

（3）肢体活动障碍者，加强肢体功能锻炼。①瘫痪肢体应保持功能位置，防止足下垂。②按摩、理疗患肢，针灸疗法，2次/日。③练习行走，以减轻功能障碍，防止肌肉萎缩。

（4）指导家属经常鼓励患者树立信心，保持情绪稳定；鼓励适当参加社会活动，消除思想顾虑，但行动不便者需有人陪伴，防止跌伤。

（5）保持个人卫生，每日开窗通风，保持室内空气清新。

5. 特别护理指导

（1）癫痫：进食宜清淡，避免过饱；不宜单独外出、登高、游泳、驾驶车辆及高空作业；随身带有疾病卡（注明姓名、诊断）；发作时就地平卧，头偏向一侧，解开衣领及裤带，上下齿间放置手帕类物品，不强行按压肢体，不喂水和食物；坚持服抗癫痫药2年以上。

（2）意识障碍：预防压疮（定时翻身按摩，在骨突处垫软枕，有条件可卧气垫床）；保持皮肤、口腔、会阴部清洁；留置胃管者，管喂流质6~7次/日，加强营养供给，活动肢体大小关节2~3次/日，30分钟/次。

（3）神经功能缺损：患者可进行辅助治疗（如高压氧、针灸、理疗、按摩、中医药、助听器等）。

（4）复查：术后3个月复查，并行化疗一疗程，化疗前后检查血常规，以了解化疗药物对骨髓造血功能抑制程度。

6. 及时就诊指征

①原有症状加重。②头痛、头昏、恶心、呕吐。③抽搐。④不明原因持续高热。⑤肢体乏力、麻木。⑥手术部位发红、积液、渗液等。

二、脑膜瘤

脑膜瘤系起源于脑膜的中胚层肿瘤,属于良性肿瘤。发病高峰年龄为30~50岁,女性多于男性为2:1。发病可能与颅脑外伤,病毒感染等因素有关。肿瘤多呈不规则球形或扁平形生长,包膜完整,良性,偶有恶性者。大脑半球脑膜瘤好发部位依次为矢状窦旁、大脑镰、大脑凸面、外侧裂等。脑膜瘤主要接受颈外动脉系统如脑膜动脉,板障血管供血,也可接受颈内动脉系统如大脑前动脉及大脑中动脉供血,或椎动脉系统的分支供血,故血供非常丰富。手术原则是控制出血、保护脑功能,力争全切。脑膜瘤绝大多数为良性,总体上预后好;脑膜肉瘤是脑膜瘤的恶性类型,约占5%,肿瘤切除后易复发,预后差。

【临床表现】

脑膜瘤病程长、生长慢,因肿瘤呈膨胀性生长,患者往往以头痛和癫痫为首发症状。根据肿瘤位置不同,还可以出现视野、视力、嗅觉、听觉障碍及肢体运动障碍等。对于老年人,尤以癫痫发作为首发症状。颅压增高症状多不明显,尤其在高龄患者。许多患者仅有轻微头痛,甚至经CT扫描偶然发现为脑膜瘤。因肿瘤生长缓慢,所以肿瘤往往长得很大,而临床症状并不严重。邻近颅骨的脑膜瘤常可造成骨质的变化。

【辅助检查】

1. 头颅X线平片检查

显示慢性颅压增高征象,可见脑膜中动脉沟增宽,局部颅骨变薄或被侵蚀而缺损。

2. 脑血管造影

可显示瘤周呈抱球状供应血管和肿瘤染色。

3. CT 及 MRI 检查

扫描 CT 显示脑实质外圆形或类圆形高密度，或等密度肿块，边界清楚，瘤内可见钙化、出血或囊变。MRI 见肿瘤多数与脑灰质等信号或斑点状，少数瘤内有隔，呈特征性轮辐状。

【治疗原则】

1. 手术治疗

颅压增高显著者需尽早手术。肿瘤与外侧裂血管等重要结构粘连紧密，则不宜强行全切肿瘤。若患者全身情况差或重要器官有严重器质性疾病，则需经治疗后方可手术。术前适当应用脱水及激素类药物，以减轻术后反应。术前晚上服用镇静药，术前 1 日使用抗生素。

手术方法：行气管插管全身麻醉下肿瘤切除术。根据肿瘤所在位置、发展方向及手术者操作习惯选择适宜的入路。

2. 放射治疗

适用于恶性脑膜瘤切除后、未能全切的脑膜瘤，以及术后复发再手术困难者或无法手术切除的肿瘤。

【护理评估】

1. 健康史

询问患者一般情况，包括患者年龄、职业、民族、饮食营养是否合理，有无烟酒嗜好，有无尿便异常，睡眠是否正常，生活是否能自理，有无接受知识的能力。评估患者的既往有无癫痫发作、家庭史、健康史、过敏史、用药史。询问患者是否有颅脑外伤和病毒感染史。

2. 身体状况

（1）询问患者起病方式：是否以头痛、呕吐、视力减退等为首发症状，因脑膜瘤生长较慢，数年或十余年后当肿瘤达到一定体积时才引起头痛、呕吐及视力改变。

（2）评估患者有无颅压增高：头痛、呕吐、视力和眼底改变是脑膜瘤常见的症状，头痛可分为阵发性、持续性、局限性和弥散性等不同类型。一般早期为阵发性头痛，病程进展间隔时间短，发病时间延长，最后演变为普遍性。高龄患者可表现为严重眼底水肿，甚至继发视神经萎缩，而无剧烈头痛和呕吐，颅压增高症状可不明显。

（3）评估患者是否有癫痫发作：颅盖部脑膜瘤经常表现为癫痫，其中额叶较为多见，其次为颞叶、顶叶。为全身阵发性大发作或局限性发作。老年人常为首发症状。

（4）评估患者是否有视野损害：枕叶及颞叶深部肿瘤累及视辐射，从而引起对侧同象限性视野缺损或对侧同向性偏盲。

（5）评估患者有无运动和感觉障碍：病程中晚期，随着肿瘤的不断生长，患者常出现对侧肢体麻木和无力，上肢常较下肢重，中枢性面瘫较为明显。感觉障碍为顶叶肿瘤常见症状。表现为两点辨别觉、实体觉及对侧肢体的位置觉障碍。

（6）评估患者是否有精神症状和失语症：痴呆和个性改变提示额叶受累；优势半球肿瘤可表现为命名性失语、运动性失语、感觉性失语和混合性失语等。

3. 心理-社会状况

了解患者文化程度或生活环境、宗教信仰、住址、家庭成员，患者在家中的地位和作用，陪护和患者的关系，经济状况及费用支付方式。了解患者及家庭成员对疾病的认识和期望值。了解患者的个性特点，有助于对患者进行针对性的心理指导和护理支持。

【护理诊断】

1. 疼痛	2. 恐惧
与手术创伤有关。	与疾病引起的不适及担心预后有关。
3. 自理缺陷	**4. 潜在并发症**
与疾病引起的头痛、呕吐及视力下降等有关。	癫痫、颅内出血、感染。
5. 营养失调——低于机体需要量	**6. 清理呼吸道无效**
与术中机体消耗及术后禁食有关。	与咳嗽反射减弱或消失或呼吸道梗阻导致呼吸道分泌物积聚有关。

【护理措施】

1. 术前护理

（1）心理护理

头痛、呕吐、视力下降使患者自理能力受限，感到痛苦、恐慌，患者多为家中顶梁柱，而手术备血量大，治疗费用高，对疾病知识的缺乏，手术对生命的威胁，使患者焦虑、缺乏安全感。应耐心细致与患者沟通，详细介绍脑膜瘤的预后，鼓励安慰患者战胜疾病。使患者安心接受手术，家属积极配合做好充分准备。

（2）体位护理

见"第四章第一节头皮疾病"中"一、头皮感染"的相关内容。

（3）饮食护理

见"第四章第一节头皮疾病"中"二、头皮良性肿瘤"的相关内容。

（4）颅内压增高的护理

患者头痛、呕吐时，头偏向一侧，应注意呕吐的次数、呕吐物性状、量、色等。颅压增高出现严重阵发性黑矇，视力障碍时，必须尽快采取降低颅压的措施，防止失明，并给予日常生活护理。

（5）癫痫的护理

见"第五章第二节大脑半球肿瘤"中"一、胶质细胞瘤"的相关内容。

（6）精神异常的护理

患者出现欣快、不拘礼节、淡漠不语，甚至痴呆、性格改变时，应留陪护，指导陪护守护患者，不让其单独外出，并在患者衣服上贴以特殊标志，包括患者姓名、年龄、所在医院及科室、联系电话等，以防患者走失。

（7）肢体运动障碍的护理

患者出现对侧肢体偏瘫，其发展过程由一侧足部无力开始，逐渐发展至下肢，继而上肢，最后累及到头面部，是肿瘤压迫所致。①应加强功能锻炼，被动活动肢体 3~4 次/日，15~30 分钟/次，防止肢体萎缩。②勤翻身，1 次/2 小时，防压疮。

（8）术前准备

1）皮肤准备：剃光头后用肥皂水和热水洗净并用络合碘消毒，以免术后伤口引起颅内感染；天冷时，备皮后戴帽，防感冒。

2）下列情况暂不宜手术：术前半个月内服用阿司匹林类药物、女患者月经来潮，以免导致术中出血不止，术后伤口或颅内继发性出血；感冒发热、咳嗽，使机体抵抗力降低，呼吸道分泌物增加，易导致术后肺部感染。

3）术晨准备：取下活动义齿和贵重物品并妥善保管；指导患者排空尿便；术前30分钟给手术前用药；备好术中用药、病历等用物；有脑室引流者进手术室前要关闭引流管，并包以无菌纱布，进手术室途中不要随意松动调节夹，以免因体位的改变造成引流过量、逆行感染或颅内出血。

2. 术后护理

（1）心理护理

手术创伤、麻醉反应、疼痛刺激、头面部肿胀、监护室无亲人陪伴、担心疾病的预后等使患者产生恐惧、孤独无助感。应主动与患者交流，并针对原因进行护理干预。①头痛时，耐心倾听患者主观感受，告诉患者头痛是因为术后伤口疼痛或暂时性脑水肿。遵医嘱使用镇痛药物。颅脑手术后的头痛一般不使用吗啡类药物，因其不仅可使瞳孔缩小，不利于术后的病情观察，更重要的是还有抑制呼吸中枢的作用。可用罗通定60mg口服，严重时肌内注射布桂嗪100mg。②呕吐时，指导患者不要紧张，协助患者头偏向一侧，随时清除呕吐物，使患者感觉舒适。③保持环境安静，减少外界不良刺激，适当安排探视，使患者感受到亲人的关心。④头面部肿胀及各种管道的约束，使患者不舒适，应告诉患者各种管道的作用，如头部引流管是为了防止手术部位积血积液，消除患者顾虑。抬高床头15°～30°，协助生活护理并指导患者不牵拉各种管道，必要时予以约束肢体。

（2）饮食护理

①麻醉清醒后6小时，无吞咽障碍即可进食少量流质饮食。②术后早期胃肠功能未完全恢复，尽量少进牛奶、糖类食物，防止其消化时产气过多，引起肠胀气。以后逐渐过渡到高热量、高蛋白、富营养、易消化饮食。

（3）体位护理

①麻醉未清醒前去枕平卧，头偏向健侧，以防呕吐物吸入呼吸道。②清醒后，血压平稳者，抬高床头15°～30°，以利颅内静脉回流。③较大脑膜瘤切除术后，局部留有较大腔隙时，应禁患侧卧位，以防脑组织移位及脑水肿发生。

（4）脑水肿的护理

术后出现不同程度的脑水肿，常为手术创伤后反应。①密切观察意识、瞳孔、生命体征及肢体活动情况，出现异常及时报告医师处理。②给予20%甘露醇100ml静脉滴注1次，地塞米松5mg静脉注射1次/8小时，可以减轻和消除脑水肿。③控制输液速度，有条件者使用微电脑输液泵，控制输液速度，既节省人力、时间，又能达到效果。

（5）癫痫的护理

癫痫常发生于肿瘤位于或靠近大脑中央前后区的患者，特别是术前有癫痫发作的患者。①术后应给予抗癫痫治疗，术后麻醉清醒前苯巴比妥0.1g肌内注射，直至患者能口服抗癫痫药。②癫痫发作时加强护理，防止意外损伤。

（6）精神症状的护理

应适当约束，充分镇静，并妥善保护各种管道，防止患者坠床，自行拔管，自伤或伤人。

（7）管道护理

术后患者常有氧气管、创腔引流管、气管插管、导尿管，应保持各种管道的通畅，防止外源性感染的发生。

1）气管插管：①应随时吸痰保持呼吸道通畅。②预防和减轻拔管后喉头水肿，予以生理盐水20ml+糜蛋白酶5mg雾化吸入每日2次。

2）创腔引流管：引流袋内口应低于引流管出口位置，以免逆行感染；适当制动头部，防止引流管扭曲、脱出，注意引流管是否通畅，观察量、颜色并记录；引流管一般术后第3日即拔管，以免引起感染。注意伤口渗血、渗液，一旦发现头部伤口渗湿，应及时报告医师处理。

3）留置导尿管：①原则上应尽早拔除导尿管。②留置导尿管期间以0.1%苯扎溴铵溶液消毒尿道口2次/日。③神清合作者先夹管3~4小时，患者有尿意即可拔管。④如为气囊导尿管，拔管时需先放气囊，以免损伤尿道。

（8）潜在并发症的护理

1）肺部感染：合理使用抗生素；鼓励患者咳嗽排痰，以增加肺活量并随时清除口鼻腔分泌物，保持呼吸道通畅；对咳嗽反射减弱或消失，痰多且黏稠不易抽吸的患者，吸痰前先行雾化吸入；$SaO_2<90\%$的患者应做气管切开。

2）颅内出血：颅内出血是术后最严重的并发症，未及时发现和处理可导致患者死亡。术后48小时内特别注意患者的意识、瞳孔、生命体征，如患者出现瞳孔不等大、偏瘫或颅压显著升高表现，应立即报告医师，行脱水治疗的同时及早行CT复查，及时发现颅内出血，及早手术处理。

3）失语：①遵医嘱使用促脑功能恢复的药物。②进行语言、智力训练，促进康复。③语言训练时从教发单音节开始由简单到复杂、循序渐进、发声练习多次重复进行。④智力训练从数数训练开始，不可急于求成。

【健康教育】

见"第五章第二节大脑半球肿瘤"中"一、胶质细胞瘤"的相关内容。

三、脑转移瘤

脑转移瘤是颅外肿瘤细胞经血流、脑脊液循环、淋巴系统或直接侵入等途径转移到颅内而形成的肿瘤。通常男性多于女性，40～60岁多见，肺癌、黑色素瘤和胃癌易早期向颅内转移。肿瘤好发于脑实质内，脑膜和颅骨转移也可见到，肿瘤多位于幕上大脑中动脉供血区，幕下仅占6%～15%。额叶多见，顶叶次之，枕叶、颞叶、小脑半球较少，偶见于脑干、脑室、垂体等部位。国内外均认为脑转移瘤中以肺癌脑转移最多见，有相当部分患者找不到原发灶，即使行脑转移瘤手术仍不能确定肿瘤来源。

【临床表现】

由于脑转移瘤周围脑水肿严重，瘤内可有出血或坏死，大多发病较急，病程很短，自发病到症状明显平均3～6个月。

1. 颅压增高	2. 局灶性神经损害
症状较一般原发性颅内肿瘤出现早，而且常为部分患者的主要症状。	该症状取决于肿瘤的部位，常见症状有偏瘫、偏身感觉障碍、失语、同向偏盲和局限性癫痫等。

3. 精神症状

为脑转移瘤的突出表现，表现为淡漠、幻觉、抑郁、性格变化和智力减退等，严重时有精神失常。

4. 脑膜刺激症状

见于肿瘤沿蛛网膜下隙播散或肿瘤引起蛛网膜下隙出血的患者。

5. 原发肿瘤的表现

脑转移瘤以来自肺部者最多，男性其次为消化系统恶性肿瘤，女性则为乳癌和子宫癌等。

【辅助检查】

1. CT 检查

对怀疑脑转移瘤的患者首选 CT 检查，可显示肿瘤的部位、数量、范围和周围脑组织水肿及移位情况，从而判断肿瘤的种类。转移瘤病变呈圆形，为高密度和混杂密度，中心时有坏死、囊变，增强后多数呈团块状或环状强化，周围水肿明显，相邻结构受压移位。

2. MRI 扫描检查

显示 T_1 加权像为低信号灶，T_2 加权像呈高信号和与灰质信号相仿。

3. X 线平片检查

表现为颅压增高征，对颅骨转移瘤的诊断价值较大。

【治疗原则】

1. 非手术治疗

（1）药物治疗：对病情危重不能耐受手术或急性恶性垂危的患者首选药物治疗。①激素如地塞米松，静脉滴注。②脱水治疗如 20% 甘露醇静脉滴注。

（2）放射治疗、化学药物治疗：用于手术不能全部切除的颅内多发转移瘤治疗。

2. 手术治疗

手术的主要适应证：①单发的，原发病灶已切除，未发现其他部位转移者。②多发转移瘤患者，药物不能缓解颅压增高，行手术协助去除较大的肿瘤，待颅压增高缓解后，再行放射治疗、化学药物治疗。③先、后发现脑转移瘤与原发瘤的患者，一般先切除原发灶，后切除转移灶。④原发病灶不能切除的患者，为缓解症状，延长生命，只切除脑转移瘤。⑤单发但其他重要脏器功能不佳的患者不宜手术治疗。

【护理评估】

1. 健康史

了解患者既往是否患有慢性病及其他脏器功能障碍或肿瘤，有无手术、外伤及住院史，有无药物、食物过敏史。

2. 身体状况

（1）了解患者是否在短期内出现症状，并呈逐渐加重的趋势：由于肿瘤生长迅速，脑组织反应严重，病程一般相当短，若发生肿瘤出血、坏死，病情可突然加重，也可呈卒中样发病。早期表现为晨起头痛，20~30分钟后自行缓解，次日仍痛，日渐加重。了解患者是否出现癫痫发作和局灶性症状如偏瘫、失语、眼震等表现。

（2）评估患者是否有意识、瞳孔、生命体征的改变：由于脑转移瘤的患者肿瘤生长迅速，需监测意识、瞳孔、生命体征，以及时发现脑疝的征象。

（3）评估神经功能：患者是否出现精神异常、癫痫发作、运动性失语等症状，注意评估患者的四肢肌力有无一侧肢力弱，语言表达是否流畅等，脑转移瘤多位于幕上大脑半球，额叶最多见，顶叶次之。

3. 心理-社会状况

了解患者的文化程度，有无接受医疗知识的能力，以及患者对健康知识需求的程度。询问患者居住环境，有无污水、污物的污染，是否存在有疫区疫地的接触史。了解家庭成员的关系，患者在家庭、社会中的地位，是否有独立应对各种突发事件的能力。家庭的经济情况以及医疗费用支付的方式，有无过重的心理负担。

【护理诊断】

1. 潜在并发症

脑疝、癫痫。

2. 有受伤的危险

与意识程度的改变、视野障碍、共济失调等有关。

3. 自理缺陷

与疾病引起的神经功能障碍有关。

4. 焦虑/恐惧

与担心疾病预后有关。

5. 知识缺乏

缺乏转移瘤的相关自我保健知识。

【护理措施】

1. 术前护理

(1) 心理护理

一旦确诊为脑转移瘤，患者承受疾病的折磨与面临死亡威胁的双重打击，产生恐惧、绝望的心理反应。应向患者耐心讲解疾病相关知识，传达积极的疾病信息，告诉患者此类肿瘤对放射治疗非常敏感，增加患者配合治疗的信心。讲述手术前的必要准备，介绍患者与同室手术后病友交流，使患者对神经外科手术有初步的感性认识。指导亲友多陪伴、安慰患者，使患者感受到亲人的关怀，珍惜生命。

(2) 饮食护理

无颅压增高的患者可给予清淡、高蛋白、高维生素的饮食。颅内压增高患者应给予流质或半流质饮食，必要时少量多餐，预防饮食过饱，导致呕吐造成误吸的发生。

(3) 体位护理

颅压增高的患者抬高床头15°～30°，利用重力的作用，降低颅内压力，缓解症状。无颅压增高症状以及功能障碍的患者可采取自由卧位。

(4) 颅压增高的护理

①严密观察意识、瞳孔、生命体征的变化，及时发现脑疝早期征象。②将床头抬高 15°～30°，给予半坐位，减轻脑水肿，降低颅内压。③遵医嘱按时给予脱水药。甘露醇脱水效果明显，但可出现一过性头痛、眩晕、视物模糊，偶见肾毒性反应，呋塞米易诱发电解质紊乱，应注意观察用药后反应。

(5) 运动障碍的护理

①观察四肢肌力的变化及共济失调的改变，以了解肿瘤所在部位及病变程度。②对病房内、走廊、卫生间的安全设施进行检查，患者外出时有专人陪送，防止肢体运动障碍或共济失调造成外伤的发生。③一侧肢体严重瘫痪的患者，由于患侧支撑力的降低，常向患侧卧位或挫动，极易出现压疮或挫伤，应随时注意患者的卧位，协助患者翻身 1 次/2 小时。

(6) 失语的护理

教会失语的患者使用肢体语言进行生活需要的表达，耐心解决患者日常生活需要。

2. 术后护理

(1) 心理护理

手术后患者身体极度虚弱，产生强烈的无助感，急需亲情般的关怀。护士应亲切地与患者进行交谈，讲述其手术经过以及家人的态度。在治疗允许的情况下让家属探视，家属探视时只限一人，需穿好隔离衣，预防隔离病房的污染。指导亲友不在患者面前流露悲伤情绪，以免加重患者的心理压力。

(2) 饮食护理

手术当日禁食，次日试喂少量水，吞咽正常者给予流质或半流质，3日后若患者无异常改为普食。

(3) 体位护理

手术当日为防止术后呕吐造成误吸，需去枕平卧头偏向一侧。次日给予平卧位或半坐位。

(4) 颅压增高的护理

①麻醉未清醒时，每15～30分钟观察一次意识、瞳孔、血压、脉搏、呼吸变化，清醒后观察1次/1～2小时，并及时记录。②其余见本节"术前护理"相关内容。

(5) 偏瘫的护理

①加床档，保护患者的安全，躁动患者适当约束四肢。②翻身、叩背1次/2小时，防止压疮及肺部感染的发生。③鼓励早日进行肢体的锻炼，协助下床活动，促进身体的康复。④患者进行肢体锻炼时借助拐杖、扶手等辅助工具，示范正确的行走姿势，嘱患者穿鞋底摩擦力较大的鞋，专人陪伴保护，防止摔伤等意外发生。

(6) 管道护理

术后患者常有氧气管、创腔引流管、气管插管、导尿管，应保持各种管道的通畅，防止外源性感染的发生。

1) 气管插管：①应随时吸痰保持呼吸道通畅。②预防和减轻拔管后喉头水肿，予以生理盐水20ml+糜蛋白酶5mg雾化吸入每日2次。

2）创腔引流管：引流袋内口应低于引流管出口位置，以免逆行感染；适当制动头部，防止引流管扭曲、脱出，注意引流管是否通畅，观察量、颜色并记录；引流管一般术后第 3 日即拔管，以免引起感染。注意伤口渗血、渗液，一旦发现头部伤口渗湿，应及时报告医师处理。

3）留置导尿管：①原则上应尽早拔除导尿管。②留置导尿管期间以 0.1%苯扎溴铵溶液消毒尿道口 2 次/日。③神清合作者先夹管 3~4 小时，患者有尿意即可拔管。④如为气囊导尿管，拔管时需先放气囊，以免损伤尿道。

【健康教育】

见"第五章第二节大脑半球肿瘤"中"一、胶质细胞瘤"的相关内容。

<h1 style="text-align:center">第三节　颅　底　肿　瘤</h1>

一、脑干肿瘤

脑干位于颅后窝，由中脑、脑桥、延髓三部分组成，是生命中枢的所在，主管呼吸、心跳、意识、运动、感觉等。

脑干肿瘤是指发生于脑干的具有占位效应的病变。包括星形细胞瘤、血管网状细胞瘤、室管膜瘤及海绵状血管瘤，前一种多发生于成年人，而后一种易发生于儿童及青年。脑干肿瘤占颅内肿瘤的 1%~7%。预后与肿瘤的性质、部位及其他因素有关。脑干肿瘤发生的原因尚不清楚，目前认为肿瘤与病毒感染、化学因素、放射因素有关。

脑干肿瘤分类如下：

（1）脑干星形细胞瘤：多见于儿童、青年人，可发生于脑干的任何部位。肿瘤可向脑干任何方向生长。

（2）血管网状细胞瘤：多见于成年人，为颅内真性血管性的肿瘤，多发生在小脑。

（3）室管膜瘤：多见于成年人，多发生于第四脑室底部或发生颈髓中央管向延髓发展。

（4）海绵状血管瘤：多见于成年人，几乎所有海绵状血管瘤患者均伴亚临床型微出血。

脑干肿瘤可发生于任何部位。Epstein 等把脑干肿瘤分为弥散型、局限型和颈脊髓型三种。其中，弥散型多为恶性，如星形细胞瘤，在脑干内呈浸润性生长，恶性呈度高，生长快。局限型多为良性，如脑干海绵状血管瘤、血管网织细胞瘤等。

【临床表现】

1. 脑神经损害

一支或多支脑神经麻痹常为脑干肿瘤的重要特征。根据肿瘤生长部位不同，可表现有眼球运动障碍、嘴歪、吞咽困难。

2. 锥体束征

可作为首发症状，表现为一侧肢体肌力弱，偏瘫或截瘫。锥体束征多在脑神经损害的对侧，这种交叉性麻痹是脑干病变的典型表现。

3. 小脑体征

是肿瘤侵犯小脑、齿状核、红核、丘脑束所致。多数表现为走路不稳和闭目难立。

4. 颅压增高

脑干肿瘤多数没有颅压增高，或颅压增高在晚期出现。多为肿瘤向背侧突出，造成第四脑室或导水管的狭窄或闭锁所致。

5. 其他

如精神、智力改变，晚期有意识、呼吸改变。

【辅助检查】

1. 腰椎穿刺

对脑干肿瘤的诊断帮助不大，脑脊液蛋白含量不高时不能排除本病。

2. 脑干听觉诱发电位（BAEP）

脑干听觉诱发电位结合其他听觉功能检查对更准确地诊断肿瘤部位有所帮助。

3. 头部 CT 检查

以脑胶质细胞瘤，特别是星形细胞瘤多见。平扫不论其恶性程度如何，均表现为低或等密度病灶，亦可有混杂密度病灶。增强检查可为不规则局部或不均匀强化。

4. 头部 MRI 检查

脑干脑胶质细胞瘤呈长 T_1 和长 T_2 改变，多无囊变或出血，肿瘤边界不清，形态不规则。MRI 较 CT 更能准确显示肿瘤的部位及其与周围的关系。一般除极个别低恶性度的星形细胞瘤外，多有增强改变。

【治疗原则】

1. 手术治疗

脑干肿瘤切除术。

2. 放疗、化疗

术后可根据肿瘤的性质进行放射治疗或化学药物治疗。

【护理评估】

1. 健康史

（1）了解患者既往健康状况：是否患有慢性病及传染病，有无手术、外伤及住院史。对何种药物、食物过敏，过敏时的身体为何种表现。询问患者家族成员的健康状态，有无患有同类疾病的人员。以了解遗传、环境、既往状况对目前健康状况的影响。

（2）询问患者日常生活是否自理：自感身体状况有何种不适，患病前饮食、睡眠、排泄习惯，出现疾病后有无改变。

2. 身体状况

（1）了解患者出现症状的时间、表现：有无头痛、吞咽困难、饮水发呛，是否出现呼吸困难、耳鸣、面肌麻痹、感觉功能减退及运动困难，有无嗜睡、心动过速的表现。

（2）评估呼吸功能：脑桥和延髓为呼吸、心血管、吞咽等重要中枢。延髓下端的前内侧部和后外侧缘与呼吸运动相关。刺激内侧部时吸气，刺激后外侧缘时呼气，两部位交替刺激时产生正常型呼吸。呼吸功能障碍提示延髓出现损伤，需认真评估呼吸的频率、节律、幅度，尤其注意有无睡眠呼吸的存在。

（3）评估意识状态：患者意识障碍甚至出现昏迷是肿瘤发展造成脑干网状结构受累的表现。

（4）评估神经功能：早期患者出现复视是中脑肿瘤累及动眼神经和滑车神经核团所致。患者出现眼球外展运动障碍、面神经周围性瘫和面部感觉减退，提示脑桥肿瘤累及展神经核团、滑车神经核、面神经核和部分三叉神经核；当病变累及前庭神经时，出现听力减退、眼球震颤和眩晕。延髓肿瘤可累及后组脑神经核，出现声音嘶哑、吞咽困难和舌肌瘫痪的表现。当肿瘤向脑干腹侧发展时，出现脑干长束损伤的症状，表现为对侧肢体瘫痪。

3. 心理-社会状况

了解患者患病后的心理应激反应，家人的关爱程度，家庭成员的关系是否融洽，患者在家庭、工作单位所处的地位。家庭居住环境、工作环境是否存在有空气、水源的污染，有无流行病的接触史。家庭的经济状况，支付医疗费用的方式，高额的医疗费用对于患者是否造成巨大的压力。

【护理诊断】

1. 焦虑/恐惧

与患者担心预后与害怕手术有关。

2. 生活自理能力缺陷

与头痛、头晕、交叉性瘫痪有关。

3. 清理呼吸道低效

与呼吸中枢、后组脑神经受损有关。

4. 体温过高

肿瘤影响体温调节中枢所致。

5. 潜在并发症

胃肠道出血、感染、呼吸障碍等。

6. 意识障碍

手术创伤导致脑干水肿所致。

7. 皮肤完整性受损的危险

与肢体瘫痪有关。

【护理措施】

1. 术前护理

（1）心理护理

脑干是机体生命中枢所在，患者对疾病本身以及手术后的效果产生顾虑与恐惧。应耐心地讲解脑干疾病相关知识，向患者传达积极的疾病信息，如介绍相关的病例，寻找相同疾病手术后的患者互相进行交流，使患者对显微外科技术有初步的感性认识。讲述手术前后的必要准备以及必要性，使患者理解和配合。

（2）饮食护理

指导并协助进食，在患者进食时不可催促患者，防止误吸。患者存在吞咽障碍，需严格限制饮食的范围，以流质及半流质为主。必要时给予鼻饲饮食。

（3）体位护理

当患者存在严重的呼吸障碍时，指导患者抬高床头 15°~30°，头颈在同一轴线上去枕或低枕卧位，保持呼吸道的通畅。

（4）颅压增高的护理

①严密观察意识、瞳孔、生命体征的变化，尤其是呼吸节律、幅度、频率的变化，注意患者皮肤黏膜的颜色，判断血氧浓度是否正常。②遵医嘱及时给予脱水药并观察使用后的效果。

（5）头痛的护理

①耐心听取患者的诉说，恰当地解释疼痛是伤口疼痛或术后反应性脑水肿使颅内疼痛结构（脑膜、血管、神经）受到牵拉、刺激所致，显示出理解患者的痛苦，并安慰患者。②去除诱发或加重头痛的因素，创造安静的休息环境，保持排便通畅，减少或避免咳嗽、屏气、大幅度转头、突然的体位改变。③对疼痛强度突然改变，严重的持续疼痛的患者，应慎重对待，以防发生器质性改变。④分散患者注意力，如听收音机、聊天、看电视等，以降低机体对疼痛的感受性。⑤局部冰敷、热敷及按摩，早期应用镇痛药。

（6）面瘫的护理

①观察患者能否完成皱眉、上抬前额、闭眼、露齿、鼓双颊等动作，并注意双侧颜面是否对称。②根据患者不良心理特征，做好耐心解释和安慰工作，缓解其紧张的心理状态。③加强眼部保护，防止暴露性角膜炎。④勿用冷水洗脸，避免直接吹风。⑤给予生姜末局部敷贴（30分钟）或温湿毛巾热敷面瘫侧（2~3次/日），以改善血液循环。⑥加强口腔护理，保持口腔清洁，随时清除口角分泌物，防止口腔感染。⑦指导患者进行自我按摩，表情动作训练，并配合物理治疗，以促进神经功能恢复。

（7）平衡功能障碍的护理

①嘱患者不要单独外出，防止摔伤。②主动关心、照顾患者，给予必要的解释和安慰，加强心理护理。③保持房间地面清洁、干燥，清除障碍物，避免摔伤。④指导患者进行平衡功能训练，应循序渐进，从坐位→站立平衡→行走训练，并给予支持和鼓励，增进患者康复的信心。

2. 术后护理

（1）心理护理

术后并发症多、恢复时间漫长给患者造成巨大的压力，患者往往表现为烦躁不安甚至拒绝治疗。护士在为患者进行精心护理的同时，要鼓励患者增强战胜疾病的决心。通过严密观察病情变化，积极预防和处理并发症，指导患者进行手术后的康复，逐渐恢复其生活自理能力，使病情出现好的预后，增加患者的信心。

（2）体位护理

手术伤口在后枕部，患者只能取侧卧位。为患者摆放卧位时，于患者肩下放一软枕，使颈部伸直，以保持呼吸道的通畅，减少呼吸困难。翻身时保持头、颈、躯干在同一水平线上，防止扭曲颈部，导致呼吸困难或停止。协助患者翻身1次/1~2小时，防止压疮形成。

（3）饮食护理

1）早期禁食：脑干手术后肿瘤的影响及手术的创伤造成后组脑神经麻痹或损伤，患者可能存在吞嚼困难及咳嗽反射降低，易出现严重的误吸甚至窒息，加之手术当日麻醉药物的作用，造成患者的呕吐，更加重了误吸的危险性，手术当日要严格禁食禁饮。

2）鼻饲流质：术后第2日，如患者不能自行进食，应给予患者以鼻饲饮食，以提高机体的抵抗能力，促进身体的早日康复。颅脑手术后的应激反应易导致消化道的溃疡及出血，要严格限制鼻饲饮食的范围。①术后第2日试喂少量米汤，形成对胃黏膜的保护，不可鼻饲牛奶以免造成腹泻与肠胀气的发生。②第3~4日试喂牛奶进行观察，以后可逐渐增加鼻饲食物的类型。③目前临床广泛使用的胃肠内营养液含多种营养物质，可以通过肠道直接吸收，对疾病的恢复极为有利。④手术后可造成胃肠蠕动的减慢，食物潴留于胃内，再次鼻饲时可出现反流，造成误吸。在进行鼻饲操作时，必须回抽胃液，若胃内容物为未消化食物或潴留量大于前次喂食量的 50% 不可喂饮食。⑤开始鼻饲时不可在短时间灌入大量食物，应遵循少量多餐、循序渐进的原则，先喂 50~100ml，2 小时后无消化不良及胃潴留方可逐渐增加饮食量及次数。

3）自行进食：对于症状较轻或吞咽反射恢复者，指导患者掌握进食的每一步骤，即患者进食时采取坐姿进食，头部自中线向前弯曲 45°，进食时注意力集中，将食物吞咽完再进食下一口食物，要观察患者的整个吞咽过程，检查食物是否完全吞咽。进食后保持坐姿 10~15 分钟。

4）加强观察：术后应激性溃疡常发生于手术 48 小时以后，应密切观察患者是否出现恶心、呕吐、腹胀及呕吐物与粪便的颜色，以及时发现应激性溃疡出血。

（4）呼吸道梗阻的护理

①观察呼吸频率、幅度、节律，注意患者皮肤黏膜的颜色，有无发绀，初步判断血氧含量，必要时遵医嘱留取血气分析标本，检测血氧分压变化。②保持呼吸道通畅。由于咳嗽反射差，加之手术后气管插管、麻醉药物的刺激引起呼吸道分泌物增多，患者不能自行排痰，极易导致窒息的发生。应加强吸痰，及时清除口、鼻腔分泌物，吸痰时避免长时间刺激，导致气管痉挛而出现低氧血症，加重呼吸困难。③叩背。翻身叩背 1 次/1~2 小时，以刺激痰液排出。④常规给予持续吸氧，防止低氧血症的发生，如出现三凹征、嘴唇青紫等需及时吸痰并加大给氧量 4~6L/min。⑤血气分析结果，$PaCO_2>5.98kPa$（45mmHg）、$PaO_2<7.98kPa$（60mmHg）时，应嘱患者深呼吸，给予面罩吸氧。患者出现自主呼吸浅快或浅慢，需采用间断呼吸机辅助通气，并根据血气分析 PaO_2 及 $PaCO_2$ 水平，调整给氧浓度，加强排痰措施有效防止 CO_2 潴留。⑥当延髓血管中枢受损时，可出现血压下降、脉搏细数，呼吸浅而慢，应同时密切观察生命体征的变化。

（5）高热的护理

①严密观察体温变化。②高热患者身体虚弱，药物降温易造成出汗而致血容量降低，出现虚脱甚至休克。应慎用药物降温，最好采用物理降温的方法，以减轻脑组织的耗氧量，临床上经常使用的方法有冰袋、冰毯、酒精擦浴、温水擦浴等方法。

（6）肢体功能障碍的护理

肿瘤造成交叉性麻痹，即病变侧的脑神经损害、对侧长束功能障碍，患者一般卧床时间长，易出现肌力减退、肌肉萎缩以及深静脉血栓的发生。①术后 2 日即可进行肢体功能锻炼，活动大小关节 3~4 次/日，15~30 分钟/次。②卧位时肢体保持功能位。③对于能够下床活动进行康复锻炼的患者，叮嘱其穿橡胶底的布鞋，增加摩擦力，防止滑倒受伤。④检查病房、走廊、卫生间内扶手的牢固性，保持地面的整洁、干燥，清洁地面时嘱患者待地面干燥后方可下地活动。外出检查需有专人陪同。

（7）语言交流障碍的护理

与患者交谈时尽量减少室内噪声，利用书写、接触或手势帮助交流。

（8）面神经麻痹的护理

患者表现为眼睑闭合不全、口角歪斜等症状。应评估面神经麻痹的程度，采用物理疗法帮助面神经功能恢复，如使用无光型红外线照射、电刺激、脸部按摩等。患侧眼睑闭合不全，无眨眼反射，易引起眼睑干涩、角膜炎等，应指导并协助患者使用眼药水、眼药膏，并用纱布覆盖，严重者用蝶形胶布将上下眼睑黏合。

（9）管道护理

加强气管内插管或气管切开套管、呼吸机、鼻饲等管道的护理。

1) 气管套管护理：尤其是延髓肿瘤术后，患者存在呼吸困难、咳嗽反射降低或消失时，需行气管切开术，为此需进行精心护理，防止肺部感染的发生。①雾化吸入 1 次/4 小时。②气管灌洗，以防结痂的痰液堵塞套管。灌洗液为生理盐水及 4%碳酸氢钠各 50ml，注入 3~5 毫升/次，灌洗总量不超过 100ml/d。③消毒内套管 4 次/日，并进行伤口换药。④放置人工鼻（湿化球）增加呼吸道的湿润度，并定期更换。⑤吸痰时，实行一管一吸，吸后的管道需要进行浸泡消毒，同时不可混用气管、口腔、鼻腔吸痰使用的弯盘。

2) 鼻饲管护理：术后吞咽困难的患者，需放置鼻饲管，给予胃肠内营养，鼻饲管 1 次/15~30 日，并固定好鼻饲管，在进行鼻饲前检查管道是否移位。叮嘱患者不能擅自拔管，必要时约束患者双上肢防止自行拔管。

（10）潜在并发症的护理

1）呼吸障碍：脑干是重要的呼吸中枢，肿瘤浸润及手术的牵拉损伤可造成呼吸功能障碍，患者表现为呼吸慢而浅，从而导致缺氧。在护理过程中，需严密监护呼吸及血氧分压的变化。当患者呼吸出现异常或血氧分压降低时，应嘱患者进行深呼吸，或给予间断的人工辅助呼吸，尤其是术后前几日内，由于夜间迷走神经兴奋，可导致睡眠呼吸不畅甚至暂停，应立即给予纠正。严重呼吸障碍的患者，若呼吸不规律，潮气量不足则应用呼吸机进行机械辅助呼吸。在呼吸机辅助呼吸期间要加强呼吸机管理。

2）胃肠道出血：患者出现消化道溃疡出血，常为手术应激反应，可发生于术后 24 小时内，多数患者在术后 4～5 日出现。轻者 24 小时左右自动停止，重者可持续 2～3 个月，严重者因大出血导致休克或胃穿孔死亡。①为防止胃肠道出血的发生，术后常规给予抑制胃酸分泌的药物，如奥美拉唑注射液 40mg 静脉滴注每日 1～2 次／日。②应密切观察消化道情况。如患者出现恶心、呕吐、腹胀，甚至呕吐物及粪便为咖啡色或鲜血样应立即报告医师。③遵医嘱予以促凝血药物如酚磺乙胺、凝血酶等。④冰盐水 200ml 加去甲肾上腺素 2mg 洗胃后，以氢氧化铝凝胶 30～50ml 灌胃保护胃黏膜。

【健康教育】

1. 心理指导

出院时护士首先要祝贺患者疾病得到了很好的治疗能够顺利出院，同时指导并鼓励患者保持健康的心态，学会利用各种方式调剂自己的精神、情绪，积极进行康复锻炼，逐步增强自理能力，提高生活质量。

2. 饮食指导

带鼻饲管出院者，指导患者家属如何进行鼻饲以及选择营养丰富、高蛋白、高维生素的鼻饲食物，如牛奶、鸡汤、鱼汤、新鲜的果汁等。

3. 用药指导

遵医嘱定时服药，不可擅自停药、改药，以免加重原有症状。

4. 安全指导

指导患者家属做好家庭安全保护，以防止患者摔倒等外伤的发生。

5. 治疗指导

胶质细胞瘤的患者应带好疾病的相关资料，进行放射治疗。

6. 就诊指导

嘱患者如出现吞咽困难，呼吸节律不齐、肢体运动及构音障碍等症状加重的现象及时到医院就诊，避免延误病情。

7. 复查

嘱患者术后 3~6 个月到医院进行复查。

二、脑桥小脑三角区肿瘤

脑桥小脑三角区位于颅后窝的前外侧，上界位于天幕，下界由脑桥延髓外侧膜与小脑延髓池相隔，位于前庭蜗神经与舌咽神经之间。此区的重要性在于集中了听神经、面神经、三叉神经及岩静脉、小脑前上动脉等，若出现肿瘤，便会逐渐损害上述组织而产生脑桥小脑三角区综合征。

脑桥小脑三角区肿瘤多为良性，最常见的是听神经瘤，约占该区肿瘤的 76%，其次是脑膜瘤和表皮样瘤。其病因尚不明确，可能诱因有遗传因素、物理和化学因素以及生物因素等。

【临床表现】

最常见的症状为肿瘤压迫前庭神经的耳蜗部造成缓慢进展的单侧感觉性听力丧失。典型的临床表现特点：

1. 耳鸣或发作性眩晕

耳鸣多为首发症状，继而出现一侧听力进行性减退、失聪。

2. 同侧角膜反射减退或消失

继听力减退之后，常伴一侧面部麻木和角膜反射减退或消失。

3. 小脑症状

眼球水平震颤，向病侧注视更为明显，肢体肌张力减低，共济障碍。

4. 后组脑神经麻痹

进食呛咳、咽反射消失、声音嘶哑等。

5. 锥体束征

常为病变同侧肢体无力、反射亢进和病理征。

6. 其他

颅内高压症状、面瘫。

【辅助检查】

诊断首选 MRI 或 CT 等影像学检查，如患侧残留有听力时，可行听力测定及耳科学检查。

【治疗原则】

1. 随访观察

对于年龄较大（大于 70 岁）或寿命有限者，或有同侧听力丧失但没有脑干压迫或脑积水症状的患者，可定期行 CT 或 MRI 随访，并密切观察症状，反复神经系统查体。症状和体征因肿瘤增大加重或肿瘤生长每年>2mm 的患者需要积极治疗。

2. 外科手术治疗

脑桥小脑三角区的肿瘤多为良性肿瘤，治疗的主要方法为手术治疗，尽可能安全彻底地切除肿瘤。

3. 放射治疗

可单独治疗或作为外科手术的辅助性治疗。多用于直径小于 3cm 的肿瘤，还可用于不愿意进行显微手术、一般状况不稳定、有症状的老年患者，显微手术切除后复发和手术再次全切除后有残余病变的患者。

【护理评估】

1. 健康史

询问患者一般情况，包括患者年龄、职业、民族、饮食营养是否合理，有无烟酒嗜好，有无尿便异常，睡眠是否正常，生活是否能自理，有无接受知识的能力。评估患者的家庭史、健康史、过敏史、用药史，询问患者是否有颅脑外伤和病毒感染史。

2. 身体状况

（1）询问患者起病方式：是否患侧耳鸣、耳聋为首发症状，多为听神经受累的刺激症状或破坏症状。少数患者可伴有发作性眩晕，恶心、呕吐，自发水平型眼球震颤等前庭症状。

（2）评估患者有无小脑体征：表现为共济失调、步态蹒跚、站立不稳、患侧肌张力下降、腱反射减弱和眼球震颤等，是肿瘤向后发展使小脑和小脑中脚受压所致。

（3）评估患者的神经功能：面神经受压和牵张，一部分患者可出现周围性面瘫或舌前 2/3 味觉消失。累及三叉神经，出现患侧的角膜感觉迟钝或消失，颜面部麻木或感觉异常，累及运动根时可出现颞肌和咀嚼肌的肌力减弱和萎缩。累及后组脑神经，主要是舌咽、迷走神经，出现声音嘶哑、饮水呛咳或吞咽困难，患侧的咽反射减弱或消失，软腭上举无力，腭垂偏向健侧等。

（4）评估患者有无颅压增高：颅压增高症状或早或晚出现，但一般发生较晚。

3. 心理-社会状况

了解患者文化程度或生活环境、宗教信仰、住址、家庭成员，患者在家中的地位和作用，了解陪护和患者的关系，经济状况及费用支付方式。了解患者及家庭成员对疾病的认识和期望值。了解患者的个性特点，有助于对患者进行针对性的心理指导和护理支持。

【护理诊断】

1. 舒适的改变 与耳鸣或发作性眩晕有关。	**2. 潜在并发症** 角膜溃疡与角膜反射减退或消失有关。
3. 知识缺乏 缺乏疾病相关知识。	**4. 有窒息的危险** 与疾病引起的呕吐、饮水呛咳有关。
5. 焦虑/恐惧 与患者担心疾病预后有关。	**6. 自我形象紊乱** 与面肌瘫痪、口角歪斜有关。

【护理措施】

1. 术前护理

（1）心理护理

劝慰患者面对现实，正确对待疾病。针对个体情况进行针对性的心理护理。鼓励患者家属和朋友给予患者关心和支持。

（2）饮食护理

尽量选择患者喜爱的食物。提供良好的进食环境，促进患者的食欲。给予营养丰富、易消化吸收、不易误咽的糊状食物。术前8小时禁食禁饮。

（3）病情观察及护理

①观察患者有无头昏、眩晕及平衡障碍。嘱患者尽量卧床休息，不单独外出，病房设置简洁，保持地面干燥，避免大幅度的摆动头部。②观察患者有无耳鸣及听力下降。保持环境安静，与患者交谈时应有耐心，尽量靠近患者，并站在健侧；关心、安慰患者，主动与患者进行交流。③观察患者有无颅压增高。注意密切观察患者的病情动态变化，监测意识、瞳孔、生命体征，如有变化及时报告医师进行处理；合理使用脱水药；避免剧烈咳嗽，防止便秘等使颅压增高的因素。

（4）术前准备

①交叉配血或自体采血，以备术中用血。②进行抗生素皮试，以备术中、术后用药。③剃头、备皮、剪指甲、更换清洁病员服。④遵医嘱带入术中用药。⑤监测生命体征，如有异常或患者发生其他情况，及时与医师联系。⑥遵医嘱予术前用药。⑦准备好病历、CT片、MRI片等，带入手术室与手术室人员进行患者、药物核对后，送入手术室。

2. 术后护理

（1）全麻术后护理常规

①了解麻醉和手术方式、术中情况、切口和引流情况。②持续吸氧2~3L/min。③持续心电监护。④床档保护防坠床，必要时进行四肢约束。⑤严密监测生命体征。

（2）饮食护理

①术后暂禁食，待患者完全清醒后，检查无后组脑神经损伤时分次少量缓慢进食流质，若无呛咳再逐渐过渡到普食。②若有吞咽困难患者应给予鼻饲流质，并注意观察胃液，以便及时发现应激性溃疡。③若有轻微呛咳者，应选择健侧进食，并给予糊状食物。

（3）体位与活动

全麻清醒前去枕平卧位，头偏向一侧。全麻清醒后抬高床头 15°~30°。

（4）引流管的护理

①引流管的高度：创腔引流管术后 24~48 小时内与创腔位置一致，手术 48 小时后可将引流袋逐渐放低，以充分引流创腔内液体，若是与脑室相通，则应适当提高引流袋 10~15cm，以免脑脊液引流过快、过多。②保持引流管通畅，避免扭曲、受压、脱落，躁动的患者适当约束四肢。③观察并记录引流的量、性状。④搬动患者或拔管时应夹闭引流管，以免引起颅内感染。⑤早期禁忌引流过快，必要时适当挂高引流瓶，以免引起硬脑膜下或硬脑膜外血肿、瘤腔出血形成脑疝。⑥拔管前应夹闭引流管，并密切观察病情，若出现颅压增高症状，立即通知医师开放引流管。

【健康教育】

1. 嘱患者加强营养，进食高热量、高蛋白、富含纤维素、维生素饮食，避免食用过硬或易致误咽的食物，不用吸管进食、饮水，以免误入气管引起呛咳、窒息。

2. 合并神经功能缺损的患者，术后半年至 1 年可有部分恢复，可选择必要的辅助治疗，如针灸、理疗、中医药等。

3. 听力障碍的患者尽量不单独外出，以免发生意外，必要时可配备助听器。

4. 步态不稳者应进行平衡功能训练，外出需有人陪同，防止摔伤。

5. 眼睑闭合不全患者外出时需佩戴墨镜或眼罩保护，夜间睡觉时用干净毛巾覆盖或涂眼膏，以免眼睛干燥。

6. 有面瘫、声音嘶哑而产生悲观心理的患者，家属及朋友应安慰、开导，鼓励其参加社会活动。

7. 术后 3~6 个月门诊复查。

三、岩骨斜坡区脑膜瘤

岩骨斜坡区脑膜瘤主要包括斜坡脑膜瘤和岩尖脑膜瘤，解剖学上认为岩骨斜坡区是指由蝶骨、颞骨和枕骨所围成的区域，这些骨构成了颅底的颅中窝、颅后窝。国内作者普遍认为岩骨-斜坡型脑膜瘤是指发生于上2/3斜坡以内及内听道以内的岩骨嵴脑膜瘤，因其位置较深，常累及多条脑神经及血管结构。

该疾病的病因可能与一定的内环境改变和基因变异有关，如脑外伤、辐射、病毒感染等，这些因素共同特点是使染色体变异或使细胞加速分裂。

根据肿瘤的发生部位、生长方向及临床表现，该区肿瘤可分成上斜坡型、海绵窦型、岩尖型及小脑幕型四型。

【临床表现】

岩骨斜坡区脑膜瘤多为良性肿瘤，发病在两年以上。因肿瘤紧靠后组脑神经、基底动脉及其分支、小脑半球、脑干等重要结构，其临床表现较为复杂，神经系统损害症状根据肿瘤的发生部位、生长方向不同而有所不同，主要表现为：

1. 头痛

大多数患者有头痛症状出现，头痛多见于枕顶部及头顶部，常为首发症状。

2. 颅内压增高

多不明显，因肿瘤生长缓慢，晚期才出现颅压轻度及中度增高症状。

3. 神经系统损害症状

易受累神经有动眼神经、三叉神经、面神经、听神经及展神经，常表现为上睑下垂、听力下降、面部麻木，三叉神经痛及复视等。

4. 小脑受损症状

步态蹒跚、共济失调和眼球水平性震颤等。

5. 椎动脉及基底动脉受累

可表现为癫痫发作。

【辅助检查】

1. 头颅 X 线平片检查

有助于了解颅骨的增生或损害程度。

2. 脑血管造影

可观察肿瘤的血供情况，便于术中阻断供血动脉。

3. CT 和 MRI 检查

诊断该区脑膜瘤最有效的方法，CT 检查主要表现为岩骨斜坡区均匀高密度或等密度占位性病变，受累部位颅骨可见增生或破坏，少数肿瘤混有大小不等的低密度灶。MRI 可清楚地显示肿瘤的位置、大小，肿瘤的侵犯方向，有无基底动脉及分支受累。

【治疗原则】

本病的治疗主要以手术治疗为主，其他治疗包括放疗、激素治疗等，一般作为辅助治疗。Subach 等根据肿瘤大小，制订了治疗原则。

【护理评估】

1. 健康史

询问患者一般情况，包括患者年龄、职业、民族、饮食营养是否合理，有无烟酒嗜好，有无尿便异常，睡眠是否正常，生活是否能自理，有无接受知识的能力。评估患者既往有无癫痫发作史、家庭史、健康史、过敏史、用药史，询问患者是否有颅脑外伤和病毒感染史。

2. 身体状况

（1）询问患者起病方式：是否以头痛为首发症状，头痛多见于枕顶部及头顶部。

（2）评估患者有无颅压增高：晚期才出现颅内压轻度及中度增高症状，因肿瘤生长缓慢。

（3）评估患者是否有癫痫发作：多因椎动脉及基底动脉受累。

（4）评估患者有无小脑体征：表现为共济失调、步态蹒跚、站立不稳、患侧肌张力下降、腱反射减弱和眼球震颤等，是肿瘤使小脑和小脑中脚受压所致。

（5）评估患者的神经功能：受累神经有动眼神经、三叉神经、面神经、听神经及展神经，出现上睑下垂，患侧的角膜感觉迟钝或消失，面部麻木、三叉神经痛、听力下降及复视等。

3. 心理-社会状况

了解患者文化程度或生活环境、宗教信仰、住址、家庭成员，患者在家中的地位和作用，了解陪护和患者的关系，经济状况及费用支付方式。了解患者及家庭成员对疾病的认识和期望值。了解患者的个性特点，有助于对患者进行针对性的心理指导和护理支持。

【护理诊断】

1. 清理呼吸道无效

与咳嗽反射减弱或消失及呼吸道梗阻导致呼吸道分泌物积聚有关。

2. 疼痛

与手术创伤有关。

3. 潜在并发症

癫痫、脑脊液耳漏、肺部感染等。

4. 有受伤的危险

与平衡失调、视物呈双影有关。

5. 营养失调：低于机体需要量

与术中机体消耗及术后禁食有关。

6. 有皮肤完整性受损的危险

与患者意识障碍或肢体活动障碍长期卧床有关。

7. 有下肢深静脉血栓的危险

与长期卧床有关。

8. 恐惧

与疾病引起的不适应及担心预后有关。

9. 自理缺陷

与疾病引起的头痛、呕吐、肢体运动障碍有关。

10. 知识缺乏

与缺乏疾病相关知识有关。

【护理措施】

1. 术前护理

（1）心理护理

①介绍手术须知，告知其目的及重要性，如告诉患者术前备皮避免术后伤口的感染，禁饮禁食防止全麻未醒误吸，尽量从对患者有利的角度出发，让患者更容易理解配合。②主动询问患者有无特殊要求，与其

建立良好的护患关系，取得患者的信任和合作。③给予合理的解释：消除焦虑心理以满足患者的要求。④家庭及社会支持：如其他患者、家属以及医师的支持，让患者知道大家都很关心他，树立战胜疾病的信心。

（2）安全护理

①加强床档，防止患者坠床。②针对行走不稳、癫痫症状的患者应采取相应的措施。洗澡、如厕、外出一定要有人陪伴。③对听力、视力障碍的患者，生活护理要到位，防止因行动不便导致外伤。

（3）日常护理

颅压增高有症状的患者需绝对卧床，协助日常生活护理，及时发现病情变化，遵医嘱对症处理。

（4）术前检查

完善相关术前检查：血常规、尿常规、肝肾功检查、心肺功能、CT、磁共振等。

（5）术前准备

交叉配血、备皮、进行抗生素皮试、遵医嘱术前用药及准备术前手术带药等。

2. 术后护理

（1）病情监测

注意观察患者神志、瞳孔、生命体征的变化，及时发现颅内出血、脑水肿及神经损害情况，观察疼痛性质、持续时间，及时报告医师给予对症处理。

（2）保持呼吸道通畅

防止窒息，特别是全麻未清醒及后组脑神经损伤患者，严密观察呼吸的节律、频率，备好气管切开包，必要时行气管切开，甚至呼吸机辅助呼吸。后组脑神经损伤可导致咳嗽反射减弱，造成排痰能力下降，应加强翻身拍背、吸痰，防止肺部感染。

（3）引流管的护理

注意观察伤口有无渗血渗液，渗出液的量及颜色，是否有脑脊液漏；保持引流通畅，避免引流管弯曲、打折；妥善置引流管于床头；观察并记录引流液颜色、性状及量；更换引流装置严格无菌操作。

（4）并发症的预防

1）动眼神经及面神经损伤：①应严密观察患者的神志、血压、脉搏、肢体活动等变化，脑干损伤时，瞳孔变化多样且不规则，应正确判断。②遵医嘱做好眼角膜护理，滴眼药水或涂抹眼药膏，戴眼罩，必要时进行眼睑缝合。

2）三叉神经损伤：①三叉神经运动支损伤患者，进食后常有残留物在口中，进食后应加强口腔护理，餐后协助患者漱口，做好口腔清洁，防止口腔感染，教会患者从健侧咀嚼食物。②口腔溃疡也与神经损伤有关，应遵医嘱给予神经营养药物。

3）后组脑神经损伤：①根据损伤程度，遵医嘱给予饮食。术后遵医嘱严格禁食水，先给予少量水，观察无呛咳或吞咽困难后，才可遵医嘱给予流食、半流食饮食。②嘱患者进食时应抬高床头，以半坐位或后组脑神经健侧卧位，进食速度缓慢，防止呛咳或误吸。③对不能进食者，应静脉补充营养和水分。④吞咽困难，呛咳严重者应遵医嘱安置胃管给予肠道营养，按鼻饲护理常规护理。

4）脑脊液耳漏：①取患侧卧位，维持特定的体位至停止漏液。②在患者枕上垫以无菌巾并及时更换，定时以盐水擦洗外耳道分泌物，酒精消毒，防止逆行感染。③在外耳道口放置无菌干棉球，待棉球被脑脊液浸湿后及时更换并记录，24小时计数估计漏出量。

（5）术后基础护理

加强基础护理，术后全麻清醒后应每2小时翻身1次，保持皮肤清洁干燥，每日用温水擦洗2次，对肢体瘫痪患者，应协助患者在床上做肢体被动运动；术后第2日应协助患者做瘫痪肢体按摩并教会家属出院后瘫痪肢体按摩方法，为保持双足于功能位，防止垂足，可在床尾放置砂袋或木条。

（6）饮食护理

术后因后组脑神经功能障碍，吞咽、咳嗽反射可减弱，易引起呛咳、误吸。术后清醒患者应先喂少量温开水，如患者无呛咳、吞咽困难，可让患者经口进食。饮食搭配应由稀到稠，量由少到多，少量多餐，营养均衡。如患者有上述症状行鼻饲饮食。鼻饲置管期间注意管腔清洁，保持管道通畅，食物卫生。昏迷患者予静脉营养。

（7）活动和按摩

加强肢体活动和按摩，可抬高双下肢或应用医用弹力袜，降低下肢深静脉血栓的发生率。

（8）用药护理

掌握术后用药的药理作用，用药后不良反应发生时的症状表现，告知患者有异常情况及时告诉医护人员。遵医嘱按时给药，并观察效果。

（9）心理护理

讲解疾病相关知识，教会患者观察自身病情变化，学会紧急处理，消除患者预后不佳顾虑，早日回归社会生活。

【健康教育】

1. 做好患者及家属的健康教育宣教工作。护理人员要做好术后检查、治疗及护理的健康宣教，告知其检查及治疗的目的、方法及配合的注意事项，指导患者家属术后按时探视，防止术后交叉感染，告知术后饮食方面的注意事项。根据患者术后的恢复情况进行功能锻炼，术后多与患者交谈，鼓励患者，促进患者身心的早日康复。

2. 告知门诊复查时间、复查时所需携带资料、复查流程与注意事项。出院后在家属的密切配合下，主动适应术后生活，进行心理调整，保持积极、乐观的心态，积极自理个人生活。

3. 进食高热量、高蛋白、富含纤维素及维生素、低脂肪、低胆固醇的饮食，限制烟酒、浓茶、咖啡、辛辣等刺激性食物。

4. 告知出院带药的相关药物名称、药物知识与注意事项。遵医嘱按时、按量服药，不可突然停药、改药及增减药量以免加重病情。

四、枕骨大孔区脑膜瘤

枕骨大孔区脑膜瘤是指发生于枕骨大孔周围的脑膜瘤，一半发生于枕骨大孔前缘，常对延髓造成压迫。肿瘤可向下延伸到第 2 颈椎，可按解剖位置将枕骨大孔区脑膜瘤分为颅脊髓型和脊髓颅型。

枕骨大孔区脑膜瘤并不常见，约占颅后窝脑膜瘤的 7%。多见于成年女性，约为男性发病的 3 倍。其病因尚不明确，可能与内环境改变或基因变异有关。

【临床表现】

1. 该病临床发展较缓慢，早期表现常为一侧颈部疼痛，随病情发展逐渐出现肢体麻木，多见于上肢，逐渐累及下肢，手和上肢麻木较常见。

2. 肿瘤压迫延髓及高颈髓，患者出现双上肢乏力，占 1/3，严重者可出现肢体肌肉萎缩，腱反射减弱。

3. 肿瘤累及小脑患者出现步态不稳、平衡功能障碍。

4. 神经系统检查出现浅感觉减弱或消失，后期肿瘤压迫形成梗阻性脑积水时，患者出现头痛、呕吐及视盘水肿等颅压增高表现。

【辅助检查】

1. 脊髓碘油造影

是早期诊断的主要方法，在仰卧或俯卧位上可以显示枕大孔区边界清楚的充盈缺损。

2. CT 和 MRI 扫描

可以确定肿瘤的部位和大小，绝大多数可做出定性诊断。MRI 是诊断颅后窝和上颈段肿瘤的最佳手段。

3. 其他检查

颅骨 X 线平片、脑血管造影。

【治疗原则】

枕骨大孔区脑膜瘤一旦确诊应考虑手术治疗，根据肿瘤的位置而异，可采取不同手术入路。

1. 肿瘤位于枕骨大孔后或侧方

可采用颅后窝正中开颅。若手术未能全切除肿瘤，患者又同时合并脑积水，可行脑室腹腔分流术。

2. 肿瘤位于枕骨大孔前方

目前国内外均采用经口腔入路。此入路术后易合并脑脊液漏，故切除肿瘤后应严密修补硬脑膜。

【护理评估】

1. 健康史

询问患者一般情况，包括患者年龄、职业、民族、饮食营养是否合理，有无烟酒嗜好，有无尿便异常，睡眠是否正常，生活是否能自理，有无接受知识的能力。评估患者的家庭史、健康史、过敏史、用药史，询问患者是否有颅脑外伤和病毒感染史。

2. 身体状况

（1）询问患者起病方式：是否早期表现为一侧颈部疼痛，逐渐出现肢体麻木。多见于上肢，逐渐累及下肢，手和上肢麻木较常见。

（2）评估患者有无小脑体征：表现为共济失调、步态蹒跚、站立不稳、患侧肌张力下降、腱反射减弱和眼球震颤等。

（3）评估患者的神经功能：脑神经损害以第 X 和第 XI 脑神经损害为常见，其中第 X 脑神经的损害与脑干内的下行感觉传导束受压有关。

（4）评估患者有无颅压增高：当肿瘤压迫形成梗阻性脑积水时，患者出现头痛、呕吐、视盘水肿等颅压增高症状。

3. 心理-社会状况

了解患者文化程度或生活环境、宗教信仰、住址、家庭成员，患者在家中的地位和作用，了解陪护和患者的关系，经济状况及费用支付方式。了解患者及家庭成员对疾病的认识和期望值。了解患者的个性特点，有助于对患者进行针对性的心理指导和护理支持。

【护理诊断】

1. 清理呼吸道无效或低效 与咳嗽反射减弱或消失有关。	**2. 疼痛** 与手术创伤有关。
3. 自理缺陷 与疾病引起的头痛、呕吐、肢体运动障碍有关。	**4. 营养失调：低于机体需要量** 与术中机体消耗及术后禁食有关。
5. 有皮肤完整性受损的危险 与术后卧床有关。	**6. 知识缺乏** 缺乏疾病相关知识。
7. 有受伤的危险 与患者行走无力、吞咽困难等有关。	**8. 恐惧** 与疾病引起的不适应及担心预后有关。
9. 潜在并发症 癫痫、脑脊液漏、肺部感染等。	

【护理措施】

1. 术前护理

（1）安全护理

对术前有头痛、头晕及反复呕吐、颈强直、强迫体位的患者应及时发现并通知医师处理。有的患者表现为行走不稳或一侧肢体麻木、无力；有的患者表现为吞咽困难、呼吸困难等，术前的安全护理很重要。告知家属至少留一人24小时陪伴患者，患者下床活动时注意防止摔倒，吞咽困难者尽量留置胃管行鼻饲饮食，呼吸困难者及早行气管切开，密切观察肿瘤压迫所致的颅内高压症状及不适，及时处置，以防脑疝的发生。

（2）心理护理

向患者做好解释和宣教工作，消除患者恐惧心理，建立信心配合医护人员共同达到治好疾病的目标。告知术前禁饮禁食及备皮的时间，使患者有所准备。

（3）术前检查

生化检查，头颅X线、CT、MRI及血管造影等。

（4）术前准备

①遵医嘱交叉配血，以备术中用血。②遵医嘱行抗生素皮试，以备术中、术后用药。③剃头、备皮、剪指甲、更换清洁病员服。④遵医嘱带入术中用药。⑤测生命体征，如有异常或患者发生其他情况，及时与医师联系。⑥遵医嘱予术前用药。⑦准备好病历、CT片、MRI片等以便带入手术室。⑧与手术室人员进行患者姓名、床号、药物等核对后，送患者入手术室。

2. 术后护理

（1）体位护理

术后采取平卧位，头偏向健侧，全麻清醒后生命体征平稳者可抬高床头15°~30°，利于颅内静脉回流，减轻脑水肿，预防颅内出血。头部的高度不能很快降低而要逐渐放低，翻身时注意头、颈、胸的轴线，防止颈部过度扭转、屈曲或过伸，出现呼吸困难或突然停止。

(2) 引流管的护理

应密切观察伤口敷料情况，如有大量血性渗出，同时伴有血压下降需警惕有无颅内出血，或切口活动性出血，及时更换敷料，以便于观察和诊断，减少感染机会。观察引流管是否通畅，固定妥善，避免引流管弯曲、打折、脱落。观察引流液颜色、性状及量，如有大量鲜红色引流液流出应警惕颅内出血。

(3) 饮食护理

术后由于后组脑神经障碍，吞咽、咳嗽反射可消失，易引起呛咳、误吸。术后清醒患者应先喂少量温开水，如患者无呛咳、吞咽困难，即可让患者经口进食。如患者有上述症状则应行鼻饲饮食。鼻饲置管期间注意管腔清洁，食物无污染，饮食由稀到稠，量由少到多，少量多餐，营养均衡。

(4) 口腔及皮肤护理

根据患者口腔清洁情况每日做口腔护理2~3次，保持床单元清洁及平整，每日用温水擦浴2次，保持皮肤清洁。根据病情每1~2小时翻身1次。如患者消瘦或某处极易出现压疮，缩短翻身的间隔时间。严格交接班，避免压疮发生。

(5) 功能锻炼

保持肢体于功能位，防止肢体挛缩畸形和足下垂，并注意加强恢复期功能。

(6) 心理护理

讲解疾病相关知识，教会患者观察自身病情变化，学会紧急处理，消除患者预后不佳顾虑，早日回归社会生活。

(7) 预防并发症

1）中枢性高热：高颈髓手术常会出现中枢性高热，一旦出现，应及时采取有效地降温措施。多采用去除被盖、冰块置于腋下，腹股沟及腘窝等大血管流经处行物理降温，应用冰枕、冰毯等，或用酒精擦浴。一般不予冬眠药物降温，减少对呼吸的影响。

2）呼吸障碍：由于枕骨大孔区是延髓和上段颈髓的重要解剖部位，肿瘤位于延髓和颈髓交界处，接近于脑干，与脑干粘连，在手术过程中可有不同程度的损伤，出现脑干反应。枕骨大孔区患者呼吸特征性表现为呼吸减慢、不规则，继之停止；或先浅促，转为不规则而后停止。应注意呼吸频率和幅度变化，注意观察患者口唇及甲床颜色，给予间断吸氧，提高血氧饱和度，减少脑干损伤程度。出现上述特征表现时，应立即气管插管，人工呼吸或呼吸机辅助呼吸。

3）脑脊液耳、鼻漏：①指导患者取患侧卧位，维持特定的体位至停止漏液，告知不可自行堵住漏出口。②在患者枕上垫以无菌巾并及时更换，定时以盐水擦洗外耳道分泌物，酒精消毒，防止逆行感染。③在外耳道口放置无菌干棉球，待棉球被脑脊液浸湿后及时更换并记录，24小时计数估计漏出量，指导患者不可用力咳嗽、打喷嚏及排便。④有鼻漏者禁止鼻饲、鼻内滴药及鼻腔吸痰。

4）肺部感染：因术后脑神经麻痹和损伤导致吞咽及咳嗽反射减弱，肺部分泌物不易咳出。应保持呼吸道通畅，协助翻身拍背利于排痰，加强有效的吸痰可减少肺部感染、脑组织缺氧及脑水肿，必要时应行气管切开，加强吸痰。

【健康教育】

1. 针对患者心理、精神状态，指导患者学会自我调节，自我控制，保持良好心态。

2. 帮助患者制订功能恢复训练计划，使患者按照计划逐步恢复身体各部位正常功能。

3. 指导患者按医嘱正确服药。

4. 帮助患者安排活动计划，不宜过劳、参加重体力劳动，起居规律。

5. 向患者说明病情或肢体功能完全恢复尚需一定的时间，嘱患者继续卧硬板床，早戴颈套，颈部勿用力过猛和减少颈部转动，防止颈部外伤和承受压力。

6. 多饮水，多食蔬菜和水果。

7. 继续加强瘫痪肢体功能锻炼。教会其家属帮助患者做肢体主动或被动运动和肌肉按摩。

8. 告知患者按时复查。

五、颈静脉球瘤

颈静脉球瘤是发生在颅底颈静脉孔内及其附近的肿瘤，又称类颈动脉体瘤。本病可发生在10岁以上任何年龄阶段，女性多于男性，以后组脑神经受累为主。颈静脉球瘤是富含血管性肿瘤，呈球形或结节状生长，很少转移。由于肿瘤的供血丰富，因而手术难度较大，术后并发症相对较多。近年来，多用放射治疗和栓塞治疗结合手术切除肿瘤的方法，提高了肿瘤切除率，减少了并发症。

【临床表现】

1. 临床上以单侧为主，偶可见双侧发病。

2. 早期肿瘤仅在颈静脉孔中，可有后组脑神经麻痹、进行性吞咽困难。

3. 向上生长可侵犯鼓室腔，引起单侧进行性听力丧失或传导性耳聋、搏动性耳鸣、耳出血、耳漏液和头昏，也可引起面神经麻痹、耳部疼痛、三叉神经痛和展神经麻痹。

4. 肿瘤向颅后窝发展，后组脑神经损害加重，可有声音嘶哑、饮水呛咳、软腭麻痹、咽反射迟钝或消失，还可出现小脑症状。

5. 向颅中窝发展则有颞叶症状。

6. 到肿瘤增至较大时出现面神经、舌下神经功能障碍、小脑症状、颅压增高和脑干症状。外耳道内或颈上部见到肿块。

7. 晚期可出现霍纳综合征（Hornner syndrome），即单侧瞳孔缩小、上睑下垂及眼球内陷。

【辅助检查】

1. 颅骨 X 线片检查

表现为中耳腔扩大，颅中窝底骨孔、骨板被侵蚀和扩大。

2. 高分辨率 CT 增强颈静脉孔区扫描

可发现颈静脉孔扩大或被破坏。当肿瘤由鼓室底向耳道扩展时，显现"冰山顶"样征象。

3. MRI 或磁共振血管成像（MRA）

在三维图像上显示，神经鞘瘤中等和不等强化。脑膜瘤明显强化，远处硬脑膜强化逐渐减弱，呈硬脑膜鼠尾征。如有流空现象出现，则为血管性肿瘤，颈静脉球瘤尤为突出。

4. 脑血管造影

可了解供血动脉数目、类型和形状，病变血管的结构与周围组织血管的关系，引流静脉和进入乙状窦的位置，通过肿瘤血管网的循环时间，还可于术前对肿瘤血管进行栓塞。

【治疗原则】

术前栓塞对于这类复杂的肿瘤手术具有重要意义，可减少术中肿瘤出血，利于肿瘤全切除。

1. 栓塞治疗

经颈动脉插管至肿瘤供血动脉，注入栓塞剂。术前栓塞可减少肿瘤术中出血；对不能耐受手术患者通过栓塞肿瘤血管，延缓肿瘤生长。

2. 手术治疗

颈静脉球瘤的手术入路有外侧颅底入路、颞下窝入路。前者主要适用于小至中等大小肿瘤，虽向上发展，但未超过颈内动脉的岩部；后者主要用于大型肿瘤切除。术后并发症包括脑脊液漏、脑膜炎、吞咽困难和面瘫。

3. 放射治疗

有单纯放射治疗、术前放射治疗和术后放射治疗三种。单纯放射治疗适用于年老体弱不能承受手术者；术前放射治疗适用于较大肿瘤、估计术中出血较多及单纯手术切除困难者；术后放射治疗适用于肿瘤术后残留，手术切除困难者。

【护理评估】

1. 健康史

询问患者一般情况，包括患者年龄、职业、民族、饮食营养是否合理，有无烟酒嗜好，有无尿便异常，睡眠是否正常，生活是否能自理，有无接受知识的能力。评估患者的既往有无癫痫发作、家庭史、健康史、过敏史、用药史。询问患者是否有颅脑外伤和病毒感染史。

2. 身体状况

（1）询问患者起病的方式：是否出现眩晕、外耳道反复出血、耳鸣、进行性耳聋、面瘫、复视、声音嘶哑、饮水呛咳、吞咽反射消失等脑神经受累表现。当肿瘤累及舌咽神经时，出现舌后1/3味觉减弱；累及迷走神经时，出现声带麻痹、声音嘶哑；累及副神经出现胸锁乳突肌、斜方肌无力或瘫痪。

（2）观察患者是否有意识、瞳孔及生命体征异常等颅压增高表现。

（3）评估患者有无神经功能受损：①患者是否有进食、吞咽、发音障碍。肿瘤累及吞咽、迷走神经时，可导致上述症状和体征。一侧受损时，可出现同侧软腭麻痹、咽反射消失、呛咳及声音嘶哑；两侧受损严重时，患者不能发音、吞咽，唾液外流。②患者是否出现胸锁乳突肌及斜方肌瘫痪并萎缩、不能耸肩等副神经受累表现。

3. 心理-社会状况

了解患者文化程度或生活环境、宗教信仰、住址、家庭成员，患者在家中的地位和作用，陪护和患者的关系，经济状况及费用支付方式。了解患者及家庭成员对疾病的认识和期望值。了解患者的个性特点。有助于对患者进行针对性的心理指导和护理支持。

【护理诊断】

1. 疼痛
与手术创伤有关。

2. 清理呼吸道无效
与咳嗽反射减弱或消失及呼吸道梗阻导致呼吸道分泌物积聚有关。

3. 潜在并发症
脑膜炎、脑脊液漏、面瘫等。

4. 自理缺陷
与疾病引起的头痛、呕吐有关。

5. 营养失调：低于机体需要量
与术中机体消耗及术后禁食有关。

6. 有皮肤完整性受损的危险
与术后长期卧床有关。

7. 有引流不畅的危险
与术后安置引流管有关。

8. 恐惧
与疾病引起的不适应及担心预后有关。

9. 知识缺乏
与缺乏疾病相关知识有关。

【护理措施】

1. 术前护理

(1) 心理护理

头晕、耳痛、耳鸣、进行性耳聋、面瘫、声音嘶哑、饮水呛咳、复视，使患者产生焦虑、恐惧、无助甚至绝望的心理反应，应同情、关心患者，给予生活上的照顾，提供治愈患者的信息，以增强战胜疾病的信心。及时了解患者绝望的心理反应，多巡视并指导家属陪伴患者，防止患者因自卑或绝望而自伤甚至自杀。

(2) 饮食护理

由于吞咽困难，患者不能主动进食，可留置胃管，同时静脉补给营养，以增强体质，增强对手术的耐受性。

(3) 体位护理

采取自动体位。吞咽障碍者，鼻饲流质时抬高床头 30°，防止食物反流。

(4) 呼吸困难的症状护理

①备气管切开包于床旁。②患者带气管插管回病房后，仔细观察患者呼吸，注意呼吸频率、节律、深度，患者呼吸困难改善，咳嗽反射恢复后，可拔除气管插管。③术后 24 小时，仍无咳嗽反射，呼吸困难未改善者，行气管切开术。

(5) 吞咽困难的症状护理

①向患者解释吞咽困难是肿瘤侵及脑神经所致，大多数患者术后能恢复。②从鼻饲管中供给营养，指导患者不可自行进食，防止窒息及吸入性肺炎。③指导并督促患者训练吞咽功能，吞咽动作 3~4 次/日，15~20 下/次，初次训练时，因无吞咽动作患者易失去信心而放弃，应鼓励患者坚持训练，以达到效果。

(6) 面瘫、眼睑闭合不全的症状护理

术后嘴角歪向健侧，进食时食物从口角流出，患者产生悲观心理，护士应多加开导，告诉患者切除肿瘤后，解除了肿瘤对面神经的压迫，经过药物或理疗，面瘫有可能改善，使患者配合治疗。眼睑闭合不全者可用眼垫覆盖患侧眼部，日间滴眼药水 3 次/日，夜间涂眼膏，保护角膜；严重者，行眼睑缝合术，防止暴露性角膜炎，而导致失明。

(7) 耳鸣、听力丧失的症状护理

由于耳鸣或听力丧失，患者处于无助的境地，不能有效地与他人进行语言交流，可通过手势或书写文字来与患者交流，表达对患者的关心时应注意态度诚恳、可信。

（8）复视的症状护理

患者视物成双，不知哪个是真实存在的，哪个是虚有的，护理的重点：①协助患者的日常生活。②患者不能单独外出，以免受伤甚至发生生命危险。③指导家属陪伴患者。

（9）术前准备

①做好常规术前准备。②检查患者心血管系统功能，高血压、严重的心脏病患者不宜手术。③肿瘤体积大，术后有可能出现呼吸、吞咽困难者，术前置胃管。

2. 术后护理

（1）心理护理

①及时告知手术效果，传达有利信息，以增强康复的信心。②帮助患者缓解疼痛不适，使患者减轻恐惧、抑郁反应。③主动解释可能存在的并发症、后遗症及其发生原因和预后情况，鼓励患者积极对待人生，坦然接受现实。

（2）饮食护理

术后禁食1~2日，待患者完全清醒，检查无后组脑神经损伤时再分次少量缓慢进食流质，根据病情逐渐过渡到普食。吞咽困难者于术后第48小时行鼻饲流质，并注意观察胃液，以及时发现并处理应激性溃疡。

（3）体位护理

术后取仰卧位，头偏向健侧，或取侧卧位和侧俯卧位，以利于呼吸道分泌物排出，防止呕吐物误吸。肿瘤较大，切除后残腔大的患者，术后24~48小时禁止患侧卧位。麻醉清醒，生命体征平稳者可抬高床头15°~30°

（4）管道护理

妥善固定好各种管道，防脱落或自行拔除。

"呼吸困难的症状护理""吞咽困难的症状护理""面瘫、眼睑闭合不全的症状护理""耳鸣、听力丧失的症状护理""复视的症状护理"见本节"术前护理"。

【健康教育】

1. 生活不能自理者，劝告患者，正视存在的现实，克服依赖心理，指导家属耐心教会患者最大限度地自我护理。

2. 进食高蛋白、富含维生素的矿物质食物，促进机体康复。带鼻饲管出院的患者，告之每次鼻饲量，每日喂的次数，鼻饲流质的温度及相关注意事项。

3. 需要继续进行放射或化学药物治疗，指导就诊注意事项。如携带病历、病理报告单、影像学资料等。

4. 护理人员要做好术后检查、治疗及护理的健康宣教，告知其检查及治疗的目的、方法及配合的注意事项，指导患者家属术后按时探视，减少探视人员，防止术后交叉感染，告知术后饮食方面的注意事项。

5. 根据患者术后的恢复情况进行功能锻炼，术后多与患者交谈，鼓励患者，促进患者身心的早日康复。

6. 出院后 3~6 个月门诊复诊。

六、小脑肿瘤

小脑位于颅后窝，由两侧小脑半球和小脑蚓部组成，覆盖于菱形窝之上。小脑肿瘤包括小脑半球和小脑蚓部肿瘤，占颅内肿瘤的 10%，可发生于任何年龄段。其确切病因不清楚，但大多学者认为肿瘤与病毒感染、化学因素、放射因素等有关。

小脑肿瘤的病理分型：

1. 星形细胞瘤：肿瘤多位于小脑半球，5~10 岁儿童多见。

2. 血管网状细胞瘤。

3. 室管膜瘤。

4. 小脑髓母细胞瘤：常见于小脑蚓部，儿童多见。

小脑星形细胞瘤恶性程度较低，组织学分类：Russell 和 Rubinstein 分纤维细胞型和弥漫型两种。

小脑蚓部髓母细胞瘤是一种极度恶性肿瘤，生长迅速。瘤细胞易脱落，可随脑脊液在蛛网膜下腔播散种植。还可发生颅外转移，包括腹腔、淋巴结、骨骼系统等。

【临床表现】

1. 颅压增高

早期出现间歇性头痛、恶心、呕吐、颈强直等慢性颅压增高症状，晚期可出现视力障碍。

2. 小脑症状

共济失调，平衡不稳，肌张力减低，腱反射减弱或强迫头位，严重者出现小脑危象。

【辅助检查】

1. CT 检查

肿瘤表现为混杂密度，实性均匀一致，肿瘤可见钙化。髓母细胞瘤边界清楚，呈高密度影。

2. MIR 检查

显示 T_1 像呈低信号或等信号。

【治疗原则】

1. 手术治疗

对术前呕吐频繁、甚至意识加深的患者可先行脑室穿刺外引流术，以降低颅压再行手术切除肿瘤。

2. 放射治疗

手术后可采取放射治疗，可提高治愈率和生存率。

3. 其他治疗

伽马刀治疗、化疗等。

【护理评估】

1. 健康史

询问患者一般情况，包括患者年龄、职业、民族、饮食营养是否合理，有无烟酒嗜好，有无尿便异常，睡眠是否正常，生活是否能自理，有无接受知识的能力。评估患者的家庭史、健康史、过敏史、用药史。询问患者是否有颅脑外伤和病毒感染史。

2. 身体状况

（1）评估患者有无颅压增高：早期出现间歇性头痛、恶心、呕吐、颈强直等慢性颅压增高症状，晚期可出现视力障碍。

（2）评估患者有无小脑体征：表现为共济失调、步态蹒跚、站立不稳、患侧肌张力下降、腱反射减弱和眼球震颤等，是肿瘤使小脑和小脑中脚受压所致。

3. 心理-社会状况

了解患者文化程度或生活环境、宗教信仰、住址、家庭成员，患者在家中的地位和作用，陪护和患者的关系，经济状况及费用支付方式。了解患者及家庭成员对疾病的认识和期望值。了解患者的个性特点。有助于对患者进行针对性的心理指导和护理支持。

【护理诊断】

1. 恐惧/焦虑

与家长担心预后有关。

2. 有跌倒的危险

与平衡不稳，共济失调有关。

3. 潜在并发症

出血、感染、引流管不畅。

4. 舒适的改变

与头痛、恶心、呕吐有关。

【护理措施】

1. 术前护理

（1）心理护理

①解释小脑肿瘤手术的必要性、重要性及手术方式，注意事项，与患者应建立良好护患关系，取得患者的信任。同时应与患者家属沟通，共同完成患者住院期间的整个治疗与护理。②教会患者自我放松的方法：如看小说、听音乐、多做深呼吸等分散其注意力，针对个体情况进行针对性的心理护理。③鼓励患者家属、朋友、同学等给予患者关心和支持。

（2）营养护理

①对不能进食或呕吐患者遵医嘱给予静脉补充营养。②给予高蛋白、高热量、高维生素、低脂、易消化的饮食。

（3）病情观察及护理

①严密观察病情变化、意识、瞳孔、呼吸。遵医嘱给予低流量的吸氧，保证氧饱和度 95% 以上。②对有头痛呕吐患者，应观察头痛的性质。卧床休息，抬高床头 15°~30°。遵医嘱给予脱水药和激素，同时安慰患者给予心理支持。

（4）术前常规准备

①术前检查：协助完善术前检查，如血常规、尿常规、肝肾功能、心肺功能、磁共振、CT 等检查。②安全护理：加床档，防止患者坠床。洗澡、如厕、外出一定要有人陪伴。生活护理要到位，防止因行动不便引起外伤。③排便训练：术前指导患者练习床上使用尿便器。④术前 1 日：交叉配血或自体采血，以备术中用血。遵医嘱进行抗生素皮试，以备术中、术后用药。常规备皮、剪指甲、洗澡、更衣，检查头部是否有毛囊炎、头皮是否有损伤。术前 8 小时禁食禁饮，以免麻醉中误吸。术前睡眠差及心理紧张者，遵医嘱予镇静剂。⑤术晨：遵医嘱带入术中用药。监测生命体征，如有异常或患者发生其他情况，及时与医师联系。遵医嘱予术前用药。术晨剃头，清水冲洗。更换清洁衣服。准备好病历、CT 片、MRI 片等以便带入手术室。与手术室人员进行患者、药物核对后，送入手术室。

2. 术后护理

（1）全麻术后护理常规

了解麻醉和手术方式、术中情况、切口和引流情况。持续低流量吸氧。持续心电监护。床档保护防坠床，必要时进行四肢约束。严密监测生命体征。观察有无小脑功能受损的表现。

（2）伤口观察及护理

观察伤口有无渗血渗液，若有应及时通知医师并更换敷料。观察头部体征，有无头痛、呕吐等。

（3）各管道观察及护理

①输液管保持通畅，留置针妥善固定，注意观察穿刺部位皮肤。②尿管按照尿管护理常规进行，一般清醒患者术后 1 日可拔除尿管，拔管后注意关注患者自行排尿情况。③引流管的护理：应密切观察伤口敷料情况，如有大量血性渗出，同时伴有血压下降需警惕有无颅内出血或切口活动性出血，及时更换敷料，以便于观察和诊断，减少感染机会。观察引流管是否通畅，固定妥善，避免引流管弯曲、打折、脱落。观察引流液颜色、性状及量，如有大量鲜红色引流液流出应警惕颅内出血。

(4) 疼痛护理

评估患者疼痛情况。遵医嘱给予镇痛药。提供安静舒适的环境。

(5) 颅内高压的观察

有头痛、呕吐、烦躁不安、意识障碍等的患者，应立即通知医师，并遵医嘱给予脱水药。

(6) 基础护理

做好口腔护理、尿管护理、定时翻身、雾化、患者清洁等工作。

(7) 饮食护理

①术后6小时内禁食禁饮，6小时后饮少许温开水。②术后1~2日给予流质饮食，每次100~200ml，3~4小时1次。③3日后给予半流质或软食少食多餐。若患者有后组脑神经损害，术后第1日禁食禁饮。第2日后抬高床头，卧向健侧，给予半流质饮食，若呛咳严重遵医嘱给予管喂流食。

(8) 体位与活动

①全麻清醒前，采取去枕平卧位，头偏向一侧，防止呕吐物误入气道，引起窒息。②全麻清醒后手术当日，枕下垫一软枕，保持头、枕、肩在一条水平线上，防止颈部扭曲。③术后第1~5日，给予抬高床头15°~30°，有利于颅内静脉回流减轻脑水肿，鼓励患者床上活动。

【健康教育】

1. 饮食

四要：要饮食规律、要少食多餐、要营养丰富、要容易消化。四忌：忌刺激性食物、忌坚硬食物、忌易胀气食物、忌烟酒。

2. 活动

根据体力，适当活动。

3. 复查

术后放、化疗期间定期门诊随访，检查肝功能、血常规等。术后每3个月复查1次，半年后每半年复查1次，至少复查5年。

第四节　其他肿瘤

一、松果体区肿瘤

松果体呈近似圆形，附于第三脑室顶部，中脑顶盖上方，胼胝体部的下面，其后方为大脑大静脉池，池内走行着收集大脑深组静脉血的大脑大静脉，此池向前上方通中间帆腔，向下连四叠体池。松果体区又称第三脑室后部。

松果体区肿瘤主要指源于第三脑室后部和松果体的肿瘤，占颅内肿瘤的 1.1%~1.6%，好发于儿童及青少年，男性多于女性。

松果体区肿瘤的病理性质多样，按其组织学来源分为四大类。

1. 生殖细胞源性肿瘤：良性畸胎瘤、恶性畸胎瘤、生殖细胞瘤、胚胎瘤、绒毛膜上皮癌、内胚窦瘤。

2. 松果体实质细胞瘤：松果体细胞瘤、松果体母细胞瘤。

3. 胶质细胞源性肿瘤：星形细胞瘤、多形性胶质母细胞瘤、室管膜瘤。

4. 各种囊肿及其他肿瘤：蛛网膜囊肿、上皮样囊肿、脑膜瘤、转移瘤等。

生殖细胞瘤、室管膜瘤、松果体细胞瘤易发生转移。最常见的转移方式为经脑脊液沿整个脑室系统播散，通常种植于脑脊膜及脊髓，由于重力的原因，骶尾部较脊髓其他部位更易种植。

【临床表现】

1. 神经系统症状

（1）四叠体上丘综合征（Parinaud 综合征）：肿瘤压迫或累及中脑四叠体上丘和顶盖前区，可引起眼球垂直运动障碍，表现为两眼上视不能，瞳孔散大或不等大，对光反射障碍。

（2）四叠体下丘损害：随着肿瘤的发展，可压迫中脑四叠体下丘及内侧膝状体，产生耳鸣及听力障碍。

（3）小脑功能损害：肿瘤压迫或侵犯小脑，可引起辨距不良、共济失调、肌张力降低、眼球水平震颤等。

（4）丘脑下部损害：肿瘤直接侵犯或肿瘤细胞沿脑脊液播散种植到丘脑下部所致。主要表现为尿崩症、少数患者亦可出现嗜睡、肥胖、发育迟缓或停顿等丘脑下部损害症状。

2. 颅压增高

常为其首发症状。由于肿瘤压迫或侵犯中脑导水管和三脑室后部，几乎所有患者出现症状时均有脑积水，出现头痛、呕吐、视力减退、嗜睡、记忆力障碍等。

3. 内分泌系统紊乱症状

主要为性征发育紊乱，多数表现为性早熟。松果体区生殖细胞肿瘤、畸胎瘤因破坏了松果体腺的正常分泌，多表现为性早熟，而起源于松果体实质细胞的肿瘤则主要表现为性征发育迟缓或停滞。

4. 其他症状

锥体束征、癫痫、脊髓和马尾神经损害等。

【辅助检查】

1. 血液检查

松果体区生殖细胞源性肿瘤可出现血清肿瘤标志物的改变，具体见表5-1。

表5-1 松果体区生殖细胞源性肿瘤血清标志物

肿瘤	β-绒毛膜促性腺激素（HCG）	甲胎蛋白（AFP）	碱性磷酸酶（ALP）
绒毛膜癌	100%	−	−
生殖细胞瘤	10%~50%	−	+
胚胎癌	−	+	−
卵黄囊癌	−	+	−
非成熟畸胎瘤	−	+	−
成熟畸胎瘤	−	−	−

2. 脑脊液检查

除压力增高外，蛋白量可增多，有的可查见瘤细胞。

3. 头颅X线平片检查

一般均显示颅压增高征。约40%的生殖细胞性肿瘤可见松果体异常钙化。在儿童出现钙化，或在成人钙化超过1cm者，均为病理性。

4. CT和MRI扫描

CT大多显示为高密度影像，亦可为等密度。常见钙化，两侧脑室扩大。注射对比剂后影像增强。MRI显示病变部位、范围优于CT。

【治疗原则】

1. 伽马刀立体手术治疗

由于该部位肿瘤位置深，周围解剖结构复杂，临近重要脑功能区及深部血管，开颅手术风险极大，伽马刀可作为首选治疗。

总体来讲，伽马刀治疗该部位肿瘤治疗效果良好，尤其是生殖细胞瘤和松果体母细胞瘤。但由于伽马刀治疗不能明确肿瘤性质，故术后应严密随访。恶性程度高的松果体区肿瘤在伽马刀治疗后最快的1个月肿瘤就会消失，多数也在3个月后消失，故术后2、3个月即需行磁共振复查。此类肿瘤恶性程度高，易在脑和脊髓腔中播散，故明确诊断后应补做全脑及脊髓放疗。

2. 手术治疗

根据肿瘤的发展方向，要采用不同的手术入路。松果体区肿瘤体积巨大，压迫导水管引起严重脑积水者需在伽马刀治疗前行开颅手术，以解除颅内高压症状。

3. 其他治疗

放射治疗、化学药物治疗。

【护理评估】

1. 健康史

（1）了解患者是否患有各类慢性疾病以及传染病，有无食物、药物、花粉等物质过敏，家庭成员的健康状况，家族中是否出现过患有同类疾病的人员，了解发病起始进行了何种检查，检查后的诊断，是否进行过内科、外科治疗，使用的是何种治疗方法，应用哪些药物，具体服用方法，治疗后是否取得好的效果。

（2）询问患者一般情况，包括患者年龄、职业、民族、饮食营养是否合理，有无尿便异常，睡眠是否正常，生活是否能自理，有无接受知识的能力。同时评估患者的既往有无癫痫发作、家庭史、健康史、过敏史、用药史。了解患者是否有颅脑外伤和病毒感染史。

2. 身体状况

（1）监测意识、瞳孔及生命体征：意识、瞳孔以及生命体征的变化常提示肿瘤突向第三脑室后部梗阻导水管上口，或向前下发展使导水管狭窄及闭锁，以致患者早期发生梗阻性脑积水及颅压增高。患侧瞳孔散大或不等大、对光反射消失时，是小脑幕切迹疝发生的表现，但松果体区肿瘤的患者由于肿瘤压迫四叠体上丘也可出现眼球向上下运动障碍、瞳孔散大或不等大及光反应的消失，需要与脑疝发生的瞳孔变化相鉴别。

（2）评估神经功能：了解患者是否出现头痛、呕吐，有无眼球上下运动障碍以及耳鸣及听力的减退，是否出现性征发育紊乱（如性早熟、性征发育停滞或不发育）。出现眼球上下运动的障碍是因为肿瘤压迫四叠体上丘，双侧耳鸣及听力减退则提示肿瘤生长较大压迫下丘及内侧膝状体。出现躯干性共济失调及眼球的震颤常提示肿瘤向后下发展可影响小脑上脚和小脑蚓部。需要注意的是正常情况下儿童及青春前期松果体的作用非常活跃，因而抑制了性征的发育，到青春期松果体开始退化，使性征得以发育。儿童松果体区肿瘤破坏了松果体腺的正常分泌，使其性征提前发育出现性早熟，松果体细胞瘤的患者则出现松果体功能亢进使青春期后延，造成性征发育迟缓。

（3）了解患者有无尿崩症、肥胖、嗜睡等表现：松果体区肿瘤可直接侵犯或肿瘤细胞沿脑脊液播散性种植至丘脑下部导致丘脑下部损害。

3. 心理–社会状况

了解患者的文化程度或生活环境、住址、家庭成员及患者在家中的地位和作用，陪护和患者的关系，经济状况。了解患者及家庭成员对疾病的认识和康复的期望值。了解患者的个性特点，有助于对患者进行针对性的心理指导和护理支持。

【护理诊断】

1. 头痛	2. 感知改变（特定的）
与颅压增高有关。	与视力、听力减退等有关。
3. 有外伤的危险	4. 焦虑
与视力减退、肌张力降低、共济失调有关。	与担心疾病预后有关。
5. 知识缺乏（特定的）	6. 生活自理能力部分缺陷
与缺乏信息来源有关。	与视力减退、肌张力降低、共济失调有关。

7. 潜在并发症

脑疝、出血、脑水肿、尿崩症、癫痫、感染等。

【护理措施】

1. 术前护理

(1) 心理护理

解释手术的必要性、手术方式及注意事项。鼓励患者表达自身感受。教会患者自我放松的方法。针对个体情况进行针对性的心理护理。鼓励患者家属和朋友给予患者关心和支持。

(2) 饮食护理

术前禁食禁饮 8 小时。

(3) 安全护理

对于肌张力降低、共济失调、视力减退的患者应留陪护，防止跌伤。

(4) 术前检查

协助完善相关术前检查，如血常规、血糖、尿常规、肝肾功能、心肺功能、磁共振、CT 等检查。

(5) 术前准备

①交叉配血或自体采血，以备术中用血。②进行抗生素皮试，以备术中、术后用药。③剃头、备皮、检查备皮区皮肤情况、剪指甲、更换清洁患者服。④遵医嘱带入术中用药。⑤监测生命体征，如有异常或患者发生其他情况，及时与医师联系。⑥遵医嘱给予术前用药。⑦准备好病历、CT 片、MRI 片等以便带入手术室。⑧与手术室人员进行患者、药物核对后，送入手术室。

2. 术后护理

(1) 术后护理常规

①了解麻醉和手术方式、术中情况、切口和引流情况。②持续吸氧 2~3L/min。③持续心电监护。④严密监测意识、瞳孔、生命体征、对侧肢体活动。⑤保持呼吸道通畅，注意观察患者氧饱和度，气管插管或置鼻咽通气道患者出现不耐受时，通知医师予以及时拔除。⑥观察松果体区受损的临床表现。⑦记录每小时尿量。

（2）各管道观察及护理

①输液管保持通畅，留置针妥善固定，注意观察穿刺部位皮肤。②头部引流管妥善固定于床头，高度正确，防止引流管扭曲、阻塞、折叠，注意观察引流液颜色、性质、量。③尿管按照尿管护理常规进行，一般清醒患者术后第 1 日可拔除尿管，拔管后注意关注患者自行排尿情况。④气管插管/切开按气管插管/切开护理常规进行。

（3）伤口观察及护理

①观察伤口有无渗血渗液并记量，根据渗出情况及时通知医师并更换敷料。②观察头部体征，有无头痛、呕吐等。

（4）疼痛护理

①评估患者疼痛情况，注意头痛的部位、性质，结合生命体征等综合判断。②遵医嘱给予镇痛药或非药物治疗。③提供安静舒适的环境。

（5）基础护理

做好口腔护理、尿管护理，定时翻身、雾化，做好患者清洁等工作。

（6）饮食护理

术后 6 小时禁食禁饮，6 小时后清醒患者普食。

（7）体位与活动

①全麻清醒前，去枕平卧位，头偏向一侧。②全麻清醒后手术当日，低半卧位或斜坡卧位，床头抬高 15°~30°。③术后第 1~3 日，半卧位为主，适当地增加床上运动。④3 日后，半卧位为主，可在搀扶下适当地进行屋内活动。

活动能力应当根据患者个体化情况，循序渐进，对于年老或体弱的患者，应当相应推后活动进度。意识、运动、感觉、排泄等障碍者，按相应康复训练措施进行。

【健康教育】

1. 心理指导

在与患者沟通交流时委婉告诉患者遗留的视力障碍、生长迟缓、性器官发育不全等不能完全恢复，但通过锻炼或药物治疗可部分改善，亲友应加强心理开导，多鼓励患者积极主动地进行康复训练，建立健康的人格，以提高生活质量，树立其生活信心。

2. 饮食指导

多进食高蛋白、富含营养饮食，以增强机体抵抗力，促进康复。

3. 康复指导

鼓励患者劳逸结合，加强体育锻炼，以促进骨骼的生长发育，增强体质。

4. 安全指导

视力障碍者注意防止烫伤。

5. 用药指导

垂体功能障碍患者遵医嘱坚持激素替代治疗，切不可随意漏服，更改剂量及间隔时间，更不可因症状好转而自行停药。

6. 就诊指导

患者如出现原有症状加重或头痛、呕吐、抽搐、肢体麻木，尿崩症等异常，应及时就诊。

7. 复查

术后 3~6 个月患者应到门诊行 CT 或 MRI 复查。

二、淋巴瘤

中枢神经系统的淋巴瘤少见，约占中枢神经系统肿瘤的 1%~3%。分为原发于中枢神经系统的淋巴瘤（PCNSL）和全身淋巴瘤侵入中枢神经系统的继发性淋巴瘤。8% 的淋巴瘤原发于中枢神经系统，半数颅内淋巴瘤患者伴有全身淋巴瘤。PCNSL 可在任何年龄发病，无明显性别差异。淋巴瘤可发生在中枢神经系统的任何部位，但大多数发生在幕上，大约 50% 的 PCNSL 发生在大脑半球，颅后窝占 10%~30%。颅内淋巴瘤可为局灶性占位病变或弥漫性浸润生长，肿瘤无包膜。局灶性占位可多发，为实体性病变，边界不清，周围水肿明显，质地可软可硬，血运丰富，灰白色或紫红色，很少出血、坏死。弥漫性生长的肿瘤大体观可正常，可有蛛网膜下腔扩张、致使其增厚呈灰白色，其属于 B 细胞型淋巴瘤，以小细胞型和大细胞型者多见。

【临床表现】

PCNSL 病程短，大多在半年以内，颅压增高症状明显，并可伴有精神方面改变，如性格改变、嗜睡等。根据肿瘤的部位和范围可出现肢体瘫痪、失语和共济失调等。

【辅助检查】

1. 周围血象检查

可出现淋巴细胞增多。

2. 脑脊液细胞学检查

蛋白含量增高和糖含量降低,可出现肿瘤细胞和淋巴细胞计数增高。

3. X 线平片检查

显示松果体移位和颅压增高。

4. 脑电图检查

提示局限性或弥漫性病变。

5. CT 检查

平扫出现高密度或等密度病灶。

【治疗原则】

1. 非手术治疗

(1)脱水治疗:使用地塞米松及脱水药以降低颅压,只能在短期内改善症状。在临床上常使用的药物有以下几类:①激素类如地塞米松10mg,静脉给药。②脱水药:20%甘露醇,静脉滴注;呋塞米肌内注射或静脉注射。

(2)放射治疗:PCNSL 对放疗十分敏感,可明显改善临床症状,通常在明确病理后作为首选方法。一般全脑照射后,局部补照,如发现脊髓有症状,脊髓轴也应放射治疗。有报道放射治疗宜在手术后两周进行。

(3)化学药物治疗:一般用于放射治疗后的复发或与放射治疗联合使用,鞘内药物注射能直接提高 CSF 的药物浓度水平,并可减少副作用。

2. 手术治疗

由于淋巴瘤对放疗非常敏感,故手术目的旨在诊断。如果肿瘤位于静区,也可手术切除病变,达到减压的目的,手术可使患者生存期延长几个月。

【护理评估】

1. 健康史

了解患者饮食、睡眠、排泄等生活习惯，发病后生活型态有无改变，评估患者有无特殊的不良嗜好。了解患者既往是否患有慢性病及传染病，有无手术、外伤及住院史，有无药物、食物的过敏史，家族中是否存在患有同类疾病的人员。询问患者发生疾病后进行过何种检查，检查结果如何，是否进行过治疗，治疗后的效果如何。

2. 身体状况

了解患者首发症状和时间：患者是否在半年以内出现因占位性效应或弥漫性脑水肿引起的头痛、呕吐等颅压增高症状，询问患者是否以此类症状为首发或为主要表现。了解患者有无精神、性格方面的改变。淋巴瘤局限性体征取决于肿瘤发生的部位，了解患者有无肢体麻木、失语、共济失调等。患者出现偏瘫、失语、精神症状的表现提示肿瘤位于大脑半球。出现共济障碍提示肿瘤可能发生于小脑部位。

3. 心理-社会状况

了解患者的文化程度，有无接受医疗知识的能力，以及患者对健康知识需求的程度。询问患者居住环境，有无污水、污物的污染，是否存在有疫区疫地的接触史。了解家庭成员的关系，患者在家庭、社会中的地位，是否有独立应对各种突发事件的能力。家庭的经济情况以及医疗费用支付的方式，有无过重的心理负担。

【护理诊断】

1. 潜在并发症

脑疝。

2. 有外伤的危险

与肢体麻木、肌张力降低、共济失调有关。

3. 语言沟通障碍

与语言功能减退或消失、声音嘶哑、舌肌运动障碍性萎缩等有关。

4. 生活自理能力部分缺陷

与肢体麻木、肌张力降低、共济失调有关。

5. 知识缺乏（特定的）

与缺乏信息来源有关。

【护理措施】

1. 术前护理

(1) 心理护理

一旦确诊为淋巴瘤，患者承受疾病的折磨与面临死亡威胁的双重打击，产生恐惧、绝望的心理反应。应向患者耐心讲解疾病相关知识，传达积极的疾病信息，告诉患者此类肿瘤对放射治疗非常敏感，增加患者配合治疗的信心。讲述手术前的必要准备，介绍患者与同室手术后病友交流，使患者对神经外科手术有初步的感性认识。指导亲友多陪伴、安慰患者，使患者感受到亲人的关怀，珍惜生命。

(2) 饮食护理

无颅压增高的患者可给予清淡、高蛋白、高维生素的饮食。颅压增高患者应给予流质或半流质饮食，必要时少量多餐，预防饮食过饱，导致呕吐造成误吸的发生。

(3) 体位护理

颅压增高的患者抬高床头15°~30°，利用重力的作用，降低颅压，缓解症状。无颅压增高症状以及功能障碍的患者可采取自由卧位。

(4) 颅内压增高的症状护理

①严密观察意识、瞳孔、生命体征的变化，及时发现脑疝早期征象。②将床头抬高15°~30°，给予半坐位，减轻脑水肿，降低颅压。③遵医嘱按时给予脱水药。甘露醇脱水效果明显，但可出现一过性头痛、眩晕、视物模糊，偶见肾毒性反应，呋塞米易诱发电解质紊乱，应注意观察用药后反应。

(5) 运动障碍的症状护理

①观察四肢肌力的变化及共济失调的改变，以了解肿瘤所在部位及病变程度。②对病房内、走廊、卫生间的安全设施进行检查，患者外出时有专人陪送，防止肢体运动障碍或共济失调造成外伤的发生。③一侧肢体严重瘫痪的患者，由于患侧支撑力的降低，常向患侧卧位或挫动，极易出现压疮或挫伤，应随时注意患者的卧位，协助患者翻身1次/2小时。

(6) 失语的护理

教会失语的患者使用肢体语言进行生活需要的表达，耐心解决患者日常生活需要。

2. 术后护理

(1) 心理护理

手术后患者身体极度虚弱，产生强烈的无助感，急需亲情般的关怀。护士应亲切地与患者进行交谈，讲述其手术经过以及家人的态度。在治疗允许的情况下让家属探视，家属探视时只限一人，需穿好隔离衣，预防隔离病房的污染。指导亲友不在患者面前流露悲伤情绪，以免加重患者的心理压力。

（2）饮食护理

手术当日禁食，次日试喂少量水，吞咽正常者给予流质或半流质，3日后若患者无异常改为普食。

（3）体位护理

手术当日为防止术后呕吐造成误吸，需去枕平卧头偏向一侧。次日给予平卧位或半坐位。

（4）颅压增高的症状护理

①麻醉未清醒时，每15～30分钟观察一次意识、瞳孔、血压、脉搏、呼吸变化，清醒后观察1次/1～2小时，并及时记录。②严密观察意识、瞳孔、生命体征的变化，及时发现脑疝早期征象。③将床头抬高15°～30°，给予半坐位，减轻脑水肿，降低颅内压。④遵医嘱按时给予脱水药。甘露醇脱水效果明显，但可出现一过性头痛、眩晕、视物模糊，偶见肾毒性反应，呋塞米易诱发电解质紊乱，应注意观察用药后反应。

（5）偏瘫的症状护理

①加床档，保护患者的安全，躁动患者适当约束四肢。②翻身、叩背1次/2小时，防止压疮及肺部感染的发生。③鼓励早日进行肢体的锻炼，协助下床活动，促进身体的康复。④患者进行肢体锻炼时借助拐杖、扶手等辅助工具，示范正确的行走姿势，嘱患者穿鞋底摩擦力较大的鞋，专人陪伴保护，防止摔伤等意外发生。

（6）管道护理

术后患者常有氧气管、创腔引流管、气管插管、导尿管，应保持各种管道的通畅，防止外源性感染的发生。

1）气管插管：①应随时吸痰保持呼吸道通畅。②预防和减轻拔管后喉头水肿，予以生理盐水20ml+糜蛋白酶5mg雾化吸入每日2次。

2）创腔引流管：引流袋内口应低于引流管出口位置，以免逆行感染；适当制动头部，防止引流管扭曲、脱出，注意引流管是否通畅，观察量、颜色并记录；引流管一般术后第3日即拔管，以免引起感染。注意伤口渗血、渗液，一旦发现头部伤口渗湿，应及时报告医师处理。

3）留置导尿管：①原则上应尽早拔除导尿管。②留置导尿管期间以0.1%苯扎溴铵溶液消毒尿道口2次/日。③神清合作者先夹管3~4小时，患者有尿意即可拔管。④如为气囊导尿管，拔管时需先放气囊，以免损伤尿道。

【健康教育】

见"第五章第二节大脑半球肿瘤"中"一、胶质细胞瘤"的相关内容。

第六章　脑血管疾病患者的护理

第一节　颅内动脉瘤

颅内动脉瘤是颅内动脉壁的囊性膨出，多因动脉壁局部薄弱和血流冲击而形成，极易破裂出血，是蛛网膜下腔出血最常见的原因。以40～60岁人群多见，在脑血管意外的发病率中，仅次于脑血栓形成和高血压脑出血。动脉瘤破裂出血死亡率很高，初次出血死亡率为15%，再次出血死亡率为40%～65%，再次出血最常出现在7日之内。出血的诱因大致为各种运动后、情绪激动、排便用力、分娩等。预后与患者年龄，以往的健康状态，动脉瘤的大小、部位、性质，术前的临床分级状态，手术时间的选择，有无血管痉挛及其严重程度有关，动脉瘤患者蛛网膜下腔出血后伴有血管痉挛和颅内血肿均是影响预后的重要因素，预后也与手术者的经验和技术娴熟程度有关。

【临床表现】

1. 局灶症状

小的动脉瘤可无症状。较大的动脉瘤可压迫邻近结构出现相应的局灶症状，如动眼神经麻痹，表现为病侧上睑下垂、瞳孔散大，眼球不能向上、下、内转动，眼球处于外下斜位，直接和间接对光反应消失。

2. 动脉瘤破裂出血症状

多突然发生，患者可有运动、情绪激动、用力排便、咳嗽等诱因，部分患者则无明显诱因或在睡眠中发生。一旦破裂出血，血液流至蛛网膜下腔，患者可出现剧烈头痛、呕吐、意识障碍、脑膜刺激征等，严重者可因急性颅压增高而引发枕骨大孔疝，导致呼吸骤停。

多数动脉瘤破口会被凝血封闭而出血停止，病情逐渐稳定。如未及时治疗，随着破口周围血块溶解，动脉瘤可能于2周内再次破溃出血，再出血率为 15%~20%。

蛛网膜下腔内的血液可诱发脑动脉痉挛，发生率为 21%~62%，多发生在出血后 3~15 日。局部血管痉挛只发生在动脉瘤附近，患者症状不明显；广泛脑血管痉挛可致脑梗死，患者出现意识障碍、偏瘫、失语甚至死亡。

【辅助检查】

1. 腰椎穿刺检查

怀疑蛛网膜下腔出血时，常需行腰穿检查。脑脊液呈粉红色或血色，红细胞在每立方毫米几十至几十万不等，甚至高达百万。无红细胞者亦不能完全除外动脉瘤的出血存在。注意腰穿前应首先确定患者是否存在颅压增高及脑疝，以免行腰穿检查造成病情恶化而死亡。腰椎穿刺可能诱发动脉瘤破裂出血，故不再作为确诊蛛网膜下腔出血（SAH）的首选。

2. CT 检查

可明确有无蛛网膜下腔出血，是确诊 SAH 首选。

3. MRI 检查

可初步了解动脉瘤的大小及位置。

4. 脑血管造影

是确诊颅内动脉瘤的金标准，对判明动脉瘤的准确位置、形态、内径、数目、血管痉挛和确定手术方案都十分重要。

5. 其他检查

经颅多普勒超声（TCD）、MRA、CT 血管成像（CTA）等。

【治疗原则】

1. 非手术治疗

主要是防止出血或再出血，控制动脉痉挛。卧床休息，对症处理，控制血压，降低颅压。经颅多普勒超声监测脑血流变化，发现脑血管痉挛时，早期使用钙通道阻滞药等扩血管药物治疗。使用氨基己酸抑制纤溶酶的形成，预防再次出血。

2. 手术治疗

开颅动脉瘤蒂夹闭术是首选方法，既不阻断载瘤动脉，又完全彻底消除动脉瘤。也可采用颅内动脉瘤介入栓塞治疗，具有微创、简便、相对安全、恢复快等优点。

【护理评估】

1. 健康史

（1）了解患者一般情况，如有无特殊嗜好与宗教信仰，饮食、睡眠、排便习惯，评估患者自理能力。

（2）询问患者既往是否患有原发性高血压、糖尿病、心脏病等慢性病及肝炎、结核等传染性疾病。是否有手术、外伤及住院史，有无药物、食物的过敏史。患者家族成员中有无患有同类疾病的人员。

2. 身体状况

（1）询问患者症状出现的时间及原因：小而未破裂的动脉瘤无症状，但有71%的患者发生颅内出血，表现为突起头痛、呕吐、意识障碍、癫痫发作、脑膜刺激症状等。32%的患者出血前有运动、情绪激动、排便、咳嗽、头部创伤、性交或分娩等明显的诱因，在向患者了解疾病发生的原因时，应详细询问患者是否是以上原因造成症状出现。

（2）意识、瞳孔、生命体征的评估：大多颅内动脉瘤都因为破裂引起急性蛛网膜下腔出血才发现此病，颅内出血或部分巨大动脉瘤本身的占位效应可造成颅压增高，严重者可出现脑疝，威胁患者生命安全。通过对意识、瞳孔、生命体征的监测可以对疾病发展以及患者目前的病情变化有所了解。

（3）神经功能的评估：临床上将动脉瘤的症状和体征分为五级。Ⅰ级：无症状，或轻微的头痛及轻度颈强直；Ⅱ级：中度至重度的头痛、颈强直，除有神经麻痹外，无其他神经功能缺失；Ⅲ级：嗜睡、意识模糊，或轻微的局灶性神经功能缺失；Ⅳ级：木僵，中度至重度偏身不全麻痹，可能有早期的去脑强直及自主神经系统功能障碍；Ⅴ级：深昏迷，去脑强直，濒死状态。此外，少数出血的动脉瘤因影响到邻近的神经或脑部结构而产生特殊的综合征，主要的神经损害与动脉瘤的部位有着密切的关系，常见的症状有眼眶、额部疼痛、复视、双侧瞳孔不等大、垂体功能不全、视力视野障碍、言语困难、动眼神经麻痹等。进行体查评估时应判断患者出现了哪些中枢神经受损的症状，进而能够初步了解到患者病变的部位，便于进行针对性的观察及处理。

3. 心理-社会状况

评估患者家庭生活是否和谐，家庭成员对患者关爱程度，患者对卫生及疾病知识期望了解的程度，患病后患者的心理应激反应。是否对支付医疗费用感到难以承受。

【护理诊断】

1. 舒适的改变	2. 焦虑/恐惧
与疼痛有关。	与患者对疾病的恐惧、担心预后有关。

3. 知识缺乏	4. 潜在并发症
缺乏颅内动脉瘤破裂的防治知识。	颅内动脉瘤破裂、颅压增高、脑血管痉挛、脑缺血。

【护理措施】

1. 预防出血或再次出血

（1）卧床休息

抬高床头 15°~30°以利静脉回流，减少不必要的活动。保持病房安静，尽量减少外界不良因素的刺激，稳定患者情绪，保证充足睡眠，预防再出血。

（2）保持适宜的颅压	（3）维持血压稳定
①预防颅压骤降：颅压骤降会加大颅内血管壁内外压力差，诱发动脉瘤破裂，应维持颅压在 $100mmH_2O$ 左右；应用脱水药时，控制输注速度，不能加压输入；脑脊液引流者引流速度要慢，脑室引流者引流瓶位置不能过低。②避免颅压增高的诱因，如便秘、咳嗽、癫痫发作等。	动脉瘤破裂可因血压波动引起，应避免引发血压骤升骤降的因素。一旦发现血压升高，遵医嘱使用降压药，使血压下降10%即可。用药期间注意血压的变化，避免血压偏低造成脑缺血。

2. 术前护理

（1）心理护理

①安慰患者，嘱患者不可过度紧张，保持情绪稳定、以利于控制病情。②向患者介绍相关的疾病知识，解释出现头痛、呕吐等症状是动脉瘤出血所致。③交谈时语言简练、温和、轻松，不要夸大病情，避免造成或加重患者焦虑、恐惧的心理。④提供真实、准确的医疗程序信息（包括主观信息、客观信息）。

（2）体位护理

①为防止动脉瘤破裂，指导并监督患者绝对卧床休息。②脑血管造影后嘱患者患肢制动平卧 6 小时，防止穿刺处出血。③由于动脉瘤破裂出血造成肢体偏瘫的患者，尽量避免患侧卧位，患肢摆放功能位，加放床档并及时予以翻身，防止压疮形成。④颅压增高患者，呕吐时侧卧位或平卧位，头偏向一侧。

（3）饮食护理

给予清淡、低盐、富含纤维素饮食，保证营养供给，防止便秘。

（4）症状护理

颅压增高者：①巡视病房 1 次/15～30 分钟，观察患者的精神、情绪状态，询问患者有无头痛、眼眶疼痛的表现，及时发现动脉瘤破裂的先兆。②遵医嘱定时观察与记录意识、瞳孔、生命体征，当患者出现呕吐时，观察呕吐特点、时间，呕吐物的性质、颜色、量并记录。③注意患者排便是否顺利，防止因便秘造成患者的出血或再出血。④观察临床症状的改变，如视、听、运动等功能有无逐渐下降的趋势。⑤观察患者有无癫痫发作。⑥动脉造影术后密切观察足背动脉的搏动、患肢皮肤的温度及血运以及穿刺肢体伤口敷料颜色情况。⑦遵医嘱控制性降血压时，监测用药效果与反应，一般将收缩压降低 10%～20% 即可，原发性高血压患者则降低收缩压 30%～35%，防止血压过低造成脑供血不足而引起脑缺血性损害。正确使用甘露醇以达到脱水降颅压的作用，了解用药的效果，使用药物 30 分钟后注意观察患者症状有无改善。

3. 术后护理

（1）心理护理

向患者讲述手术的过程，以及术后的确切诊断，告诉患者动脉瘤手术治疗后可治愈。向患者讲解手术后的康复及神经功能恢复的知识，鼓励患者坚持进行锻炼，逐步达到生活自理，最终回到工作岗位。

（2）饮食护理

术后当日禁食，次日给予流质或半流饮食连续 3 日，观察患者无异常反应后，改为普食，饮食以清淡、营养丰富、富含纤维素的食物为主。意识障碍、吞咽困难的患者要保证机体的营养需要，给予鼻饲饮食。

（3）体位护理

①麻醉未清醒前去枕平卧，头偏向健侧，以防呕吐物吸入呼吸道。②清醒后，血压平稳者，抬高床头 15°～30°，以利颅内静脉回流。头部应处于中间位，避免转向两侧。

（4）症状护理

见本节"术前护理"。

（5）潜在并发症的护理

1）继发性出血：①观察意识、瞳孔、血压、呼吸、脉搏 1 次/2 小时并及时记录，尤其需要注意血压的变化。②观察临床症状的改变，如视、听、运动等功能有逐渐地下降趋势，提示有脑水肿或再出血。③避免一切导致出血的诱发因素，防止出血或再出血的发生。④遵医嘱正确使用药物控制血压及镇静。⑤限制探视人员，保持病房安静。告诫家属不要刺激患者，以免造成患者情绪波动。⑥鼓励患者多饮水、多食新鲜的蔬菜、水果，保证排便的通畅。⑦尽量将治疗和护理时间集中，保证患者充分的睡眠。

2）脑缺血及脑动脉痉挛：蛛网膜下腔出血、穿刺脑动脉、注射造影剂、手术器械接触动脉等均可诱发脑动脉痉挛，动脉痉挛是动脉瘤破裂出血后发生脑缺血的重要原因。①密切观察病情变化，如患者出现头痛、失语、偏瘫等表现，及时报告医师处理。②遵医嘱使用钙通道阻滞药、升压、扩容、稀释血液、控制性降血压等有效的方法，防治脑血管痉挛和缺血。

【健康教育】

1. 心理指导

多鼓励患者坚持进行康复训练，保持乐观的情绪和心态的平衡。无功能障碍或轻度功能障碍的患者，尽量要从事一些力所能及的工作，不要强化患者角色。

2. 用药指导

嘱患者坚持服用抗高血压、抗癫痫、抗痉挛等药物，不可擅自停药、改药，以免病情波动。

3. 病情监测

应教会患者测量血压，便于血压的观察和控制。

4. 饮食指导

宣教患者饮食要清淡、少盐、富含纤维素，保持排便通畅。

5. 就诊指导

嘱患者若再次出现症状，及时就诊。

6. 复查

嘱患者每 3~6 个月复查 1 次。

第二节　颅内血管畸形

一、脑动静脉畸形

脑动静脉畸形（AVM），也称脑血管瘤，是脑血管畸形中最为常见的一种，是先天性发育异常，其动脉与静脉之间没有毛细血管网，动脉血管与静脉血管直接沟通，形成动静脉短路。AVM 是一种先天性疾病，是胚胎发育过程中脑血管发生变异而形成的。

【临床表现】

脑动静脉畸形可见于任何年龄，约 72% 的患者在 40 岁以前发病，男性多于女性。其临床表现与部位、大小、是否破裂有关。

1. 出血

一般多发生于青年人。患者剧烈头痛、呕吐，严重者出现意识障碍，脑膜刺激征阳性。深部的脑血管瘤出血可产生压迫症状，出现偏瘫、语言障碍、痴呆等。

2. 癫痫

为脑血管畸形的常见症状，约占 40%~50%，多为单纯部分性发作，也可为全面性发作。患者有发作性局部肢体的抽动，发作性肢体麻木或发作性视觉障碍，额顶叶的脑血管畸形患者中 86% 有癫痫发作。

3. 头痛

半数以上患者有长期头痛史，类似偏头痛，多位于病变处。如果头痛伴视盘水肿，要考虑颅压增高，这是因为动静脉畸形有一定的扩张能力，引起脑脊液流通阻塞。出血时头痛较平时剧烈，多伴呕吐。

4. 进行性神经障碍

病变对侧的偏瘫多见，也可有偏身感觉障碍。痴呆多见于较大的动静脉畸形，这是脑发育障碍及脑部弥漫性缺血所致。

5. 颅内杂音

10%～15%的患者会出现颅内杂音。如果病变较大并且位于脑表浅部位，可在病变处听到杂音。

【辅助检查】

1. 数字减影血管造影（DSA）检查

对诊断有重要价值，可清晰显示异常的血管团，可显示供血动脉及引流静脉，但并非所有的 AVM 都可以显影，隐匿性血管畸形 DSA 为阴性。

2. 头颅 CT 扫描

显示多数有脑内及脑室内出血或蛛网膜下腔出血。

3. 头颅 MRI

显示蜂窝状或葡萄状血管流空低信号影。

4. 经颅多普勒超声检查

供血动脉的血流速度加快。

【治疗原则】

治疗的目的是防止和杜绝病灶破裂出血，减轻或纠正脑窃血现象，改善脑组织的血供，缓解神经功能障碍，减少癫痫的发作，提高患者的生活质量。

1. 手术治疗

是最根本的治疗方法。常见手术方式有两种：①动静脉畸形血管切除术。②供血动脉结扎术。目前，动静脉畸形血管切除术仍是最可靠的治疗方法。

2. 介入治疗

对血流丰富且体积较大者可进行血管内栓塞术。现在通常用人工栓塞作为切除术前的辅助手段。

3. 放射治疗

主要应用于直径小于3cm、位置深、风险大、不易手术者，也用于手术后残留病灶的补充治疗。

【护理评估】

1. 健康史

了解患者的一般情况，既往饮食、睡眠、排便习惯，自理能力与心理状态。患者及其亲友对于疾病知识了解程度，家庭经济状况及费用支付方式。

2. 身体状况

（1）了解患者症状出现的时间及原因：由于脑血管畸形所产生的症状主要是出血症状和与畸形及血肿压迫部位有关的症状，了解患者发病初期有无持续、反复发作的头痛，是否出现癫痫，运动、语言、听力、感觉等神经系统功能障碍的表现。

（2）意识、瞳孔、生命体征的评估：通过对意识、瞳孔、生命体征的监测以及时发现和处理脑血管畸形出血导致的颅压增高，以及威胁患者生命的脑疝。

（3）神经功能的评估：有无肢体偏瘫、失语、幻视、幻嗅等特定部位功能损伤表现，是否出现震颤、不自主运动、肢体笨拙等基底核损害的症状，以及共济失调、听力减退、呼吸障碍等脑桥及延髓病变的表现。血管畸形可发生在不同部位，45%～80%在大脑半球，8%～18%在内囊、基底核或脑室，约有6%的颅内血管畸形是多发的，它对于神经功能造成的伤害与发生的部位有着密切的关系。

3. 心理-社会状况

患者家庭生活是否和谐，家庭成员对患者关爱程度，患者对卫生及疾病知识期望了解的程度，患病后患者的心理应激反应，是否对支付医疗费用感到难以承受。

【护理诊断】

1. 舒适的改变

与头痛有关。

2. 有受伤的危险

与癫痫发作有关。

3. 潜在并发症

颅内出血、颅压增高、脑疝、癫痫发作、术后血肿。

【护理措施】

1. 常见症状护理

（1）癫痫大发作：①保持呼吸道通畅。发作时立即松解衣领、裤带，取下义齿。取头低侧卧或平卧头侧位，必要时置口咽通气道或气管插管/切开。②病情观察：应注意观察发作类型，记录发作时间与频率，以及患者发作停止后意识的恢复、有无头痛乏力、行为异常等。③做好安全防护：告知患者有前驱症状时立即平卧，发作时应注意防舌咬伤、防骨折、防关节脱臼、防坠床或跌伤。④健康指导：指导患者建立良好的生活习惯，注意劳逸结合，保持睡眠充足，减少精神刺激，禁止从事危险工作，如高空作业或司机，禁忌游泳、蒸汽浴等。避免各种诱因，如疲劳、饥饿、便秘、经期、饮酒等。

（2）颅压增高：①体位：抬高床头 15°~30°。②给氧：持续或间断给氧，使脑血管收缩，降低脑血流量。③维持正常体温：高热可使机体代谢率增高，加重脑缺氧。④防止颅压骤然增高：避免情绪激动；保持呼吸道通畅；避免剧烈咳嗽和便秘；处理躁动。

（3）头痛：①保持良好的环境：安静，光线柔和，适宜的温度和湿度。②头痛的观察：应观察患者头痛部位、性质、持续时间、发作频率以及有无伴随症状，并做好详细的观察书面记录。③健康教育：指导患者写头痛日记，包括头痛时间、部位、诱因等，教育患者配合规范治疗的重要性，指导正确用药，讲解过量和经常使用某些药物可能产生的不良作用。

2. 术前护理

（1）心理护理：①解释手术的必要性、手术方式、注意事项。②了解患者的心理状态，鼓励患者表达自身感受。③根据患者心理状态进行针对性的心理护理。④鼓励患者家属和朋友给予患者关心和支持。

（2）营养及胃肠道准备：①鼓励患者进食高蛋白、高热量、高维生素、易消化食物。②不能进食患者遵医嘱静脉补充热量及其他营养。③术前 8 小时禁饮禁食。

（3）病情观察及护理：观察并记录患者生命体征、神志、瞳孔、肌力、肌张力等情况，以及患者有无癫痫发作，发作类型等。

（4）术前常规准备：①术前进行抗生素皮试，术晨遵医嘱带入术中用药。②协助完善相关术前检查：心电图、CT、MRI、DSA、出凝血试验等。③术晨更换清洁病员服。④术晨备皮：以往认为备皮应在术前 1 日进行，现有学者认为皮肤清洁时间离手术时间越近越好，有利于预防切口感染。⑤术晨建立静脉通道。⑥术晨与手术室人员进行患者、药物核对后，送入手术室。⑦麻醉后置尿管。

3. 术后护理

（1）全麻术后护理常规：了解麻醉和手术方式、术中情况、切口和引流情况。吸氧，持续心电监护，床档保护防坠床，严密监测生命体征。

（2）伤口观察及护理：观察伤口有无渗血渗液，若有，应及时通知医师并更换敷料。

（3）各管道观察及护理：①输液管保持通畅，留置针妥善固定，注意观察穿刺部位皮肤。②尿管按照尿管护理常规进行，一般术后第1日可拔除尿管，拔管后注意关注患者自行排尿情况。③保持引流管通畅，观察引流量及颜色性状。

（4）疼痛护理：评估患者疼痛情况。遵医嘱给予镇痛药。提供安静舒适的环境。

（5）基础护理：做好口腔护理、尿管护理、定时翻身、雾化、患者清洁等工作。

4. 介入手术护理

（1）术前护理：①术前禁饮禁食8小时。②术区备皮（腹股沟及会阴部）。③术前1~2日要让患者练习在床上排便，防止患者因为术后不习惯在床上排便而导致充盈性尿失禁。④建立静脉通道时最好能选择左侧上肢，以免影响医师术中操作。⑤术前应记录患者肌力和足背动脉搏动情况，作为术后观察对照，便于及早判断是否有并发症发生。

（2）术后护理：①术后观察：神志、瞳孔、生命体征、四肢活动度以及穿刺点出血征象。②术后患者需平卧24小时，穿刺肢体伸直，禁止蜷曲。③穿刺部位护理：术中全身肝素化会导致穿刺点和全身出血风险的增加，局部加压是防止穿刺部位出血最为简便有效的方法。可选择用手按压穿刺点或动脉压迫止血器进行压迫，注意用力适度。注意观察局部穿刺处有无渗血、淤斑、血肿。④注意观察穿刺肢体动脉搏动及色泽，询问患者有无下肢疼痛、麻木现象。若术侧足背动脉搏动较对侧明显减弱和（或）下肢疼痛明显，皮肤色泽发绀，提示有下肢栓塞可能。穿刺点加压包扎过度也可致动脉血运不良，应迅速松解加压包扎绷带。⑤加强凝血机制及血生化的检测。

5. 手术并发症的护理

（1）脑血管痉挛：①尼莫地平的应用：术后通常会应用尼莫地平以防止脑血管痉挛。尼莫地平为酒精溶媒，使用前首先询问患者有无过敏史；输入时应注意速度并随时观察血压，防止出现低血压，甚至休克，并应避光输入。②密切警惕有无肢体瘫痪程度加重和出现新的瘫痪，注意患者有无头痛呕吐、失语以及癫痫等神经系统症状。③血压调控：血压变化可引起脑灌注流量改变，从而诱发脑血管痉挛，术后应根据患者情况调控血压于稳定、适中水平。

（2）再出血：①术后动态观察患者的意识、瞳孔、生命体征，观察有无新增神经功能缺损表现或原有神经症状的恶化。②应注意保护头部，防止外力作用引起出血。③头部引流管一般于术后 24～48 小时拔除。在此期间，应密切观察并记录引流液的颜色、性质及量。如引流液颜色由浅变深，提示有再出血的可能，需及时报告医师。④遵医嘱应用镇静药和抗癫痫药，防止患者躁动和癫痫发作。⑤采用护理干预手段，避免引起血压和颅压增高的因素，如用力咳嗽、排便、情绪激动等。

【健康教育】

1. 心理指导

鼓励患者早日并坚持进行康复训练，保持乐观的情绪和心态的平衡，不可因某种事情而烦恼。无功能障碍或轻度功能障碍的患者，尽量从事一些力所能及的工作，不要强化患者角色。

2. 用药指导

坚持服用各种药，如抗癫痫药物，不可擅自停药、改药，以免加重病情。

3. 就诊指导

若再次出现头痛、呕吐、神经功能障碍等症状，应及时就诊。

4. 复查

每 3～6 个月复查 1 次。

二、硬脑膜动静脉畸形

硬脑膜动静脉畸形（DAVM）又称硬脑膜动静脉瘘（DAVF），为硬脑膜动静脉之间的短路，是硬脑膜内的动静脉沟通或动静脉瘘，由硬脑膜动脉或颅内动脉的硬脑膜支供血，并回流至静脉窦或动脉化的脑膜静脉，约占颅内血管畸形的 5%～20%。以横窦乙状窦区最为常见。

【临床表现】

临床表现主要取决于引流静脉的部位、大小，而与供血动脉的来源无关。绝大部分 DAVM 没有症状或仅有颅内杂音。头痛常是患者的主诉。

1. 搏动性耳鸣及颅内杂音

约70%患者有搏动性颅内杂音，杂音可在病变部位，也可遍及整个头部，杂音高低取决于动静脉短路情况，若血流量大，瘘口小，则可闻及高调杂音；反之，杂音较小或无杂音。

2. 头痛

约50%出现头痛，可在病变局部，也可遍及整个头部，呈持续性、搏动性剧烈头痛，活动、体位变化或血压高时加重。

3. 颅内压增高

各种因素引起静脉窦阻塞，静脉回流受阻，甚至逆流至软脑膜静脉，影响脑脊液吸收，引起颅压增高。患者会出现头痛、呕吐和视盘水肿的等高颅压症。

4. 颅内出血

约有20%的患者在病程中出现颅内出血。

5. 脑窃血症状

大量动脉血直接回流静脉窦，脑组织血供减少，造成脑缺血。主要有癫痫和局灶性神经功能障碍症状，与 AVM 引起的窃血症状相似。

6. 其他症状

不同部位的 DAVM，静脉回流不同，出现相应定位症状。如海绵窦内 DAVM 由于静脉高压，眼静脉回流减少，出现突眼、结膜充血水肿等症状。

【辅助检查】

1. 脑血管造影

是 DAVM 诊断和分型的最重要手段，可以清楚地显示畸形血管自动脉期至静脉期各阶段表现，对治疗方案的设计具有决定作用。

2. 磁共振血管成像检查（MRA/MRV）

能无创显示硬脑膜动静脉的解剖结构。分辨率较差，目前仅作为筛选和随访 DAVM 的手段之一。

3. CT 扫描	4. MRI 检查
有助于发现病变和颅内出血。	可作为 DAVM 筛选和鉴别诊断的手段，但对治疗方法的选择和预后判断帮助不大。

【治疗原则】

应根据患者过去的临床表现、目前的临床状况和血管造影表现，选择和制定治疗方案。

1. 内科治疗。

2. 外科手术治疗：仍是目前治疗 DAVM 的最有效的方法，适用于有皮质引流静脉或近期内出现进行性神经功能障碍的病变。由于手术操作难度较大，术中止血较困难，据统计，横窦乙状窦区 DAVM 的手术死亡率和严重病残率约为 15%。因此，术前要进行详尽的血管造影检查和周到的术前准备工作。

3. 血管内介入治疗

（1）经动脉血管内栓塞治疗。

（2）经静脉血管内栓塞治疗。

4. 放射治疗。

【护理评估】

见"第六章第二节颅内血管畸形"中"一、脑动静脉畸形"的相关内容。

【护理诊断】

1. 舒适的改变	2. 有受伤的危险
与头痛有关。	与癫痫发作有关。

3. 潜在并发症
颅内出血、颅压增高、脑疝、癫痫发作、球结膜溃疡。

【护理措施】

1. 头痛的护理

　　多数患者存在头痛，且头痛与劳累、紧张、睡眠、血压等有关，嘱患者注意劳逸结合、生活规律，避免情绪激动，有高血压的患者应注意控制血压。头痛发作时应保持环境安静，观察头痛性质、部位、时间，必要时遵医嘱服用镇痛药。

2. 眼部护理

　　部分患者因海绵窦内 DAVM 向眼静脉回流，会出现突眼、结膜充血等症状，易导致眼球干燥，继发感染，而出现球结膜溃疡。可涂抗生素眼膏或滴入甲基纤维素滴眼液，可用手协助患者眼睑闭合后以胶带封眼睑，或以 0.9% 氯化钠溶液纱布覆盖眼睑。

3. 颅压增高的护理

　　（1）体位：抬高床头 15°～30°。

　　（2）给氧：持续或间断给氧，使脑血管收缩，降低脑血流量。

　　（3）维持正常体温：高热可使机体代谢率增高，加重脑缺氧。

　　（4）防止颅压骤然增高：避免情绪激动；保持呼吸道通畅；避免剧烈咳嗽和便秘；处理躁动。

4. 癫痫大发作的护理

　　（1）保持呼吸道通畅：发作时立即松解衣领、裤带，取下义齿。取头低侧卧或平卧头侧位，必要时置口咽通气道或气管插管/切开。

　　（2）病情观察：应注意观察发作类型，记录发作时间与频率，以及患者发作停止后意识的恢复、有无头痛乏力、行为异常等。

　　（3）做好安全防护：告知患者有前驱症状时立即平卧，发作时注意防舌咬伤，防骨折、防关节脱臼、防坠床或跌伤。

　　（4）健康指导：指导患者建立良好的生活习惯，注意劳逸结合，保持睡眠充足，减少精神刺激，禁止从事危险工作，如高空作业或司机，禁忌游泳、蒸汽浴等。避免各种诱因，如疲劳、饥饿、便秘、经期、饮酒等。

【健康教育】

　　见"第六章第二节颅内血管畸形"中"一、脑动静脉畸形"的相关内容。

三、颅内海绵状血管瘤

　　海绵状血管瘤是指由众多薄壁血管组成的海绵状异常血管团，这些畸形血管紧密相贴，血管间没有或极少有脑实质组织。它们并非真性肿瘤，按组织学分类属于脑血管畸形。

【临床表现】

1. 无症状

占总数的 11%～44%。轻微头痛可能是唯一主诉，常因此或体检做影像学检查而发现本病。

2. 癫痫

占 40%～100%。见于大多数幕上颅内海绵状血管瘤，表现为各种形式的癫痫。其中约 40% 为难治性癫痫。

3. 出血

一般发生在病灶周围脑组织内，较少进入蛛网膜下腔或脑室。女性患者尤其是怀孕的女性海绵状血管瘤患者的出血率较高。反复出血可引起病灶增大并加重局部神经功能障碍。

4. 局部神经功能缺失

占 15.4%～46.6%。急性及进行性局部神经功能缺失常继发于病灶出血。症状取决于病灶部位与体积。可表现为静止性、进行性或混合性。

【辅助检查】

1. CT 扫描

诊断海绵状血管瘤的敏感性为 70%～100%，但特异性小于 50%。

2. MRI 扫描

是诊断海绵状血管瘤最敏感的方法。其与病理符合率达 80%～100%。

3. 其他检查

颅骨 X 线平片、正电子发射层析术（PET）。

【治疗原则】

1. 保守治疗

对无症状或仅有轻微头痛的海绵状血管瘤患者可保守治疗，并定期随访。

2. 手术治疗

有明显症状如神经功能缺失、显性出血（即使仅有 1 次）、难治性癫痫、病灶增大或有高颅压者均应手术治疗。

3. 放射治疗

【护理评估】

见"第六章第二节颅内血管畸形"中"一、脑动静脉畸形"的相关内容。

【护理诊断】

1. 舒适的改变

与头痛有关。

2. 有受伤的危险

与癫痫发作有关。

3. 潜在并发症

颅内出血、脑积水、颅压增高、脑疝、癫痫发作。

"护理措施"和"健康教育"见"第六章第二节颅内血管畸形"中"一、脑动静脉畸形"的相关内容。

四、脑静脉畸形

脑静脉畸形也称脑静脉瘤，是先天性正常局部脑引流静脉的异常扩张，其外形异常，但生理功能上为引流静脉。多见于 30~40 岁成人，男性稍多于女性。最常见的临床表现主要为癫痫大发作。静脉畸形可分为浅表型和深部型。浅表型指深部髓静脉区域通过浅表髓静脉引流入皮质静脉；深部型指皮质下区域引流入深部静脉系统。

【临床表现】

大多数患者临床上很少有症状或出血表现，症状的发生依其部位而定，脑静脉畸形发生的出血主要为脑内和脑室内出血。主要临床表现有：

1. 癫痫

是最常见的临床表现，主要为癫痫大发作。

2. 局限性神经功能障碍

表现为单侧肢体轻瘫，可伴有感觉障碍。

3. 慢性头痛

4. 颅内出血

一般认为脑静脉畸形出血率在 15%～20%，幕下病灶比幕上病灶更易于出血。患者突然剧烈头痛，昏迷或偏瘫。

【辅助检查】

1. 脑血管造影。
2. CT 扫描。
3. MRI 扫描。

【治疗原则】

1. 对有癫痫的脑静脉畸形者，给予抗癫痫治疗效果良好。
2. 一般的对症治疗。
3. 手术治疗：有出血者可做开颅血肿清除或脑室内血肿清除引流术。

【护理评估】

见"第六章第二节颅内血管畸形"中"一、脑动静脉畸形"的相关内容。

【护理诊断】

1. 舒适的改变	2. 有受伤的危险
与头痛有关。	与癫痫发作有关。

"护理措施"和"健康教育"见"第六章第二节颅内血管畸形"中"一、脑动静脉畸形"的相关内容。

第三节　颈内动脉海绵窦瘘

海绵窦是一对位于蝶鞍两旁的较大静脉腔隙，任何原因造成的该窦内颈内动脉主干或其分支破裂所致动脉血流入海绵窦，称为颈内动脉海绵窦瘘（CCF）。分外伤性、自发性及医源性三种。随着颈内动脉的破裂，动脉血液直接进入海绵窦，导致窦内压力增高，使得动脉血直接反流进入静脉，从而导致与海绵窦相通的各静脉怒张，临床上也出现相应的症状和体征。

【临床表现】

CCF 临床表现较多，但根本取决于瘘口的大小、静脉引流的方向，如向眼静脉引流则以眼部症状为主，向颅内引流则表现为脑部症状，主要表现如下：

1. 颅内杂音和震颤

为大多数患者就诊的原因，常描述为与动脉搏动一致的连续样隆隆性杂音，压迫患侧颈内动脉可使杂音明显减弱或消失。

2. 搏动性突眼

患者就诊的主要原因之一，常诉眼球向前突出并有与脉搏一致的眼球搏动。

3. 头痛

早期可出现头痛。

4. 视力和眼球运动障碍

主要为视神经水肿和脑神经受损所致。

5. 颅内出血及鼻出血

怒张静脉破裂致颅内出血，后果常较严重；蝶窦壁骨折可致鼻出血。

【辅助检查】

1. 头部 CT 扫描

可发现突眼，海绵窦显影增强或眼静脉增粗。CT 对于外伤性颈动脉海绵窦瘘（TCCF）判断并发损伤有意义，可以发现骨折、血肿及脑挫伤、颅眶损伤的范围等。但对于自发性颈动脉海绵窦瘘（SCCF）的诊断帮助不大。

2. MRA 检查

可清晰发现 TCCF 引流静脉走向，但是对于某些低流量 SCCF 的诊断帮助不大。

3. 血管造影

是最重要的检查手段。

【治疗原则】

CCF 自愈的可能性极小，所以治疗以手术为主。目前血管内介入治疗是 CCF 的首选治疗方法。治疗原则为阻塞瘘口或减少瘘口的血流，同时尽量不阻断供血动脉。

【护理评估】

1. 健康史

了解患者出现症状后进行过何种检查和治疗，目前患者存在哪些不适。询问患者既往是否患有高血压、糖尿病、心脏病等慢性病及肝炎、结核等传染性疾病。是否有手术、住院史，尤其需要特别注意患者有无颅脑外伤史。有无药物、食物的过敏史。患者家族成员中有无患有同类疾病的人员。

2. 身体状况

（1）询问患者症状出现的时间及体征：患者常因突眼、眼球搏动而就诊。由于眼静脉无瓣膜，高压的动脉血流入海绵窦，再流向眼静脉，使眼部血液回流障碍及充血，以致病侧或双侧眼球突出，多可见与脉搏一致的眼球搏动，球结膜及眼睑高度水肿出血或外翻。了解患者是否出现视力降低、复视，询问患者是否感到颅内杂音，由于瘘口血流的原因，患者颅内出现隆隆样或吹风样杂音，严重可导致患者失眠。

（2）意识、瞳孔、生命体征的评估：监测意识、瞳孔、生命体征，以了解疾病发展以及患者现在的病情。

（3）神经功能的评估：评估患者的视力，进行性视力障碍常因眼静脉淤血、静脉压升高以及眼动脉供血不足所致。评估有无第Ⅲ、第Ⅳ、第Ⅵ对脑神经损害的症状，如眼球固定、复视等。观察患者是否出现眼球突出并随着脉搏搏动，触诊眼球是否存在震颤，听诊眼球、额眶部及颞部有无与脉搏一致的杂音，压迫病变侧颈总动脉杂音有无减弱或消失。有无由于原发损伤造成的脑神经损伤的症状，如脑神经损伤遗留的肢体瘫痪、失语等。

3. 心理-社会状况

了解患者文化程度或生活环境、宗教信仰、住址、家庭成员，患者在家中的地位和作用，陪护和患者的关系，经济状况及费用支付方式。了解患者及家庭成员对疾病的认识和期望值。了解患者的个性特点，有助于对患者进行针对性的心理指导和护理支持。

【护理诊断】

1. 焦虑/恐惧	2. 自我形象紊乱
与患者对病情不熟悉、担心预后有关。	与眼球突出有关。
3. 舒适的改变	4. 潜在并发症
与搏动性头痛有关。	与出血、感染有关。

【护理措施】

1. 术前护理

（1）心理护理	（2）体位护理
患者由于眼球突出严重影响到容貌的美观，加之颅内杂音严重影响患者休息甚至造成失眠，使患者烦躁、焦虑不安。应向患者讲解造成症状的原因，说明手术的目的，告诉患者手术后症状会有所好转，减轻患者的焦虑。	①根据患者习惯采取舒适的卧位。②脑血管造影后为防止穿刺血管出血，指导患者患肢制动平卧6小时。③外伤造成肢体偏瘫的患者，尽量避免患侧卧位，患肢摆放功能位，加放床档。

（3）饮食护理
采取普通饮食。

（4）症状护理

1）进行性视力下降或复视：①注意患者的精神、情绪状态及眼球突出、颅内杂音的变化。②防止摔倒、烫伤等意外发生。应协助患者完成日常生活，不让患者单独外出，保持通道、地面干燥。

2）眼球突出：患者眼球突出致使眼睑闭合不全，易导致角膜感染甚至溃疡的发生，应加强护理。

2. 术后护理

（1）心理护理

①向患者祝贺手术的成功，向患者讲解手术后的康复及神经功能恢复的知识。②指导患者早期（术后24～48小时内）卧床休息，防止栓塞球囊松脱、移位与出血。③指导患者保持情绪稳定，保证睡眠充足，防止血压升高。

（2）体位护理

①麻醉未清醒前去枕平卧，头偏向健侧，以防呕吐物吸入呼吸道。②清醒后，血压平稳者，抬高床头15°～30°，以利颅内静脉回流。头部应处于中间位，避免转向两侧。③血管栓塞治疗术后，指导患者局部压砂袋6小时，穿刺侧下肢伸直平卧24小时，以防出血。

（3）饮食护理

术后当日禁食，次日给予流质或半流质饮食连续3日，观察患者无异常反应后，改为普食。

（4）症状护理

1）继发颅内出血及穿刺部位出血：①观察意识、瞳孔、血压、呼吸、脉搏的变化1次/2小时，及时记录。②观察视力、眼球外观、颅内杂音等症状有无改善。③观察穿刺部位敷料及足背动脉搏动情况。

2）肢体活动障碍、癫痫：常因术后脑水肿或血管痉挛所致。①遵医嘱予以抗癫痫治疗及对血管痉挛者行扩血管治疗。②保护好患者，防止外伤、坠床。

（5）管道护理

术后患者常有氧气管、创腔引流管、气管插管、导尿管，应保持各种管道的通畅，防止外源性感染的发生。

1）气管插管：①应随时吸痰保持呼吸道通畅。②预防和减轻拔管后喉头水肿，予以生理盐水20ml+糜蛋白酶5mg雾化吸入每日2次。

2）创腔引流管：引流袋内口应低于引流管出口位置，以免逆行感染；适当制动头部，防止引流管扭曲、脱出，注意引流管是否通畅，观察量、颜色并记录；引流管一般术后第3日即拔管，以免引起感染。注意伤口渗血、渗液，一旦发现头部伤口渗湿，应及时报告医师处理。

3）留置导尿管：①原则上应尽早拔除导尿管。②留置导尿管期间以0.1%苯扎溴铵溶液消毒尿道口2次/日。③神清合作者先夹管3～4小时，患者有尿意即可拔管。④如为气囊导尿管，拔管时需先放气囊，以免损伤尿道。

（6）潜在并发症：角膜溃疡的护理

患者突眼致使眼睑闭合不全，极易发生角膜的感染或溃疡，应注意保护眼球，防止并发症的发生。①指导并协助患者随时用无菌棉签清洁眼部分泌物及渗出物。②告知患者不可用毛巾或手擦揉患眼，以免引起感染。③患眼眼药水滴眼 3 次／日，夜间使用眼药膏。④用消毒油纱布（如凡士林）遮盖患眼，再用眼垫加以保护，换药 1~2 次／日，避免眼部暴露和干燥。

【健康教育】

1. 心理指导

鼓励患者积极进行身体康复锻炼，治疗外伤造成的功能障碍。并指导患者从事力所能及的劳动，同时注意安全防护，避免受伤。

2. 就诊指导

嘱患者若再次出现症状，及时就诊。

3. 复查

嘱患者定时复查。

第四节　脑　卒　中

脑梗死是最常见的缺血性脑卒中类型，占全部脑卒中的 60%~80%，是指各种原因引起的脑部血液供应障碍，使局部脑组织发生不可逆性损伤，导致脑组织缺血、缺氧性坏死。脑梗死包括脑血栓形成和脑栓塞。脑血栓形成指脑动脉的主干或其皮层支因动脉粥样硬化及各类动脉炎等血管病变导致血管的管腔狭窄或闭塞，并进而发生血栓形成，造成脑局部供血区血流中断，发生脑组织缺血、缺氧，软化坏死，出现相应的神经系统症状和体征。脑栓塞是指各种栓子随血流进入颅内动脉系统使血管腔急性闭塞引起相应供血区脑组织缺血坏死及脑功能障碍。

【临床表现】

1. 缺血性脑卒中

根据脑动脉狭窄和闭塞后神经功能障碍的轻重和症状的持续时间分为3种。

（1）短暂性脑缺血发作（TIA）：神经功能障碍持续时间不超过24小时，患者表现为突发的单侧肢体无力、感觉麻木、一过性黑矇及失语等大脑半球供血不足表现；椎基底动脉供血不足表现以眩晕、步态不稳、复视、耳鸣及猝倒为特征。症状反复发作，可自行缓解，大多不留后遗症。

（2）可逆性缺血性神经功能障碍（RIND）：发病与TIA相似，但神经功能障碍持续时间超过24小时，可达数日，也可完全恢复。

（3）完全性脑卒中（CS）：症状较上述两个类型严重，常伴意识障碍，神经功能障碍长期不能恢复。

2. 出血性脑卒中

突然出现意识障碍和偏瘫；重症者可出现昏迷、完全性瘫痪、去皮质强直、生命体征紊乱。

【辅助检查】

1. 脑血管造影

缺血性脑卒中经脑血管造影可发现病变的部位、性质、范围及程度。

2. CT 检查

急性脑缺血性发作24~48小时后，头部CT可显示缺血病灶。对于急性脑出血首选CT检查。

3. 磁共振血管成像

可提示动脉系统的狭窄和闭塞。

4. 颈动脉 B 型超声检查和经颅多普勒超声探测

也有助于诊断。

【治疗原则】

1. 缺血性脑卒中

一般先行非手术治疗，包括卧床休息、扩血管、抗凝、血液稀释疗法及扩容治疗等。脑动脉完全闭塞者，在24小时内进行手术治疗，可行颈动脉内膜切除术、颅外-颅内动脉吻合术等，以改善病变区的血供情况。

2. 出血性脑卒中

经绝对卧床休息、控制血压、止血、脱水降颅压等非手术治疗，病情仍继续加重时应考虑手术治疗。可选开颅血肿清除术，或锥颅穿刺血肿抽吸加尿激酶溶解引流术。对出血破入脑室及内侧型脑内血肿患者，手术效果欠佳，若病情过重如深昏迷、双瞳孔散大或年龄过大、伴重要脏器功能不全者，不宜手术治疗。

【护理评估】

1. 术前评估

（1）健康史

了解患者的年龄、性格和职业及本次发病的特点和经过。评估患者有无高血压、颅内动静脉畸形、颅内动脉瘤、动脉粥样硬化、创伤等病史。

（2）身体状况

评估患者的生命体征、意识状态、瞳孔、肌力及肌张力、感觉功能、深浅反射及病理反射等。评估患者有无进行性颅压增高及脑疝症状；有无神经系统功能障碍，是否影响患者自理能力，有无发生意外伤害的危险；是否有水、电解质及酸碱平衡失调；营养状况及重要脏器功能。

（3）心理-社会状况

了解患者及家属有无焦虑、恐惧不安等情绪。评估患者及家属对手术治疗有无思想准备，对手术治疗方法、目的和预后有无充分了解。

2. 术后评估

评估手术方式、麻醉方式及术中情况；了解引流管放置的位置、目的及引流情况；观察有无并发症的迹象。

【护理诊断】

1. 躯体移动障碍

与脑组织缺血或脑出血有关。

2. 急性疼痛

与开颅手术有关。

3. 潜在并发症

脑脊液漏、颅压增高及脑疝、颅内出血、感染、中枢性高热、癫痫发作等。

【护理措施】

1. 术前护理

手术治疗前除常规护理外，还应采取控制血压、减轻脑水肿、降低颅压、促进脑功能恢复的措施；在溶栓、抗凝治疗期间，注意观察药物效果及不良反应。

2. 术后饮食护理

鼓励患者进食，有吞咽障碍者应鼻饲流质；防止进食时误吸，导致窒息或肺部感染；面瘫患者进食时食物易残留于麻痹侧口颊部，需特别注意清洁该侧颊部黏膜。

3. 防止意外损伤

肢体无力或偏瘫者，加强生活护理，防止坠床、跌倒或碰伤。

4. 术后心理护理

促进沟通。对语言、视力、听力障碍的患者，采取不同的沟通方法，及时了解患者需求，给予满足。

5. 促进肢体功能恢复

患者卧床休息期间，定时翻身，保持肢体于功能位，并及早进行肢体被动或主动功能锻炼。

6. 术后镇痛护理

切口疼痛多发生于术后 24 小时内，给予一般镇痛药可缓解。应注意颅脑手术后不论何种原因引起的头痛，均不可使用吗啡或哌替啶，因为此类药物可抑制呼吸，影响气体交换，还有使瞳孔缩小的不良反应，影响病情观察。

7. 术后降低颅压的护理

颅压增高所引起的头痛，多发生在术后 2~4 日脑水肿高峰期，常为搏动性头痛，严重时有烦躁不安、呕吐，伴有意识、生命体征改变、进行性瘫痪等。注意鉴别术后切口疼痛与颅压增高引起的头痛，后者需依赖脱水药、激素治疗，头痛方能缓解。

8. 腰椎穿刺的护理

若系术后血性脑脊液刺激脑膜引起的头痛，需于术后早期行腰椎穿刺引流出血性脑脊液。该法不仅可以减轻脑膜刺激症状，还可降低颅压。但颅压增高者禁忌使用。

9. 并发症的观察与护理

（1）脑脊液漏：注意观察切口敷料及引流情况。一旦发现有脑脊液漏，及时通知医师妥善处理。患者取半卧位、抬高头部以减少漏液；为防止颅内感染，使用无菌绷带包扎头部，枕上垫无菌治疗巾并经常更换，定时观察有无浸湿，并在敷料上标记浸湿范围，以估计脑脊液漏出量。

（2）颅压增高、脑疝：术后均有脑水肿反应，应适当控制输液量和输液速度；遵医嘱按时使用脱水药和激素；维持水、电解质的平衡；观察生命体征、意识状态、瞳孔、肢体活动状况；监测颅压变化；及时处理咳嗽、便秘、躁动等使颅压升高的因素，避免诱发脑疝。

（3）颅内出血：是术后最危险的并发症，多发生在术后 24～48 小时。主要原因是术中止血不彻底或电凝止血痂脱落；患者呼吸道不通畅、二氧化碳蓄积、躁动不安、用力挣扎等引起颅压骤然增高也可造成术后出血。患者往往先有意识改变，表现为意识清楚后又逐渐嗜睡、反应迟钝甚至昏迷。大脑半球手术后出血常有幕上血肿表现，或出现颞叶钩回疝征象；颅后窝手术后出血具有幕下血肿特点，常有呼吸抑制甚至枕骨大孔疝表现；脑室内出血可有高热、抽搐、昏迷及生命体征紊乱。故术后应严密观察，避免增高颅压的因素。一旦发现患者有颅内出血征象，应及时报告医师，并做好再次手术止血的准备。

（4）感染：常见的感染有切口感染、肺部感染及脑膜脑炎。严重的切口感染可波及骨膜，甚至发生颅骨骨髓炎和脑膜脑炎。肺部感染可因高热及呼吸功能障碍加重脑水肿。脑膜脑炎常继发于开放性颅脑损伤后，或因切口感染伴脑脊液外漏而致颅内感染。表现为术后 3～4 日外科热消退之后再次出现高热，或术后体温持续升高，伴头痛、呕吐、意识障碍，甚至出现谵妄和抽搐，脑膜刺激征阳性。腰椎穿刺见脑脊液混浊、脓性，白细胞计数升高。预防脑手术后感染的主要护理措施是常规使用抗生素、严格无菌操作、加强营养及基础护理。

（5）中枢性高热：下丘脑、脑干及上颈髓病变和损害可使体温调节中枢功能紊乱，以高热多见，偶有体温过低。中枢性高热多出现于术后 12～48 小时，体温达 40℃ 以上，常伴有意识障碍、瞳孔缩小、脉搏快速、呼吸急促等自主神经功能紊乱症状。一般物理降温效果差，需及时采用冬眠低温治疗。

（6）癫痫发作：多发生在术后 2～4 日脑水肿高峰期，系因术后脑组织缺氧及皮层运动区受激惹所致。当脑水肿消退、脑循环改善后，癫痫常可自愈。对拟做皮层运动区及其附近区域手术的患者，术前常规给予抗癫痫药以预防。癫痫发作时，应及时给予抗癫痫药物控制；患者卧床休息，给氧，保证睡眠，避免情绪激动；注意保护患者，避免意外受伤，观察发作时表现并详细记录。

【健康教育】

1. 加强功能锻炼

康复训练应在病情稳定后早期开始，包括肢体的被动及主动运动、语言能力及记忆力；教会患者自我护理方法，如翻身、起坐、穿衣、行走及上下轮椅等，尽早、最大限度恢复其生活自理及工作能力，早日回归社会。

2. 避免再出血

出血性脑卒中患者避免导致再出血的诱发因素。高血压患者特别注意气候变化，规律服药，保持情绪稳定，将血压控制在适当水平，切忌血压忽高忽低。一旦发现异常应及时就诊。

第五节 高血压脑出血

高血压脑出血是发生在原发性高血压患者颅内基底核、脑桥、小脑或其他部位的自发性出血，以急性意识丧失、肢体瘫痪为特点。此病占脑血管疾病的 10% 左右，但其死亡率和致残率仍为各种脑血管疾病的首位，其死亡率在 50% 以上，3/4 以上存活患者遗有不同程度的功能障碍。外科治疗的效果由于选择病例的不同，以及影响疗效因素很多，预后差异很大。

【临床表现】

临床表现为突然的剧烈头痛、恶心、呕吐，偶有癫痫样发作，继之出现不同程度的意识障碍（小量出血可无），破入脑室的出血或侵入脑干的出血常在发病后立即昏迷，大脑半球内的出血可因颅压升高而出现进行性意识障碍，神经系统体征随出血部位而异。

1. 基底核出血

常累及内囊而出现三偏症状：对侧偏瘫、偏身感觉障碍和对侧同向性偏盲，这些体征进行性加重，短时间内达到高峰，病情进一步发展，可出现脑干受压征象。

2. 丘脑出血

常侵犯丘脑底部和中脑出现双侧瞳孔缩小或大小不等，光反应消失，因累及内囊而出现症状。

3. 脑桥出血

出现深昏迷、四肢瘫痪、针尖样瞳孔、中枢性高热，病情常迅速恶化，患者在几小时内死亡。

4. 小脑出血

出现意识清楚，枕部剧痛，频繁呕吐，眩晕，坐立困难等。

【辅助检查】

1. 头颅 CT 平扫

首选检查，可迅速明确脑内出血部位、范围和血肿量，以及血肿是否破入脑室等。

2. MRI 检查

可鉴别诊断脑血管畸形、肿瘤、颅内巨大动脉瘤等。

3. 其他

磁共振血管成像（MRA）、CT 血管成像（CTA）或数字减影血管造影（DSA：可明确诊断动脉瘤或血管畸形）。

【治疗原则】

总体原则如下：①在发病后最初数小时内阻止或减慢原发出血。②清除有占位效应的脑实质或脑室内血肿以缓解颅内高压。③针对脑内血肿引起的并发症的处理。④对严重脑损伤患者进行全面支持治疗。

1. 一般治疗

（1）控制血压：应用药物控制血压，但要避免下降过快、过低。

（2）使用脱水药降低颅压。

（3）对症治疗。

2. 保守治疗

适用于血肿量较小或有严重手术禁忌证的患者。

3. 手术治疗

外科治疗的目的目前主要在于挽救生命、争取部分神经功能恢复。清除血肿，降低颅压，使受压的神经元有恢复的可能性，防止和减轻出血后一系列继发性病理性变化，打破危及生命的恶性循环。

【护理评估】

1. 健康史

血压增高是造成该病的主要原因，所以详细询问患者有无原发性高血压，病程及具体的血压数值，使用哪些药物控制，服药后的效果等。是否有手术、外伤及住院史，有无药物、食物的过敏史。了解患者家庭中是否有患有同类疾病的人员。

2. 身体状况

（1）询问患者是否以急性意识丧失、失语、肢体瘫痪为首发症状：了解患者症状出现的时间及表现，患者有无一侧肢体偏瘫、言语障碍、突发性眩晕、头痛、躯体共济失调等表现。高血压脑出血有80%在幕上，20%在幕下，基底核出血者占64%，大脑半球出血者占13%，脑桥及中脑出血者占10%~12%，小脑出血者占12%，丘脑出血者占11%，所发生的症状与出血部位有密切的关系。

（2）意识、瞳孔、生命体征的评估：评估患者的意识状态，由于出血对中枢神经系统的损伤，高血压脑出血患者可出现意识障碍。观察双侧瞳孔是否等大等圆，对光反应是否灵敏。血液进入蛛网膜下腔会造成患者高热，延髓受累造成呼吸循环逐渐衰竭，血压增高是致疾病的主要原因，要特别注意对生命体征的监测。同时应了解意识障碍的程度，以判断病情轻重，因意识状态直接反映脑实质受累的程度。临床上将出血后意识状态分为5级，具体见表6-1。

表6-1 脑出血后意识状态分级

分级	意识状态	主要体征
I级	清醒和嗜睡	不同程度偏瘫或失语
II级	嗜睡或蒙眬	不同程度偏瘫或失语
III级	浅昏迷	偏瘫、瞳孔等大
IV级	昏迷	偏瘫、瞳孔等大或不等大
V级	深昏迷	去脑强直或四肢软瘫、一侧或双侧瞳孔散大

（3）神经系统功能的评估：患者常见有意识障碍、偏瘫、失语、头痛、呕吐、抽搐、尿失禁等神经功能障碍的表现。高血压脑出血造成的神经功能的损伤与出血部位、出血量及出血的发展速度有密切的关系。

3. 心理-社会状况

了解患者家庭生活是否和谐，发病有无明显诱因。患者或家属对疾病与健康知识是否了解，是否期望了解。患者支付医疗费用方式，是否存在因经济上的拮据造成心理负担。

【护理诊断】

1. 清理呼吸道无效

与意识障碍有关。

2. 低效型呼吸型态

与出血压迫呼吸中枢有关。

3. 意识形态的改变

与脑组织损害有关。

4. 脑组织灌注不足

与出血致脑组织肿胀有关。

5. 潜在并发症

脑疝、颅内再出血、消化道出血、感染、深静脉血栓等。

【护理措施】

1. 术前护理

（1）心理护理

高血压脑出血为急性发作，患者出现偏瘫、失语等神经功能症状时缺乏足够的精神准备，突然遭受到如此严重的打击，清醒患者极易出现烦躁、焦虑的情绪，而意识障碍患者的家属也易产生无助甚至迁怒情绪。①患者入院时热情接待、安慰患者，使患者或家属情绪稳定。②指导患者家属克制紧张不安情绪，以免影响患者，使患者激动、紧张造成血压升高，加重出血，使病情恶化。③立即完善术前相关准备，控制高血压，增加患者及家属的安全感。

（2）饮食护理

需要手术的患者严格禁食禁饮，防止术中误吸。非手术治疗且意识清楚、吞咽状况好的患者可给予半流质，吞咽障碍的患者给予鼻饲饮食。

（3）体位护理

肢体偏瘫的患者，尽量避免患侧卧位，患肢摆放功能位，加放床档，及时予以翻身。颅压增高患者，呕吐时侧卧位或平卧位头偏向一侧。

（4）颅压增高的护理

①严密注意患者意识、瞳孔、血压、呼吸、脉搏的变化及神经功能损害程度的变化，以了解病情进展和严重程度，防止脑危象形成。高血压脑出血是脑血管疾病患者中死亡率和致残率都很高的一种疾病，通常发病后20~30分钟即形成血肿，出血逐渐停止；出血后6~7小时，血肿周围开始出现血清渗出及脑水肿，随着时间延长，这种继发性改变不断加重，甚至形成恶性循环。②遵医嘱定时给予脱水药，降低颅压。③限制探视人员，保持病房安静及患者情绪的稳定，告诫家属不要刺激患者。④做好皮肤护理，防止压疮形成，进行呼吸道管理防止肺炎的发生。⑤高热的患者，尽量使用物理降温方法控制体温，常用冰袋、冰囊、酒精擦浴、冰毯机持续降温等。⑥持续吸氧，防止缺氧加重脑水肿。⑦准备好吸痰、气管切开、气管内插管以及各种抢救药品，以备急用。

（5）其他症状的护理

①对神志不清、躁动或有精神症状的患者，床应加护栏，并适当约束，防止跌伤。②注意保持呼吸道通畅。及时清除口鼻分泌物，协助患者轻拍背部，以促进痰痂的脱落排出，但急性期应避免刺激咳嗽，必要时可给予负压吸痰、吸氧及定时雾化吸入。③协助患者完成生活护理。按时翻身，保持床单干燥整洁，保持皮肤清洁卫生，预防压疮的发生；如有闭眼障碍的患者，应涂四环素眼膏，并用湿纱布盖眼，保护角膜；昏迷和鼻饲患者应做好口腔护理，2次/日。有尿便失禁的患者，注意及时用温水擦洗外阴及臀部，保持皮肤清洁、干燥。④有吞咽障碍的患者，喂饭喂水时不宜过急，遇呕吐或反呛时应暂停喂食喂水，防止食物呛入气管引起窒息或吸入性肺炎，对昏迷等不能进食的患者可酌情予以鼻饲流质。⑤注意保持瘫痪肢体功能位置，防止足下垂，被动运动关节和按摩患肢，防止手足挛缩、变形及神经麻痹，病情稳定后应尽早开始肢体功能锻炼和语言康复训练，以促进神经功能的早日康复。⑥中枢性高热的患者先行物理降温，如温水擦浴、酒精擦浴、冰敷等，效果不佳时可给予退热药，并注意监测和记录体温的情况。⑦密切观察病情，尤其是生命体征、神志、瞳孔的变化，及早发现脑疝的先兆表现，一旦出现，应立即报告医师及时抢救。

（6）术前准备

①急诊手术准备。由于高血压脑出血大多为急性发作，手术前需要进行快速的准备，立即采血进行血型、凝血象等检查，备血、剃头，清理患者呼吸道分泌物，禁食禁饮。②控制高血压，防止再出血。

2. 术后护理

（1）心理护理

患者多数为急诊手术，手术后要向患者家属简要讲明手术经过，指导家属配合术后护理的实施。患者清醒后向患者祝贺手术成功，鼓励其配合医务人员进行各种治疗，如待病情稳定后进行瘫痪肢体功能锻炼，以改善生活自理能力等。

（2）饮食护理

术后 24 小时意识清楚的患者给予清淡、低脂、低钠饮食。意识障碍者 48 小时后给予鼻饲流质。

（3）体位护理

①麻醉未清醒前去枕平卧，头偏向健侧，以防呕吐物吸入呼吸道。②清醒后，血压平稳者，抬高床头 15°～30°，以利颅内静脉回流。头部应处于中间位，避免转向两侧。③行气管切开者，注意防止气管导管受压，天冷时避免被褥遮堵气管导管。

（4）症状护理

①对神志不清、躁动或有精神症状的患者，床应加护栏，并适当约束，防止跌伤。②注意保持呼吸道通畅。及时清除口鼻分泌物，协助患者轻叩背部，以促进痰痂的脱落排出，但急性期应避免刺激咳嗽，必要时可给予负压吸痰、吸氧及定时雾化吸入。③协助患者完成生活护理。按时翻身，保持床单干燥整洁，保持皮肤清洁卫生，预防压疮的发生；如有闭眼障碍的患者，应涂四环素眼膏，并用湿纱布盖眼，保护角膜；昏迷和鼻饲患者应做好口腔护理，2 次/日。有尿便失禁的患者，注意及时用温水擦洗外阴及臀部，保持皮肤清洁、干燥。④有吞咽障碍的患者，喂饭喂水时不宜过急，遇呕吐或反呛时应暂停喂食喂水，防止食物呛入气管引起窒息或吸入性肺炎，对昏迷等不能进食的患者可酌情予以鼻饲流质。⑤注意保持瘫痪肢体功能位置，防止足下垂，被动运动关节和按摩患肢，防止手足挛缩、变形及神经麻痹，病情稳定后应尽早开始

肢体功能锻炼和语言康复训练，以促进神经功能的早日康复。⑥中枢性高热的患者先行物理降温，如温水擦浴、酒精擦浴、冰敷等，效果不佳时可给予退热药，并注意监测和记录体温的情况。⑦密切观察病情，尤其是生命体征、神志、瞳孔的变化，及早发现脑疝的先兆表现，一旦出现，应立即报告医师及时抢救。

【健康教育】

1. 避免情绪激动，去除不安、恐惧、愤怒、忧郁等不良心理，保持正常心态。

2. 给予低盐低脂、适量蛋白质、富含维生素与纤维素的清淡饮食，多吃蔬菜、水果，少食辛辣刺激性强的食物，戒烟酒。

3. 生活有规律，保持排便通畅，避免排便时用力过度和屏气。

4. 坚持适度锻炼，避免重体力劳动。如坚持做保健体操、慢散步、打太极拳等。

5. 尽量做到日常生活自理，康复训练时注意克服急于求成的心理，做到循序渐进、持之以恒。

6. 定期复查血压、血糖、血脂、血常规等项目，积极治疗原发性高血压病、糖尿病、心脏病等原发疾病。如出现头痛、呕吐、肢体麻木无力、进食困难、饮水呛咳等症状时需及时就医。

第七章　颅内感染性疾病患者的护理

第一节　脑　脓　肿

脑脓肿为化脓性细菌侵入脑组织引起化脓性炎症，并形成局限性脓肿。该疾病属于脑实质内感染性占位病变。引起脑脓肿常见的致病菌为葡萄球菌、链球菌、肺炎克雷伯菌、大肠杆菌和变形杆菌等，有时为混合感染。

【病理过程】

脑脓肿的形成是一个连续过程，可分为三期：

1. 急性脑膜炎、脑炎期	2. 化脓期
化脓性细菌侵入脑实质后，患者表现明显全身感染反应和急性局限性脑膜炎、脑炎的病理变化。脑炎中心部逐渐软化、坏死，出现很多小液化区，周围脑组织水肿。病灶部位浅表时可有脑膜炎症反应。	脑炎软化灶坏死、液化，融合形成脓肿，并逐渐增大。如融合的小脓腔有间隔，则成为多房性脑脓肿，周围脑组织水肿。患者全身感染征象有所好转和稳定。

3. 包膜形成期

一般经 1~2 周，脓肿外围的肉芽组织由纤维组织及神经胶质的增生而初步形成脓肿包膜，3~4 周或更久脓肿包膜完全形成。包膜形成的快慢与致病菌种类和毒性及机体抵抗力与对抗生素治疗的反应有关。

【临床表现】

多数患者有原发化脓性感染病史，如慢性中耳炎或鼻窦炎的急性发作、肺或胸腔的化脓性感染等。

1. 病程早期

出现全身和颅内急性化脓性感染症状，如高热、头痛、呕吐、乏力及颈强直。

2. 脓肿形成后

急性脑膜炎症状逐渐消退，随着脑脓肿包膜形成和脓肿增大，可出现局部脑受压和颅压增高或加剧症状，严重者可致脑疝。若脓肿接近脑表面且脓腔壁较薄，可突然溃破，造成急性化脓性脑膜炎或脑室炎，患者突发高热、昏迷、全身抽搐、角弓反张，甚至死亡。

【辅助检查】

1. 实验室检查

血常规检查示白细胞计数及中性粒细胞比例增高。疾病早期，脑脊液检查示白细胞数明显增高，糖及氯化物含量可在正常范围或降低；脓肿形成后，脑脊液压力显著增高，白细胞数可正常或略增高，糖及氯化物含量正常，蛋白含量增高；若脓肿溃破，脑脊液白细胞数增高，甚至呈脓性。

2. CT 检查

可确定脓肿的位置、大小、数目及形态，是诊断脑脓肿的首选方法。

【治疗原则】

1. 非手术治疗

当脑脓肿未局限即未形成脓腔时，一般采用抗生素及降低颅压的药物治疗。

2. 手术治疗

脑脓肿已形成后以手术治疗为主。

（1）穿刺术：主要适应临床上已诊断为脑脓肿者，脑深部或重要功能区脓肿；危重患者或小儿脑脓肿不能耐受较大手术时。不适用多发或多房性脓肿或脓肿腔内有异物者。

（2）引流术：主要适应开放性脑脓肿引流不畅者；脓肿壁较厚的单发脓肿，估计通过一次性穿刺抽脓无法解决的患者，以免反复穿刺造成损伤。

（3）脓肿切除术：主要适应包膜形成良好，位于脑的非重要功能区且一般情况稳定能耐受开颅手术者；反复穿刺抽脓或引流术未能根治者；多房性脑脓肿；脓肿已破入脑室或出现脑疝危象经脱水及穿刺抽脓后症状未见好转者；外伤性脓肿有异物和碎骨片存留者。

【护理评估】

1. 健康史

了解患者的一般情况，既往饮食、睡眠、排便习惯，自理能力与心理状态。患者及其亲友对于疾病知识了解程度，家庭经济状况及费用支付方式。

2. 身体状况

（1）观察患者是否有急性全身感染中毒症状：患者出现发热、颈强直或脑膜刺激征，提示为急性感染。

（2）评估患者是否有颅压增高表现：是否出现一侧头痛明显，50%脑脓肿患者伴有视盘水肿，说明颅压增高，如未及时观察和处理，可因脑疝死亡。

（3）了解患者是否有脑局灶性症状：患者出现视野缺损，同侧瞳孔散大，对侧偏瘫和面肌瘫痪提示颞叶脓肿；左侧颞叶脓肿可有命名性失语或感觉性失语；水平性眼球震颤，小脑性共济失调，同侧肌张力低，腱反射减弱及强迫性头位是小脑半球脓肿的表现。

（4）询问患者有无化脓性中耳炎、脑外伤等病史：①耳源性脑脓肿：占脑脓肿的50%，是化脓性中耳炎的一种严重并发症，其主要途径是炎症直接破坏鼓室壁并侵犯硬脑膜，通过血管及其间隙进入脑实质引起邻近的颞叶或小脑脓肿。其次为耳源性病灶侵犯附近静脉及静脉窦形成感染性血栓引起脑实质感染。②血源性脑脓肿：多因脓毒血症、菌血症经血源途径播散到脑实质内形成继发化脓性病灶。③外伤性脑脓肿：多因开放性脑损伤，细菌常由异物经开放性通道带进颅内，细菌在颅内生长繁殖形成脓肿。④鼻源性脑脓肿：少见，多由鼻窦炎引起。⑤隐源性脑脓肿：这一类脓肿用目前的方法尚不能找出感染的来源，多在检查或手术探查时发现脑脓肿。感染途径多为血源性，但找不到原发病灶。

3. 心理-社会状况

了解患者一般情况。患者及家庭成员对疾病的认识和对康复的期望值，以明确这些因素对患者目前健康状况和需要的影响。

【护理诊断】

1. 疼痛
与手术创伤有关。

2. 体温过高
与颅内感染有关。

2. 焦虑/恐惧/预感性悲哀
与疾病引起的不适应及担心预后有关。

4. 自理缺陷
与疾病引起的头痛、呕吐、肢体运动障碍及视力下降有关。

5. 营养失调：低于机体需要量
与术中机体消耗及术后禁食有关。

6. 清理呼吸道无效
与咳嗽反射减弱或消失及呼吸道梗阻导致呼吸道分泌物积聚有关。

7. 体液不足/有体液不足的危险
与呕吐、高热、应用脱水药等有关。

8. 有感染的危险
与留置各种引流管有关。

9. 知识缺乏
缺乏与所患疾病有关的知识。

10. 潜在并发症
脑疝形成，脓肿破裂而引起急性脑膜炎、脑室管膜炎。

【护理措施】

1. 术前护理

（1）心理护理

患者因病程长、病情反复、治疗费用高，易产生无助、悲哀，甚至绝望的心理反应。应反复向患者进行疾病相关知识宣教，说明通过系统治疗能控制病情发展，给患者以心理支持；对失语的患者应分析其心理状况，采取相应的沟通方式如让患者书写表达自己的心理反应，并协助患者做好各项检查，以及早明确诊断，及时治疗。

（2）饮食护理

①指导患者进食高热量、高蛋白、富营养食物，以补充高热所导致的热能消耗，增强机体抵抗力。意识障碍患者予以鼻饲流质饮食。②注意水、维生素的补充，维持电解质代谢和酸碱平衡，必要时输血及清蛋白，以改善全身状况。

（3）体位护理

抬高床头 15°～30°，有利静脉回流，防止颅压增高。

（4）颅压增高症状的护理

①防止剧烈咳嗽、用力喷嚏和用力排便，对 3 日以上未排便者，可服轻泻剂，如番泻叶 50g 分次泡开水服用；不限制入水量者，指导患者食香蕉或蜜糖冲温开水服用，避免颅压进一步增高。②密切观察病情变化，患者出现头痛剧烈、呕吐频繁、意识发生恶化时，提示病情加重，需积极做好急诊手术术前准备。

（5）高热症状的护理

高热常提示急性感染或慢性感染急性发作。护理上应注意：①遵医嘱选用有效抗生素。在药敏结果出来前，需要联合应用抗生素，如青霉素+氨基糖苷类+甲硝唑。药敏结果出来后据药敏结果选用抗生素，并观察药物疗效及副作用。②应用脱水药。20%甘露醇 125ml，静脉滴注，2～3 次／日，以降低颅压。③使用激素。地塞米松口服或静脉注射，可减轻脑水肿，但需在使用足量、有效抗生素的同时酌情使用。④及时处理高热。采用冰敷、冰枕或降温毯降低体温，减少脑耗氧量。

2. 术后护理

（1）心理护理

由于手术的创伤和消耗，术后患者大都躯体虚弱、疲惫不堪，加之伤口疼痛、活动受限、睡眠不佳，他们更紧张不安，影响术后恢复。①应主动评估患者疼痛程度，积极执行术后镇痛医嘱。②患者所需要的心理支持程度取决于社会支持系统（家属、亲属、朋友、同事等）和手术结果，缺少亲人关心或伴有手术合并症的患者往往需要更多的心理支持。在评估中如发现患者消极，抑郁，自我护理减少，睡眠受影响，疼痛加重等现象时，要多运用积极倾听的沟通技巧，即采用平等、真诚和关心的态度，使患者愿意倾诉，并在倾听的同时给予相应的指导及交流。

（2）饮食护理

麻醉清醒，恶心、呕吐反应消失后，先喝少许温开水；若无呛咳，可给予流质饮食。以后根据病情改为半流饮食，如面条、水饺，逐渐过渡到普食。应鼓励并指导患者摄取高蛋白、高热量和高维生素饮食，如鸡蛋、瘦肉、鸡汤、鱼汤等。

（3）体位护理

全身麻醉未清醒患者，去枕平卧，头偏向健侧，不压迫伤口引流管，使分泌物或呕吐物易于流出，以免吸入气管。麻醉清醒后，取抬高床头 15°～30°，头高脚低斜坡卧位，以利颅内静脉回流，减轻切口周围的肿胀及脑水肿，降低颅压。

（4）颅压增高的症状护理

①麻醉及手术创伤对呼吸、循环功能影响较大，而手术创伤可引起术后脑水肿。定时监测意识、瞳孔、血压、脉搏、呼吸。有条件者应送入监护病房实施 24 小时连续监测并定时记录，当患者出现意识改变、一侧瞳孔散大、血压增高、呼吸深慢、脉搏缓慢，提示有颅压增高。一旦疑有颅内血肿，应紧急脱水和再次手术处理。②吸氧：术后 48 小时内予以氧气吸入，改善脑血氧供给，减轻术后脑水肿。48 小时后 $SaO_2 < 95\%$ 者持续吸氧，$SaO_2 < 90\%$ 时予以辅助通气，防止缺氧加重脑水肿。③保持呼吸道通畅：麻醉清醒后鼓励并协助患者翻身 1 次，同时拍打背部，促使痰液排出，痰液黏稠患者雾化吸入，2～3 次/天，20 分钟/日，通过雾化稀化痰液，易于咳出；体弱不能有效咳嗽排痰者，给予导管吸痰，必要时气管切开。

（5）高热的症状护理

高热常提示急性感染或慢性感染急性发作。护理上应注意：①遵医嘱选用有效抗生素。在药敏结果出来前，需要联合应用抗生素，如青霉素+氨基糖苷类+甲硝唑。药敏结果出来后据药敏结果选用抗生素，并观察药物疗效及副作用。②应用脱水药。20% 甘露醇 125ml，静脉滴注，2～3 次/日，以降低颅压。③使用激素。地塞米松口服或静脉注射，可减轻脑水肿，但需在使用足量、有效抗生素的同时酌情使用。④及时处理高热。采用冰敷、冰枕或降温毯降低体温，减少脑耗氧量。⑤术后使用抗生素不应少于 3 周，体温、血常规、脑脊液常规、生化检查正常 3 次后方可停用抗生素。⑥注意营养和维生素的补充，同时注意水电解质代谢和酸碱平衡，必要时输血、血浆、蛋白等，以改善全身状况，增强抵抗力。

（6）管道护理

妥善固定好各种管道，特别是患者麻醉未完全清醒时要适当约束，以防患者自行拔管。①设置好心电监护仪的参数，以免因参数设置不当，仪器发出报警声而影响患者的休息或引起患者恐惧。②脓腔引流管置于低位，低于脓腔至少 30cm，引流管的位置应保留在脓腔中心。③手术 24 小时后，可进行脓腔冲洗。冲洗液用生理盐水加敏感抗生素，以适当的浓度，缓慢注入腔内，再轻轻抽出，反复多次，直至抽出的液体颜色转清，再注入敏感抗生素，然后夹闭引流管 2~4 小时，也可采取持续滴注的方法，引流管可根据 CT 检查结果，加以调整和拔除。

【健康教育】

1. 嘱患者多进食高蛋白，高热量饮食，以增强抵抗力，改善全身状况。
2. 应注意劳逸结合，加强锻炼。如发现异常，及时就诊。
3. 及时治疗身体其他感染，防止病变再次发生。
4. 如因故不能住院继续治疗，应继续抗生素治疗，总疗程不少于 4 周。
5. 病情跟踪观察，当出现原有症状时，及时就诊。
6. 行手术治疗的患者，术后 3~6 个月门诊 CT 或 MRI 复查。

第二节　颅内特异性感染

一、脑结核瘤

脑结核瘤是脑实质或脑膜的一种局灶性结核，多数由身体其他部位的结核病灶播散到颅内形成肉芽肿性病变，少数为弥散性结核性脑膜炎残留感染所致。由于生活水平的提高和抗结核药的应用脑结核瘤的发病率呈下降趋势。

脑结核瘤多继发于身体其他部位的结核病灶，尤其常见于肺结核。

病灶以单发者多见，可发生于颅内任何部位。呈黄白色或灰黄色，与周围脑组织分界清楚，中心为干酪样坏死组织或肉芽组织，机体防御能力强者可完全形成钙化，极少中心液化形成单纯性脓肿。周围的脑组织有水肿，血供少。

【临床表现】

本疾病多慢性起病，病程多为数周，也可起病不明显病程更长。小儿可因突然癫痫发作而查出。根据临床上有无活动性结核病灶，其临床表现可分为全身型和局限型两种。

1. 全身型

患者同时存在其他脏器的活动结核性病灶，全身情况差表现为发热、盗汗、乏力、消瘦等。若为肺结核，可有咳嗽、咯血、胸痛等症状。其他如淋巴结肿大，甚至粟粒型结核伴结核性脑膜炎。此型少见，一般病情较重。

2. 局限型

无其他脏器明显活动性结核病灶，临床上以颅内病变为主，表现为颅压增高和局灶性症状。颅压增高表现为头痛呕吐、视盘水肿（早期发生率为 10%～27%），幕上半球病变以癫痫发作最为常见，发生率达 85%；还可有偏瘫、失语、视力改变等。幕下病变可先出现颅压增高征，随后出现眼震、共济失调等局灶症状。脑干病变可先出现脑神经功能障碍，以后出现交叉性瘫痪等。总之，可因结核球的单发、多发、大小及所在部位的不同而临床表现也不同。

3. 并发症

脑积水是脑结核瘤最常见的并发症，它可以是并存的结核性脑膜炎或脑结核瘤梗阻脑室系统所引起，在治疗脑结核瘤的同时对脑积水应进行脑室腹腔分流术以缓解颅压增高。

【辅助检查】

1. X 线胸片检查

50%～80%的患者可见患有肺和胸膜结核。

2. 结核菌素试验

常为阳性。

3. CT 检查

病变呈圆形或卵圆形，周围有水肿带。

【治疗原则】

治疗原则：多主张先采用药物治疗 4～8 周，再通过 CT 或 MRI 复查，若症状不改善，结核球不缩小，再考虑手术切除。

1. 抗结核药治疗

药物选择原则与结核性脑膜炎相同。

2. 对症治疗

3. 手术治疗

术前 1~2 周和术后用抗结核病药治疗 3~6 个月。

【护理评估】

1. 健康史

了解患者是否患过肺结核或其他部位的结核，对其他部位的结核是否进行过系统的治疗，用药情况，家庭成员有无类似的症状，所接触的人群中是否有结核患者。

2. 身体状况

（1）询问患者起病情况：了解患者是否有午后低热、乏力、食欲减退、体重减轻、盗汗等，有无咳嗽、咯血等肺结核的症状，有无头痛和癫痫发作。由于脑结核瘤较少见，临床上经常误诊断为脑肿瘤，幕上脑结核瘤先出现的症状为头痛、癫痫，随后出现颅压增高症状，幕下脑结核瘤往往先出现颅压增高症状，随后出现共济失调，严重时可有小脑性强直发作。

（2）观察患者全身情况，询问患者有无头痛、呕吐、视盘水肿、癫痫，有无颅外结核病的表现及病史，特别是在肺结核活动期，有发热、体重减轻、咯血等症状。

3. 心理-社会状况

了解患者一般情况，患者及家庭成员对疾病的认识和对康复的期望值，以明确这些因素对患者目前健康状况和需要的影响。

【护理诊断】

1. 焦虑/恐惧/预感性悲哀

与疾病引起的不适应及担心预后有关。

2. 营养失调

与结核分枝杆菌感染引起的机体消耗有关。

3. 体液不足/有体液不足的危险	4. 知识缺乏
与呕吐、高热、应用脱水药等有关。	缺乏脑结核瘤相关的自我保健知识。
5. 活动无耐力	6. 有感染的危险
与活动性肺结核有关。	与留置各种引流管有关。
7. 潜在并发症	8. 知识缺乏
脑疝。	与缺乏与所患疾病有关的知识有关。

【护理措施】

1. 术前护理

(1) 心理护理	(2) 饮食护理
对活动性肺结核患者和家属进行结核病知识宣教，并加强对患者和家属的心理指导，帮助患者尽快适应环境，消除焦虑、紧张心理。接受药物治疗的患者，应督促患者按时服药，观察药物不良反应，发现异常，及时报告医师并遵医嘱进行相应处理，减轻或消除患者身心反应。保证充足的睡眠和休息，保持环境安静、整洁、舒适，避免加重患者的心理压力。	制订较全面的饮食摄入计划，包括：①蛋白质的补充：包括鱼、瘦肉、蛋、牛奶、豆制品等，增加机体的抗病能力和机体修复能力。②维生素的补充：每日摄入一定量的新鲜蔬菜和水果，B族维生素对神经系统及胃肠神经有调节作用。③注意食物合理搭配：保证色，香、味以增进患者食欲。患者进食少或进食困难时，应遵医嘱静脉补充营养。

(3) 体位护理

抬高床头 15°～30°，有利静脉回流，防止颅压增高。

(4) 症状护理

1）咯血：①观察咯血的量、颜色、性质。②小量咯血者可静卧休息，大量咯血者需绝对卧床休息，取平卧位，头偏向一侧，并绝对禁食，以免误吸，禁食期间做好口腔护理。③遵医嘱使用止血药物，如氨甲环酸、酚磺乙胺等。④备吸引器、吸痰管、气管切开包等急救物品于床旁，以便及时抢救。

2）头痛：观察头痛的性质、部位，对患者不能耐受头痛应遵医嘱给予镇痛药，必要时予以 20% 甘露醇 100~125ml，静脉滴注，15~30 分钟内滴完。

3）癫痫：①嘱患者不能单独外出，以免发生意外。②遵医嘱服用抗癫痫药，如苯妥英钠、卡马西平、丙戊酸钠等。癫痫发作时注意发作的部位、类型、频率、持续的时间，切忌强制按压患者肢体，以防骨折、脱臼，并上床档，防止坠床，及时通知医师，给予相应处理。③详细向患者及家属解释癫痫病的知识，使其理解患者的疾病及其治疗，消除心理上的震惊和焦虑，同时应给予患者心理上的支持，帮助患者应付来自疾病和其他方面的困扰。

（5）抗结核药治疗护理

指导患者正确服抗结核药：宣教患者单用一种药物治疗，虽然可以消灭绝大部分敏感菌，但是会留下少数耐药菌株继续繁殖；联合用药可杀死病灶中不同生长速度的菌群，还可减少或防止耐药菌株的产生。理想的抗结核药应具有杀菌、抑菌、毒性低、副作用小、价格适当、能渗入到脑脊液内、疗效迅速而持久等特点。具体服药方法为：①异烟肼为治疗肺结核瘤的首选药物，成人剂量 300mg/d，1 次顿服。②利福平，450~900mg/d，空腹顿服，但因可引起血清转氨酶升高，白细胞及血小板减少，所以在服药过程中要注意复查肝功能及血常规，一旦发现肝功能受损迹象，血细胞减少，即应减少剂量。③乙胺丁醇，750mg/d，顿服。其主要不良反应是引起视神经损害，视力减退，因此，在服药过程中每 1~2 个月检查视力。

2. 术后护理措施

（1）心理护理

①麻醉清醒后，告之患者手术情况，消除患者猜疑感。②安排家人陪伴，消除孤独感。③及时向患者宣教各种管道的自我护理方法，减轻患者无助心理。

（2）饮食护理

术后 6~8 小时，可进少量温开水，以后逐渐进食流质、半流、普食，要求高蛋白、高维生素。术后 48~72 小时，如仍不能主动进食，应予以鼻饲流质，以保证营养的供给，必要时予静脉补充营养。

（3）体位护理

麻醉未醒者，去枕平卧，头偏向健侧，以免呕吐物、分泌物误吸引起窒息。麻醉完全清醒后，抬高床头 15°～30°，以利静脉回流，减轻脑水肿及切口周围的肿胀，避免各种管道受压，扭曲，协助患者翻身 1 次/2～3 小时，鼓励患者早期下床活动。

（4）管道护理

妥善固定各种管道，保持各种管道通畅，防止管道扭曲及患者自行拔管。

（5）症状护理

1）咯血：①观察咯血的量、颜色、性质。②小量咯血者可静卧休息，大量咯血者需绝对卧床休息，取平卧位，头偏向一侧，并绝对禁食，以免误吸，禁食期间做好口腔护理。③遵医嘱使用止血药物，如氨甲环酸、酚磺乙胺等。④备吸引器、吸痰管、气管切开包等急救物品于床旁，以便及时抢救。

2）头痛：观察头痛的性质、部位，对患者不能耐受头痛应遵医嘱给予镇痛药，必要时予以 20% 甘露醇 100～125ml，静脉滴注，15～30 分钟内滴完。

3）癫痫：①嘱患者不能单独外出，以免发生意外。②遵医嘱服用抗癫痫药，如苯妥英钠、卡马西平、丙戊酸钠等。癫痫发作时注意发作的部位、类型、频率、持续的时间，切忌强制按压患者肢体，以防骨折、脱臼，并上床档，防止坠床，及时通知医师，给予相应处理。③详细向患者及家属解释癫痫病的知识，使其理解患者的疾病及其治疗，消除心理上的震惊和焦虑，同时应给予患者心理上的支持，帮助患者应付来自疾病和其他方面的困扰。

（6）潜在并发症的护理

1）颅内出血：①严密观察患者的意识、瞳孔及生命体征情况并及时记录，患者意识改变，一侧瞳孔散大，血压升高，呼吸深慢，则提示颅内血肿形成或严重的脑水肿，应报告医师并遵医嘱进行相应处理。②给予 20% 甘露醇 100～125ml，快速（15～30 分钟内）静脉滴注，同时立即做好再次开颅探查的术前准备。

2）血栓性静脉炎：多为术后长期卧床、静脉输液时间过长患者肢体活动减少所致。临床可见浅静脉发红，变硬，有明显触痛，肢体肿胀。宣教术后患者在病情允许的情况下，应争取早期床上运动或离床活动，卧床期间多做肢体运动，以加速静脉血液回流，防止血栓形成。一旦发生，应制动并抬高患肢，局部可用33%硫酸镁湿敷，理疗，并遵医嘱使用低分子右旋糖酐、尿激酶静脉滴注。

（7）抗结核药治疗护理

见本节"术前护理"内容。

【健康教育】

1. 指导患者戒烟、戒酒，康复期应注意保证营养的补充，合理安排休息。

2. 指导患者继续服用抗结核病药并向患者说明用药过程中可能出现的不良反应、用药注意事项，以减轻或消除不良反应，同时告诉患者一旦出现严重不良反应随时就诊。

3. 需注意个人卫生，宣教预防结核病的传染。

4. 宣教患者术后 3~6 个月门诊 CT 或 MRI 复查。

二、脑真菌性肉芽肿

脑真菌性肉芽肿是指颅内真菌感染后所形成的肉芽肿。在临床上不多见，它包括新型隐球菌性肉芽肿、组织细胞质菌性肉芽肿等，其中以新型隐球菌性肉芽肿略为多见。该病可发生在任何年龄，30~50 岁多见，占 67%。脑内新型隐球菌感染主要有 3 种形式：脑膜炎、脑膜脑炎和肉芽肿。如能采取及时有效的药物治疗，同时手术切除肉芽肿，预后良好。

【临床表现】

本病可发生于任何年龄，但大部分病例发生在 30~50 岁，男性多于女性。起病缓慢或亚急性，如新型隐球菌与曲霉脑内感染都原发于上呼吸道（鼻腔）黏膜和肺，经血行播散。大多数原发病变症状尚不明显时，即出现神经系统症状。患者一般有低热，偶有高热，首发症状多为头痛，伴恶心、呕吐、颈强直等脑膜刺激征。病程数周至半年偶有超过 1 年者，少数病例可有缓解和复发。

【辅助检查】

1. 腰椎穿刺

脑脊液中白细胞及蛋白大都增多，压力增高，糖含量明显减少，脑脊液涂片墨汁染色可找到新型隐球菌，但需多次反复涂片检查才有阳性结果。

2. 增强后 CT 及 MRI 检查

显示基底池明显强化，肉芽肿周围伴有水肿。

【治疗原则】

1. 手术治疗

肉芽肿切除术；伴有脑积水或脑积水症状明显者，需行脑室腹腔分流术或第三脑室造瘘术。肉芽肿引起颅内高压及局灶症状为手术适应证。脑膜刺激征明显时，使用敏感抗生素治疗，症状减轻或消失后，才行手术治疗。

2. 药物治疗

首选两性霉素 B 静脉滴注。必要时以氟尿嘧啶合用。

【护理评估】

1. 健康史

了解患者的一般情况，既往饮食、睡眠、排便习惯，自理能力与心理状态。患者及其亲友对于疾病知识了解程度，家庭经济状况及费用支付方式。

2. 身体状况

（1）询问患者起病方式或首发症状：是否出现额、颞部逐渐加重的头痛并伴有恶心、呕吐，是否有颈强直及脑膜刺激征，是否有发热等。

（2）观察患者的意识、瞳孔、生命体征：患者有无意识障碍及其程度，瞳孔是否等大等圆，对光反应是否灵敏。在观察瞳孔时，要注意询问患者有无眼部疾病所引起的瞳孔不等大。了解是否有颅压增高表现。脑真菌性肉芽肿起病缓慢，病程较长，常伴有颅压增高、脑膜刺激征和脑脊液的改变。

3. 心理-社会状况

了解患者一般情况，患者及家庭成员对疾病的认识和对康复的期望值，以明确这些因素对患者目前健康状况和需要的影响。

【护理诊断】

1. 潜在并发症

出血。

2. 焦虑/恐惧/预感性悲哀

与疾病引起的不适应及担心预后有关。

3. 知识缺乏

与缺乏与所患疾病有关的知识有关。

【护理措施】

1. 术前护理

(1) 心理护理

手术的创伤与危险性对于患者是一种严重的心理应激，直接影响患者的正常心理活动，表现为对手术不同程度的焦虑，即对疼痛、患病的恶性程度、术后意识与肢体功能，以及麻醉、手术成败等失去安全感，担心丧失社会和家庭角色，甚至担心死亡。①术前向患者讲解手术步骤，以减轻焦虑。②术前晚应适当给患者镇静，让患者充分休息。③在与患者交谈之前，护士应和负责医师甚至主刀医师沟通，以保证在某些特殊问题上所提供的信息是一致的。

(2) 饮食护理

无特殊禁忌，呕吐者予甲氧氯普胺 10mg 肌内注射，并指导患者少量多餐，避免诱发呕吐，保证胃肠营养的供给。

(3) 体位护理

无颅压增高表现者自由卧位，头痛、呕吐患者卧床时抬高床头 15°~30°，以减轻颅压增高症状。

（4）症状护理

加强巡视，注意观察患者病情变化，如患者出现剧烈头痛、呕吐频繁等表现提示病情加重，应及时报告医师处理。

2. 术后护理

（1）心理护理

手术创伤和应激，麻醉药的作用消失后患者感伤口疼痛，身上的各种管道使患者活动受限，患者易产生孤独、恐惧的心理，从而加重疼痛的体验。①认真听取患者的疼痛主诉，理解患者疼痛的真实感觉，注意疼痛患者的情绪变化，及时采取相应的措施。②通过暗示疗法来减轻疼痛，但在使用安慰剂时一定要注意保密性，否则会恶化医患关系，对治疗和疾病的好转会产生极为不利的影响。③必要时遵医嘱使用镇痛药，如罗通定60mg口服，减轻疼痛。

（2）饮食护理

麻醉清醒后6小时内不可饮水，可用棉签蘸水湿润嘴唇，以解口渴感。指导呕吐患者勿紧张，协助患者将头偏向一侧，避免呕吐物误吸入气管，引起窒息，同时拭净口角、颊部，协助患者漱口，减轻呕吐物给患者造成的不良刺激。6小时后无呕吐及吞咽困难者，可进食少量流质，出现呛咳要停止进食，如进食流质患者无任何不良反应，可逐渐加量和过渡到进食半流质（如面条、米粉等）、软食、普食。术后48~72小时仍不能主动进食者，应给予留置胃管，鼻饲流质，8~10次/日，1次/2小时，每次鼻饲量不超过200ml，夜间加喂温开水1次，注意流质的清洁，以防腹泻的发生。

（3）体位护理

患者去枕平卧。意识清醒或生命体征平稳后取抬高床头15°~30°，以利静脉回流，减轻脑水肿及眼睑肿胀。强迫体位者勤翻身（1次/2小时），以免骨突部位受压过久而发生压疮。病情允许，鼓励患者早期在床上或离床活动，防止血栓性静脉炎。约束肢体时约束带不可缠绕压迫局部，防止肢体血液循环障碍，同时注意将肢体置于功能位置，防止足下垂。

（4）症状护理

1）头痛、呕吐：①密切注意意识、瞳孔、生命体征变化及肢体活动情况，及时发现脑水肿与颅内出血。②排除脑水肿、颅内出血后，适当应用镇痛药和止呕药，缓解疼痛和呕吐。

2）高热：高热常提示急性感染或慢性感染急性发作。高热可增加脑的代谢，直接加重病情，甚至威胁患者的生命，应及时予以降温处理。护理上应注意：①遵医嘱选用有效抗生素。在药敏结果出来前，需要联合应用抗生素，如青霉素+氨基糖苷类+甲硝唑。根据药敏结果选用抗生素，并观察药物疗效及副作用。②应用脱水药。20%甘露醇125ml，静脉滴注，2~3次/日，以降低颅压。③使用激素。地塞米松口服或静脉注射，可减轻脑水肿，但需在使用足量、有效抗生素的同时酌情使用。④及时处理高热。采用冰敷、冰枕或降温毯降低体温，减少脑耗氧量。⑤术后使用抗生素不应少于3周，体温、血常规、脑脊液常规、生化检查正常3次后方可停用抗生素。⑥注意营养和维生素的补充，同时注意水电解质代谢和酸碱平衡，必要时输血、血浆、蛋白等，以改善全身状况，增强抵抗力。

（5）抗菌药物的护理

①两性霉素B：每次间隔时间不少于6小时，每日或隔日1次。脑脊液培养转为阴性后，再继续治疗4周。在滴注时注意避光，该药对血管刺激大，为避免静脉炎发生，经常更换注射部位。该药与生理盐水有配伍禁忌，所以应用专备的溶媒，切忌用生理盐水作溶媒或加入生理盐水中静脉滴注。两性霉素B的毒性反应：寒战、发热、恶心、呕吐、食欲不振、全身酸痛和静脉炎，少数患者可出现肝肾功能损害、血钾降低、血小板减少，故在用药期间，应注意复查肝、肾功能，血常规及心电图。②氟尿嘧啶与两性霉素B合用，可减少两性霉素B的毒性反应，同时可减少真菌耐药性的出现。

（6）管道护理

①各种管道固定妥当。②避免压迫或扭曲引流管，保持引流通畅。③观察与记录引流液的量、颜色、性状。④熟悉各种管道的拔管指征及拔管后的注意事项。如脑室引流管拔管后注意局部是否有渗血、渗液，拔管1~2日内注意是否有颅压增高表现。

【健康教育】

1. 多进食高蛋白、富含维生素饮食，以促进机体康复。

2. 需要继续药物治疗者，应指导患者服药并详细交代或写明药物的名称、用法、用量、疗程及注意事项。

3. 肢体活动障碍、生活不能自理者，指导患者加强锻炼，配合继续治疗，面对现实。指导患者劳逸结合，以尽快适应新的生活方式，学会自我照顾的方法。

4. 出院后如再次出现原有症状，应及时就诊。

5. 嘱患者 3~6 个月门诊复查。

第八章　脊柱脊髓疾病患者的护理

第一节　椎管内肿瘤

椎管内肿瘤又称脊髓肿瘤，是指发生于脊髓本身和椎管内与脊髓邻近组织的原发性或转移性肿瘤，发生率仅为颅内肿瘤的 1/10。可发生于任何年龄，以 20～50 岁多见；除脊膜瘤外，男性多于女性。肿瘤发生于自颈髓到马尾的任何节段，以胸段者最多，颈、腰段次之。根据肿瘤与硬脊膜及脊髓的关系，分为髓外硬脊膜下肿瘤、硬脊膜外肿瘤和髓内肿瘤三类，以髓外硬脊膜下肿瘤最常见，约占椎管内肿瘤 65%～70%，多为良性。

【临床表现】

随肿瘤增大，脊髓和神经根受到进行性压迫和损害，临床表现分为三期。

1. 刺激期

属早期，肿瘤较小。主要表现相应结构的刺激症状，其最常见症状为神经根痛，疼痛部位固定且沿神经根分布区域扩散，咳嗽、打喷嚏和用力排便时加重，部分患者可出现夜间痛和平卧痛。

2. 脊髓部分受压期

肿瘤增大直接压迫脊髓，出现脊髓传导束受压症状，表现为受压平面以下肢体的运动和感觉障碍。

3. 脊髓瘫痪期

脊髓功能因肿瘤长期压迫而完全丧失，表现为压迫平面以下的运动、感觉和括约肌功能完全丧失，直至完全瘫痪。

【辅助检查】

1. 腰穿及脑脊液检查

①压力常较正常为低。②颜色改变。呈黄色，肿瘤部位越低，颜色越深。③蛋白增加。完全阻塞、梗阻部位越低、肿瘤位于硬脊膜内者，蛋白含量越增高。脑脊液蛋白含量增高，而脑脊液细胞计数正常，即蛋白细胞分离现象，是诊断脊髓瘤的重要依据。

2. X 线检查

椎弓根间距增宽，椎间孔扩大，椎体变形、破坏及肿块。

3. 脊髓造影

可以确定肿瘤平面与脊膜和硬脊膜的关系。

4. CT 检查

脊髓明显局限性增粗，对称性或非对称性；瘤组织多呈等密度。

5. MRI 检查

可清晰显示肿瘤的形态、大小及与邻近结构的关系，其信号依肿瘤的性质不同而变化。

【治疗原则】

1. 手术治疗

椎管内肿瘤尤其是髓外硬脊膜下肿瘤属良性，一旦定位诊断明确，应尽早手术切除，多能恢复健康。

2. 放射治疗

凡属恶性肿瘤在术后均可进行放疗，多能提高治疗效果。

3. 化学治疗

胶质细胞瘤用脂溶性烷化剂如卡莫司汀（BCNU）治疗有一定的疗效。转移癌（腺癌、上皮癌）应用环磷酰胺、甲氨蝶呤等。

【护理评估】

1. 健康史

询问患者一般情况，包括患者年龄、职业、民族、饮食营养是否合理，有无烟酒嗜好，有无尿便异常，睡眠是否正常，生活是否能自理，有无接受知识的能力。评估患者的既往有无癫痫发作、家庭史、健康史、过敏史、用药史。询问患者是否有颅脑外伤和病毒感染史。

2. 身体状况

（1）评估是否有感觉功能障碍：①疼痛：询问有无刺激性疼痛，疼痛的程度，是否影响休息与睡眠，这是肿瘤刺激神经后根、传导束以及硬脊膜受牵引所致，可因咳嗽、喷嚏、排便用力而加重。有刀割样、针扎样疼痛感。有的患者表现为平卧痛，因平卧后脊髓延长，改变了神经根与脊髓、脊柱的关系所致。②感觉异常：表现为感觉不良，如麻木、蚁走感、针刺、烧灼、冷等；感觉错乱，如触为痛，冷为热。③感觉缺失：损害相应的神经根所致，部分感觉缺失表现为割伤、烧伤后不知疼痛，当发现后才被意识。

（2）评估是否有运动障碍：肢体无力，颈段脊髓肿瘤时上肢不能高举，握物不稳，不能完成精细的动作，下肢举步无力、僵硬、易跌，甚至肌肉萎缩与瘫痪（偏瘫、全瘫、高位瘫、低位瘫）。

（3）评估是否有反射异常：肿瘤所在的平面由于神经根和脊髓受压使反射弧中断而发生反射减弱或反射消失。在肿瘤所在节段以下深反射亢进、浅反射消失，并出现病理反射。

（4）评估是否有自主神经功能障碍：①膀胱和直肠功能障碍：表现为尿频、尿急、排尿困难甚至尿潴留、尿失禁、粪便秘结、失禁。②排汗异常：汗腺在脊髓的前神经元受到破坏，化学药物仍起作用，表现为少汗或无汗。

3. 心理-社会状况

了解患者文化程度或生活环境、宗教信仰、住址、家庭成员，患者在家中的地位和作用，陪护和患者的关系，经济状况及费用支付方式。了解患者及家庭成员对疾病的认识和期望值。了解患者的个性特点，有助于对患者进行针对性的心理指导和护理支持。

【护理诊断】

1. 低效型呼吸型态

与脊髓损伤造成呼吸肌麻痹有关。

2. 清理呼吸道低效

与呼吸肌无力及气管切开有关。

3. 有失用综合征的危险

与肢体瘫痪、神经功能障碍有关。

4. 躯体移动障碍

与肌无力、肢体瘫痪有关。

5. 有皮肤完整性受损的危险

与长期卧床、神经功能障碍有关。

6. 有感染的危险

与长期卧床、留置尿管及气管切开有关。

7. 有外伤的危险

与肢体瘫痪、神经功能障碍有关。

8. 体温过高

与手术创伤有关。

9. 急性疼痛

与肿瘤压迫脊髓、神经有关。

10. 语言沟通障碍

与气管切开有关。

11. 自理能力缺陷/部分缺陷

与肢体瘫痪有关。

12. 腹胀

与脊髓损伤有关。

13. 有营养失调、低于机体需要量的危险

与长期卧床、鼻饲有关。

14. 焦虑

与担心疾病预后有关。

15. 知识缺乏

与缺乏手术前后相关的知识有关。

16. 潜在并发症

截瘫。

【护理措施】

1. 术前护理

(1) 心理护理

由于疼痛、感觉障碍、肢体活动受限或尿便障碍等，患者承受躯体和心理痛苦，产生悲观心理。①应主动关心患者、耐心倾听患者的主观感受、协助患者进行日常生活。②介绍手术经过及术后康复的病例，鼓励其以乐观的心态配合治疗与护理。③遵医嘱使用镇痛药促进睡眠，增进食欲，提高机体抵抗力。

(2) 饮食护理

术前1~2日进流质或半流质饮食，减少大便形成，避免手术区因麻醉后肛门括约肌松弛被粪便污染。手术前晚及术日晨各行清洁灌肠1次。

(3) 体位护理

睡硬板床适当休息，保证充足的睡眠，以增进食欲，提高机体抵抗力；训练床上排便；肢体活动障碍者勿单独外出，以免摔倒。

（4）症状护理

1）呼吸困难：密切注意呼吸情况，呼吸费力、节律不齐等表现提示高位颈髓肿瘤，使膈肌麻痹。①应备气切开包和呼吸机于床旁。②遵医嘱输氧。③指导并鼓励患者有意识的深呼吸，保持呼吸次数 12 次/分，防止呼吸停止。

2）瘫痪：瘫痪是脊髓损伤所致，表现为损伤平面以下感觉、运动障碍和被动体位。护理上要预防压疮发生；保持尿便通畅；鼓励和指导患者最大限度地自理部分生活；指导患者功能锻炼，改善肢体营养，防止肌肉萎缩。

2. 术后护理

（1）心理护理

术后麻醉反应、手术创伤，伤口疼痛及脑水肿，使患者出现呕吐等表现，加之伤口引流管、导尿管、静脉输液等各种管道限制了患者的躯体活动，患者产生孤独、恐惧的心理反应。①及时了解患者的孤独恐惧心理。②指导患者正确配合，如呕吐时头偏向一侧，排出呕吐物，不可吞下呕吐物，避免呕吐物进入气管或反流入胃内加重呕吐。③术后早期安排亲友探视，必要时陪护患者，指导其亲友鼓励、安慰患者，分担患者的痛苦，使之消除孤独感。④减少插管、穿刺等物理刺激给患者造成的恐惧，并宣教各种管道的自我保护法。

（2）饮食护理

腰骶部肿瘤术后肛门排气后方可进食少量流质饮食，以后逐渐增加量。给予高蛋白、高能量、易消化、多纤维的食物，补充维生素及水分，以促进机体康复。

（3）体位护理

①睡硬板床以保持脊柱的功能位置。②术毕平卧 4~6 小时后按时翻身。呈卷席样翻身，保持颈、躯干在同一个水平，防止扭转造成损伤，受压部进行按摩。翻身时动作须轻柔、协调，杜绝强行的拖拉动作，减轻伤口疼痛，保持床单平整、干燥清洁；防止继发损伤。③慎用热水袋，因患者皮肤感觉障碍，易导致烫伤。④颈部手术者用砂袋置头部两侧，输氧并注意呼吸情况。腰部手术者用平枕置于腰部，并检查患侧瘫痪肢体运动感觉恢复情况。

（4）症状护理

1）呼吸困难：密切注意呼吸情况，呼吸费力、节律不齐等表现提示高位颈髓肿瘤，使膈肌麻痹。①应备气切开包和呼吸机于床旁。②遵医嘱输氧。③指导并鼓励患者有意识的深呼吸，保持呼吸次数12次/分，防止呼吸停止。

2）便秘：便秘是脊髓损伤使神经功能障碍、卧床、进食不当、不适应床上排便等因素所致。促进肠蠕动的护理措施有：①合理进食，增加纤维素、水果摄入，补充足够水分。②指导并教会患者顺肠蠕动方向自右下腹→右上腹→上腹→左上腹→左下腹由轻而重，再由重而轻按摩腹部。③指导患者病情允许时活动肢体及做收腹活动。④督促患者养成定时排便的习惯。⑤必要时用润滑剂、缓泻剂通便、灌肠等方法解除便秘。

3）压疮：压疮发生与截瘫平面以下失去知觉，骨突起处皮肤持续受压有关：①勤翻身，防止局部长时间受压。②常按摩骨突部位，以改善局部血液循环。③加强支持疗法，包括增加蛋白质和维生素摄入量，适量输血，调整水电解质平衡，增强受压局部的抵抗力。

（5）留置导尿管护理

①尿道口每日用1∶1000苯扎溴铵清洗消毒，女性患者月经期随时保持会阴部清洁。②不长期开放导尿管，避免膀胱挛缩。③训练膀胱功能，每4小时开放1次，30分钟/次。④膀胱高度充盈时不能完全排空膀胱，避免膀胱内压力突然降低而引起充血性出血。⑤使用气囊导尿管者更换导尿管1次/2～3周，并注意无菌操作。⑥怀疑有泌尿系感染时，以1∶5000呋喃西林250ml膀胱冲洗，2次/日，冲洗前排空膀胱，冲洗后保留30分钟再开放。⑦对尿失禁男性患者用男式接尿器或尿袋接尿，女性患者可用接尿器。

（6）潜在并发症——感染的护理

感染常与腰骶部肿瘤术后尿便失禁、伤口污染、留置导尿管和引流管等因素有关。护理上要注意：①术前晚、术晨灌肠后应指导患者彻底排尽肠道大便，以防止术中排便污染术区。②骶部手术患者，术后3日内给予流质饮食，以减少术后粪便污染的机会。③尿便污染、渗湿后及时更换敷料，保持伤口敷料干燥。

【健康教育】

1. 饮食指导

合理进食以提高机体抵抗力，保持尿便通畅，促进疾病康复。

（1）多进食高热量、高蛋白（鱼、肉、鸡、蛋、牛奶、豆浆等）、富含纤维素（韭菜、麦糊、芹菜等）、维生素丰富（新鲜蔬菜、水果）饮食。

（2）应限制烟酒、浓茶、咖啡、辛辣等刺激性食物。

2. 康复指导

（1）出院时戴有颈托、腰托者，应注意翻身时保持头、颈、躯干一致，翻身时呈卷席样，以免脊柱扭曲引起损伤。

（2）肢体运动感觉障碍者，加强功能锻炼，保持肢体功能位置，用L形夹板固定脚踝部以防止足下垂。必要时行辅助治疗，如高压氧、针灸、理疗、按摩、中医药等帮助功能恢复。下肢运动障碍者尽量避免单独外出，以免发生摔伤等意外。

（3）截瘫患者，应正视现实，树立生活的信心；学会使用轮椅，并尽早参与社会生活及从事力所能及的活动。

（4）卧床者应预防压疮发生。方法为：定时翻身、按摩（1次/2小时），保持床上被服干燥、整洁、柔软，体瘦者骨突处垫软垫或柔软衣物、枕头等，防止皮肤破损。

3. 药物指导

嘱患者药物要遵医嘱按时、按量服药。

4. 及时就诊指征

（1）原有症状加重。

（2）手术部位发红、积液、渗液等。

5. 特别护理指导

（1）保持排便通畅：便秘者可口服果导、番泻叶等药物导泻，或使用开塞露塞肛。排便失禁者，应及时更换污染衣服，注意保持肛周会阴部皮肤清洁、干燥，可涂用湿润烧伤膏或麻油等保护肛周皮肤。

（2）留置导尿管：每日清洗消毒尿道口2次，引流袋每日更换，导尿管应每周更换，注意引流袋低于膀胱位置，防止逆行感染。留置尿管期间定时夹闭开放尿管，锻炼膀胱收缩功能。

（3）复查：告知患者定期门诊复查。

第二节　脊柱脊髓先天性疾病

一、脊膜膨出与脊膜脊髓膨出

脊膜膨出与脊膜脊髓膨出是指因先天性因素致椎板闭合不全，同时存在脊膜、脊髓、神经向椎板缺损处膨出。总出生缺陷发生率为103.07/10万，以女性居多。多发于脊柱背侧中线部位，以腰骶段最常见。脊膜膨出是指脊膜自脊椎骨裂处向体表或体腔内膨出，脊膜囊内仅含脑脊液，无脊髓及脊神经组织。脊膜脊髓膨出是指脊膜腔通过较大的椎骨缺损向背侧膨出，囊腔内含膨出程度不等、数量不同的脊髓、脊神经组织。临床上主要表现为局部包块，神经损害症状，少数合并脑积水及其他畸形的相应症状。

【临床表现】

1. 脊膜膨出

可发生于颈段、上胸段、腰骶段。婴儿在出生后即在上述部位出现膨出包块，位于背部与腰骶部中线，以后者最多见，少数偏于椎旁一侧；包块有压缩性；脊膜膨出有时与先天性脑积水同时存在；压按包块时，前囟门膨隆；小儿哭闹时，包块也膨大。

2. 脊髓脊膜膨出

颈段、胸段的脊髓脊膜膨出，多数只含神经根，或由脊髓分出一旁支依附于囊壁。腰骶部者，脊髓末端及马尾神经可以完全突入囊内，依附于囊壁，又弯曲向下，折返于脊膜鞘内。常有明显的圆锥与马尾神经损害症状，如下肢不同程度瘫痪和尿便功能障碍。

【辅助检查】

1. 脊柱X线平片检查

膨出囊肿伸向胸腔、腹腔者，可见椎间孔扩大；突向盆腔者，骶管显著扩大。

2. CT、MRI扫描

可了解是否合并有椎管内先天性肿瘤，了解脊柱裂、脊髓、神经及局部粘连与否。

【治疗原则】

手术治疗，行病变探查与修补术，且主张早期手术，但下列情况为手术相对禁忌证：①巨大的胸腰部脊髓脊膜膨出有严重的尿便功能障碍及下肢瘫痪者。②合并严重脑积水显示智力发育不全等。③有其他严重畸形，如脊柱侧弯、后凸等。④出生时有严重大脑损伤，颅内出血，小头畸形，脑发育不全者。

术前 3 日起每日清洗皮肤，防止尿便污染手术区，局部有异常毛发者应备皮。脊膜膨出已破、有脑脊液漏者，皮肤消毒后用无菌敷料保护，防止术后逆行感染发生脑膜炎。

【护理评估】

1. 健康史

询问家族史及遗传史，父母是否近亲结婚。

2. 身体状况

（1）评估包块的性质、大小、有无溃破：询问患儿及家长是否出生时即有，哭闹时是否包块膨大，包块是否随年龄增大而增大。已溃破者是否有脑脊液流出，压迫包块是否前囟门膨隆。婴儿出生时，背部中线，颈、胸或腰骶部可见一囊性肿物，可从枣大至巨大不等。曾发生溃破者，可见表面呈肉芽状或有感染。已溃破者，包块表面可有脑脊液流出。婴儿哭闹时包块膨大，压迫包块前囟膨隆，则提示膨出包块与蛛网膜下腔相通。

（2）评估是否有神经损害症状：单纯的脊膜膨出可无神经系统症状。腰骶部脊髓脊膜膨出引起的神经损害症状比颈、胸部的病变要多。表现为外观半球形肿块，皮肤正常，皮下为脂肪组织或呈脂肪瘤样，可出现程度不等的单侧或双侧下肢迟缓性瘫痪，足下垂，足内翻畸形，支配排尿、排便功能的脊髓和神经有程度不等的损害，会出现遗尿、排尿不畅、尿失禁和因肛门括约肌松弛而造成的排便不畅、直肠肛门脱垂、排便失禁等。

（3）评估是否有脑积水：巨大脊膜膨出和巨大脊髓脊膜膨出可因脑脊液循环功能的障碍而出现脑积水。

3. 心理-社会状况

了解患者的一般情况及心理社会状况，以及患者的性别是否影响家属的心理状态及疾病的康复。

【护理诊断】

1. 瘫痪	2. 自理能力缺陷
与脊髓及脊神经损害有关。	与长期卧床有关。

3. 皮肤完整性受损危险	4. 有感染危险
与长期卧床、尿便失禁有关。	与手术有关。

【护理措施】

1. 术前护理

（1）心理护理

由于患儿出生时即患病，使家属心理负担很重，有的父母甚至因患儿残疾产生遗弃心理，女婴尤其严重。要加强与患儿父母的沟通，及时了解其父母的心理反应，治疗护理时通过抚摸患儿头部，握手等方式表达对患儿的关心。仔细做好健康宣教，指导家属护理患儿。如供给患者营养食物，增强机体抵抗力，腰骶部包块保持会阴部清洁，防止局部皮肤破损等。

（2）饮食护理

婴幼儿术前晚10点禁食，吵闹不安者可遵医嘱予以镇静。

（3）体位护理

侧卧位，有脑脊液漏者应俯卧位。

（4）症状护理

①下肢瘫痪：注意保持床单平整、勤翻身，以防止包块受压；协助并指导父母与患儿进行肢体功能锻炼。②尿便失禁：注意随时保持床单衣裤干燥、干净，有条件者可使用一次性尿垫，必要时使用湿润烧伤膏或氧化锌软膏，以防止会阴部损伤。

2. 术后护理

（1）心理护理

术后患儿会因伤口疼痛，躯体活动受限，常哭闹不止。应注意尽量集中安排治疗时间，熟练操作，以减少对患儿的疼痛刺激；同时指导父母多抚摸、安慰患儿；3 岁以上患儿可通过做游戏、讲故事使其分散注意力。和患儿说话速度应缓慢、轻柔，尽量耐心解答患儿提出的问题。

（2）饮食护理

肛门排气后进食少量流质，以后逐渐增加次数和量，保持营养的供给。

（3）体位护理

保持俯卧位 1 周。有脑脊液漏者保持头低位，切口处局部用砂袋加压，减少脑脊液漏的机会。天冷时注意保暖，但禁止用热水袋以防止烫伤。

（4）症状护理

1）颅压增高：①注意观察患儿有无头痛、呕吐等颅压增高表现。②遵医嘱应用20%甘露醇脱水治疗。③观察脱水效果及静脉穿刺局部皮肤，以防止液体外渗，造成局部的损伤。

2）体温升高：体温升高常因手术后蛛网膜下腔内血液刺激所致。①及时降温，控制体温。②及时更换汗湿的衣裤，以防止受凉感冒。③为防止体温过高遵医嘱适当应用地塞米松等药物，以缓解症状。

（5）潜在并发症的护理

①脑脊液漏：主要是硬脊膜缝合不严密，同时存在颅压增高所致。观察局部敷料是否渗血、渗湿，有脑脊液漏者，应及时报告医师处理。如有皮下积液，可穿刺抽出积液加压包扎。护理上注意保持床单位整洁，防止尿便污染伤口，同时指导父母尽量避免让患儿哭闹、用力，以免增加颅压、加重脑脊液漏。

②伤口感染：位于腰骶部伤口容易被污染，可并发脑膜炎，尤其是术前已破溃与存在脑脊液漏者。局部清创的同时应用抗生素治疗。还应密切观察体温的变化，及时采取降温措施；指导陪护保护伤口敷料，防止敷料渗湿与污染。

（6）管道护理

对局部置引流管及有脑脊液外漏的患者，切忌局部使用各种药物，尤其是神经毒性药物，以防发生意外。

【健康教育】

1. 心理指导

5 岁以上患儿多会有羞怯、自卑心理，应指导家属正面鼓励患儿，赞扬其优点，并需有爱心、耐心地料理患儿生活。让患儿克服自卑心理，逐渐适应家庭和社会生活。

2. 饮食指导

合理进食以提高机体抵抗力，保持尿便通畅，促进疾病康复。

（1）多进食高热量、高蛋白（鱼、肉、鸡、蛋、牛奶、豆浆等）、富含纤维素（韭菜、麦糊、芹菜等）、维生素丰富（新鲜蔬菜、水果）饮食。

（2）应限制烟酒、浓茶、咖啡、辛辣等刺激性食物。

3. 药物指导

嘱患者要遵医嘱按时、按量服药。

4. 康复指导

（1）出院时戴有颈托、腰托者，应注意翻身时保持头、颈、躯干一致，翻身时呈卷席样，以免脊柱扭曲引起损伤。

（2）肢体运动感觉障碍者，加强功能锻炼，保持肢体功能位置，用 L 形夹板固定脚踝部以防止足下垂。必要时行辅助治疗，如高压氧、针灸、理疗、按摩、中医药等帮助功能恢复。下肢运动障碍者尽量避免单独外出，以免发生摔伤等意外。

（3）截瘫患者，应正视现实，树立生活的信心；学会使用轮椅，并尽早参与社会生活及从事力所能及的活动。

（4）卧床者应预防压疮发生。方法为：定时翻身、按摩（1 次/2 小时），保持床上被服干燥、整洁、柔软，体瘦者骨突处垫软垫或柔软衣物、枕头等，防止皮肤破损。

5. 特别护理指导

（1）保持排便通畅：便秘者可口服果导、番泻叶等药物导泻，或使用开塞露塞肛。排便失禁者，应及时更换污染衣服，注意保持肛周会阴部皮肤清洁、干燥，可涂用湿润烧伤膏或麻油等保护肛周皮肤。

（2）留置导尿管：每日清洗消毒尿道口 2 次，引流袋每日更换，导尿管应每周更换，注意引流袋低于膀胱位置，防止逆行感染。留置尿管期间定时夹闭开放尿管，锻炼膀胱收缩功能。

（3）复查：告知患者定期门诊复查。

6. 及时就诊指征

（1）原有症状加重。

（2）手术部位发红、积液、渗液等。

二、脊髓拴系综合征

因终丝过短，牵拉脊髓引发的综合征称为脊髓拴系综合征。硬脊膜内纤维性粘连为常见病变之一，在脊膜膨出形成的过程中，因突然发展停止或因形成后不久又发生萎缩而成为纤维性结构，从而使马尾或神经根在未能形成的脊膜膨出的囊蒂附近与之粘连之故。此外，它还与脊髓裂、潜毛窦、硬脊膜内脂肪瘤、脂肪脊髓脊膜膨出和其他显性或隐性脊柱裂伴发，还可见于显性脊柱裂的手术后，因为手术后尚有发生蛛网膜粘连的可能。

【临床表现】

除了腰骶部皮肤色素沉着、皮下质软包块、皮肤窦道及多毛、血管瘤等合并的皮肤异常，最常见临床表现为尿便失禁、双下肢力弱、肌肉萎缩或畸形。患者最多为幼儿，婴儿因为排便障碍和下肢活动障碍不易发现，难以确诊，多以合并皮肤异常而就诊。也有皮肤正常或到成年才明确诊断者。女性稍多。其他症状则有脊柱侧弯或脊柱后凸，或发生疼痛（背痛及腿痛、单纯腿痛）、感觉缺失、足内翻畸形等。

【辅助检查】

1. X 线脊柱平片检查

可显示椎板缺损，棘突缺如，有时尚有多处脊柱裂，或同时合并椎体畸形、脊柱侧弯。

2. CT 和 MRI 检查

特别是 MRI 对脊柱裂合并脊髓拴系的诊断更为确切。大多能显示脊髓末端位置，到达腰骶交界或骶管内，局部存在粘连征象。

【治疗原则】

诊断明确者应行手术治疗，理论上越早越好，但早期在 MRI 上显示脊髓拴系不严重时，可以在出生后 1 岁左右行手术，因新生儿手术切口易于感染或愈合不良。手术需在神经电生理检测下进行，尤其是 $S_2 \sim S_4$ 的骶神经检测，术中可以帮助鉴别脊髓圆锥末端和增粗的终丝。增粗乃至内有脂肪瘤生长的终丝，往往和脊髓圆锥之间没有明显的界线，在末端和脂肪瘤混为一体，形成拴系，因此术中多需要切除脂肪瘤组织。但位于腹侧或复杂型的脂肪瘤往往难以全切除，可以在神经电生理检测下将脂肪瘤从硬脊膜囊尾端离断、大部切除后，用 6 ~ 10 号可吸收丝线缝合软脊膜残端，恢复其光滑面，再取人工材料扩大成形骶部硬脊膜囊，这样可以避免术后形成再粘连。脊髓拴系手术松解后，伴发的脊髓空洞多可以自行缓解。

【护理评估】

1. 健康史

询问患儿是否有先天脊膜膨出、脊髓脊膜膨出、脊髓裂史。因脊髓硬脊膜管再建后的愈合过程中产生的粘连可能会引起脊髓末端的拴系。

2. 身体状况

（1）评估是否尿便功能障碍：由于婴幼儿没有自我表达能力，排尿障碍的评价比较困难且常被疏忽。常因夜尿症、膀胱炎、张力性尿失禁等排尿习惯的改变才引起注意。主要表现在马鞍区感觉减退、肛门括约肌松弛、肛门反射减退、无自主排便。

（2）评估皮肤是否有异常表现：观察皮肤有无局部凹陷、过多的皮肤附着，这是腰骶部脂肪瘤、潜毛窦、终丝紧张、脊髓纵裂等伴有隐性脊柱裂的皮肤局部表现，并有瘤样母斑、多毛等。细长毛发覆盖的母斑是脊髓纵裂特有的表现。

（3）评估是否行走异常：隐性脊柱裂最多见的症状是下肢肌力下降、变形和疼痛，还可表现为下肢的变形及足部畸形，如高弓足、外翻足和内翻足等。

（4）评估是否感觉障碍与疼痛：不规则的感觉减退区域分布在下肢、腰背部和会阴部。疼痛主要表现在下肢，腰痛也常见。

3. 心理-社会状况

了解患者的一般情况及心理社会状况以及患者的性别是否影响家属的心理状态及疾病的康复。

【护理诊断】

1. 瘫痪

与下肢肌力减弱，轻度肌萎缩、麻木，随着病情发展出现下肢运动障碍，从而导致失用性萎缩和畸形有关。

2. 营养性溃疡

与并发神经性营养性改变有关。

【护理措施】

1. 术前护理

（1）心理护理

因患者出生时即有此病，患者及家属心理负担很重，年幼患儿的父母甚至会产生遗弃心理，女婴尤其严重。要加强与患儿父母的沟通，鼓励其正视现实，列举治愈病例，并指导注意保持会阴部清洁、干燥，使之感觉舒适，教会家属料理患儿尿便。

（2）饮食护理

术前晚 10 时禁食，吵闹的患儿可遵医嘱予以镇静。

（3）体位护理

侧卧位，防止局部受压，有脑脊液漏者应俯卧位。

（4）症状护理

1）瘫痪：①密切观察下肢肌力情况，常因下肢肌力减弱，轻度肌萎缩、麻木、遗尿起病，随着病情发展可表现出下肢运动障碍。②协助患者翻身，防止压疮形成。③协助进行肢体功能锻炼，以防止失用性萎缩和畸形。

2）营养性溃疡：神经营养性改变多见于下肢明显肌力减退时，常表现为下肢远端发凉、发绀、溃疡，骶尾部也常出现。护理上要注意：①正确使用热水袋、冰袋，以防止烫伤、冻伤。②勤翻身，防止局部受压。③可遵医嘱使用神经营养性药物，如谷维素 10mg 口服，3 次/日，并注意观察是否有恶心、皮疹、脱发等反应。④创面局部换药 1~2 次/日，污染时随时更换。

2. 术后护理

见"第八章第二节脊柱脊髓先天性疾病"中"一、脊膜膨出与脊膜脊髓膨出"的相关内容。

【健康教育】

见"第八章第二节脊柱脊髓先天性疾病"中"一、脊膜膨出与脊膜脊髓膨出"的相关内容。

三、脊髓空洞症

脊髓空洞症是脊髓的一种慢性、进展性的退行性病变，与某些原因引起的颅内与脊髓蛛网膜下隙脑脊液循环障碍有关。通常继发于小脑扁桃体下疝畸形。其病变特点是脊髓内管状空腔形成以及胶质细胞增生。本病多在 20~30 岁发生，男性多于女性。起病较隐蔽，病程多缓慢，呈逐渐加重趋势。也有一部分患者进展较快。

现在普遍认为，颅颈交界区畸形、小脑扁桃体下疝畸形等引起颅颈交界区蛛网膜下隙梗阻是本病形成的主要原因。

脊髓空洞症空洞多限于颈髓，其次为胸髓，腰段以下少见。空洞可连续，也可呈节段性，由厚薄不一的胶质纤维或正常脊髓组织隔开。最初，空洞限于髓前连合，缓慢扩大累及后角，最终可影响到单侧脊髓或整个脊髓。空洞内可有无色透明或淡黄色的液体，其成分似脑脊液。

【临床表现】

临床表现取决于空洞影响的范围和部位。主要体现在感觉障碍、运动障碍和自主神经损害这三个方面。

1. 感觉障碍

为最早、最常见症状。本病特征性表现为痛温觉丧失，轻触觉、振动觉和位置觉相对保留，称分离性感觉障碍。累及丘脑脊髓束时表现为损害平面以下对侧躯干和肢体痛温觉障碍。

2. 运动障碍

病变影响前角细胞引起运动神经元破坏，出现下运动神经元瘫痪，肌肉萎缩，肌张力减低，肌纤维震颤和反射消失等症状。以前臂尺侧肌肉、骨间肌、鱼际肌萎缩最为明显。随病情发展逐渐影响至肩胛及胸部。病变晚期累及皮质脊髓束，可出现痉挛性瘫痪。

3. 自主神经损害

为本病特征性变化之一。受累部位皮肤光泽消失，有增厚、变薄、角化过度、溃疡、多汗或者无汗等症状。也可由于关节软骨和骨的营养障碍出现夏科（Charcot）关节病。夏科关节病好发于肩肘关节，以关节肿大、关节腔积液、骨擦音，但无疼痛为特征。

【辅助检查】

1. 颈椎 X 线检查

不能发现脊髓空洞，但能了解颅颈交界区及颈椎骨性结构，对于设计手术有帮助。

2. 脊髓 CT 扫描

单纯 CT 对于本病帮助不大，但是可协助诊断本病。可见髓内边界清晰的低密度囊腔。

3. MRI 检查

诊断和定位本病的首选检查方法。矢状面图像可清晰地显示空洞全貌，T_1 加权图像可表现脊髓中央低信号的管状扩张，T_2 加权图像上空洞内液呈高信号。

【治疗原则】

1. 手术治疗

是治疗脊髓空洞症的首选方法。针对改善颅颈交界区蛛网膜下隙梗阻的手术方式取得了较良好的效果，如颅后窝减压术、颅后窝减压及颅颈交界区蛛网膜下隙疏通术等。但晚期脊髓空洞、脊髓严重变性，引起截瘫至肢体挛缩者，一般不适于手术。

2. 非手术治疗

（1）放射治疗。
（2）中药治疗：多采用补肾活血汤治疗。

【护理评估】

1. 健康史

询问病史，病程进展程度。本病的发病是否与先天性发育畸形因素以及后天继发因素如损伤、肿瘤有关。

2. 身体状况

（1）评估感觉是否异常：最早症状多表现为单侧的痛觉、温度觉障碍，可提示空洞始于中央管背侧灰质的一侧或双侧后角底部，患者常在手部发生灼伤或刺、割伤后才发现痛温觉的缺损。随着病情进展，痛温觉丧失范围可逐渐扩大到两上肢、胸、背部，且呈短上衣分布。

（2）评估运动是否障碍：手部小肌肉和前臂尺侧肌肉萎缩软弱无力，与前角细胞受累有关，严重者可呈爪形手畸形，且有肌肉颤动，逐渐波及上肢及其他肌肉，如肩胛带以及一部分肋间肌。患者腱反射及肌张力减低。

（3）评估营养状况：关节的痛觉缺失可导致关节磨损、萎缩和畸形，表现为关节肿大，活动度增加，运动时可有摩擦音而无痛觉。在痛觉缺失的区域，表皮烫伤及其他损伤可造成顽固性溃疡及瘢痕形成。病变节段可有出汗功能障碍，出汗过多或出汗过少。病程发展到晚期可以有神经源性膀胱以及尿便失禁现象。

3. 心理-社会状况

了解患者的一般情况及心理社会状况以及患者的性别是否影响家属的心理状态及疾病的康复。

【护理诊断】

1. 恐惧

与疾病引起的不适应及担心预后有关。

2. 呼吸衰竭

与手术后影响呼吸中枢或与呼吸有关的神经支配有关。

3. 脊髓功能障碍

与脊髓进展性的退行性病变，及某些原因引起的颅内与脊髓蛛网膜下隙脑脊液循环障碍有关。

【护理措施】

1. 术前护理

（1）心理护理

由于疼痛、感觉障碍、肢体活动受限或尿便障碍等，患者承受躯体和心理痛苦，产生悲观心理。①应主动关心患者、耐心倾听患者的主观感受、协助患者的日常生活。②介绍手术经过及术后康复的病例，鼓励其以乐观的心态配合治疗与护理。③遵医嘱使用镇痛药促进睡眠，增进食欲，提高机体抵抗力。

（2）饮食护理

术前1~2日进流质或半流质饮食，减少粪便形成，避免手术区因麻醉后肛门括约肌松弛被粪便污染。手术前晚及术日晨各行清洁灌肠1次。

（3）体位护理

睡硬板床适当休息，保证充足的睡眠，以增进食欲，提高机体抵抗力；训练床上排便；肢体活动障碍者勿单独外出，以免摔倒。

（4）症状护理

感觉障碍者，观察患者的痛、温、触觉、肌张力及营养状况。痛觉缺失者防止烫伤或冻伤，严格掌握热水袋、冰袋使用指征，耐心细致地指导患者正确使用热水袋或冰袋并详细交代注意事项，洗澡时有人陪同，防止烫伤。

2. 术后护理

（1）心理护理

术后麻醉反应、手术创伤，伤口疼痛及脑水肿，使患者出现呕吐等表现，加之伤口引流管、导尿管、静脉输液等各种管道限制了患者的躯体活动，患者产生孤独、恐惧的心理反应。①及时了解患者的孤独恐惧心理。②指导患者正确配合，如呕吐时头偏向一侧，排出呕吐物，不可吞下呕吐物，避免呕吐物进入气管或反流入胃内加重呕吐。③术后早期安排亲友探视，必要时陪护患者，指导其亲友鼓励、安慰患者，分担患者的痛苦，使之消除孤独感。④减少插管、穿刺等物理刺激给患者造成的恐惧，并宣教各种管道的自我保护法。

（2）饮食护理

见"第八章第一节椎管内肿瘤"。

（3）体位护理

①睡硬板床以保持脊柱的功能位置。②术毕平卧4~6小时后按时翻

身。呈卷席样翻身，保持颈、躯干在同一个水平，防止扭转造成损伤，受压部进行按摩。翻身时动作须轻柔、协调，杜绝强行的拖拉动作，减轻伤口疼痛，保持床单位平整、干燥清洁；防止继发损伤。③慎用热水袋，因患者皮肤感觉障碍，易导致烫伤。④颈部手术者用砂袋置头部两侧，输氧并注意呼吸情况。腰部手术者用平枕置于腰部，并检查患侧瘫痪肢体运动感觉恢复情况。

（4）症状护理

1）感觉障碍：①观察患者痛、温、触觉、肌力情况，并与术前相比较，了解术后是否有改善。②感觉障碍者，观察患者的痛、温、触觉、肌张力及营养状况。痛觉缺失者防止烫伤或冻伤，严格掌握热水袋、冰袋使用指征，耐心细致地指导患者正确使用热水袋或冰袋并详细交代注意事项，洗澡时有人陪同，防止烫伤。

2）呼吸困难：密切观察呼吸情况，呼吸困难提示脊髓颈段手术后影响呼吸中枢或与呼吸肌有关的神经支配。应注意：①床旁备呼吸机及气管切开包。②呼吸困难时予以持续吸氧改善缺氧。③呼吸困难严重导致 $SaO_2 < 90\%$ 时，及时给予气管切开辅助呼吸。④加强呼吸道管理，及时吸痰，保持呼吸道畅通。

（5）留置导尿管护理

①尿道口每日用 1:1000 苯扎溴铵清洗消毒，女性患者月经期随时保持会阴部清洁。②不长期开放导尿管，避免膀胱挛缩。③训练膀胱功能，每 4 小时开放 1 次，30 分钟/次。④膀胱高度充盈时不能完全排空膀胱，避免膀胱内压力突然降低而引起充血性出血。⑤使用气囊导尿管者更换导尿管 1 次/2~3 周，并注意无菌操作。⑥怀疑有泌尿系感染时，以 1:5000 呋喃西林 250ml 膀胱冲洗，2 次/日，冲洗前排空膀胱，冲洗后保留 30 分钟再开放。⑦对尿失禁男性患者用男式接尿器或尿袋接尿，女性患者可用接尿器。

（6）潜在并发症：感染的护理

感染常与腰骶部肿瘤术后尿便失禁、伤口污染、留置导尿管和引流管等因素有关。护理上要注意：①术前晚、术晨灌肠后应指导患者彻底排尽肠道粪便，以防止术中排便污染术区。②骶部手术患者，术后 3 日内给予流质饮食，以减少术后粪便污染的机会。③尿便污染、渗湿后及时更换敷料，保持伤口敷料干燥。

【健康教育】

1. 饮食指导

合理进食以提高机体抵抗力，保持尿便通畅，促进疾病康复。

（1）多进食高热量、高蛋白（鱼、肉、鸡、蛋、牛奶、豆浆等）、富含纤维素（韭菜、麦糊、芹菜等）、维生素丰富（新鲜蔬菜、水果）饮食。

（2）应限制烟酒、浓茶、咖啡、辛辣等刺激性食物。

2. 特别护理指导

（1）保持排便通畅：便秘者可口服果导、番泻叶等药物导泻，或使用开塞露塞肛。排便失禁者，应及时更换污染衣服，注意保持肛周会阴部皮肤清洁、干燥，可涂用湿润烧伤膏或麻油等保护肛周皮肤。

（2）指导患者防止烫伤，灼伤：教会患者正确使用热水袋。

（3）留置导尿管：每日清洗消毒尿道口2次，引流袋每日更换，导尿管应每周更换，注意引流袋低于膀胱位置，防止逆行感染。留置尿管期间定时夹闭开放尿管，锻炼膀胱收缩功能。

（4）复查：告知患者定期门诊复查。

3. 药物指导

嘱患者要遵医嘱按时、按量服药。

4. 及时就诊指征

（1）原有症状加重。

（2）手术部位发红、积液、渗液等。

5. 康复指导

（1）出院时戴有颈托、腰托者，应注意翻身时保持头、颈、躯干一致，翻身时呈卷席样，以免脊柱扭曲引起损伤。

（2）肢体运动感觉障碍者，加强功能锻炼，保持肢体功能位置，用L形夹板固定脚踝部以防止足下垂。必要时行辅助治疗，如高压氧、针灸、理疗、按摩、中医药等帮助功能恢复。下肢运动障碍者尽量避免单独外出，以免发生摔伤等意外。

（3）帮助患者正视现实，配合康复训练，以减轻后遗症。坚持肌肉活动训练，进行日常生活技能练习，如洗漱、吃饭等，鼓励患者做力所能及的活动。

（4）截瘫患者，应正视现实，树立生活的信心；学会使用轮椅，并尽早参与社会生活及从事力所能及的活动。

（5）卧床者应预防压疮发生。方法为：定时翻身、按摩（1次/2小时），保持床上被服干燥、整洁、柔软，体瘦者骨突处垫软垫或柔软衣物、枕头等，防止皮肤破损。

四、脊髓分裂症

脊髓分裂症是胚胎期由于脊髓发育畸形，脊髓分裂为两半。本病偶见于婴幼儿和少年，也见于成年。

【临床表现】

本病临床较少见。患者可无症状，或有出现脊髓分裂综合征。本病为脊髓先天性发育缺陷，即胚胎早期中央管闭合异常。若左、右背侧的神经襞在接触之前都向前大弯曲，先与底板接触，即形成两个神经管，以后成为脊髓分裂症。

【辅助检查】

MRI 扫描

可较明确显示脊髓分裂症以及其间的骨嵴或骨刺。

【治疗原则】

手术治疗适用于脊髓分裂症引起的脊髓拴系综合征者。手术的目的是切除分裂脊髓之间的骨性或软骨性中隔，及时切除其中的纤维带，使脊髓拴系解除。如尚存在脂肪瘤，终丝增厚，也应尽量切除和切断。

【护理评估】

1. 健康史

了解患者一般情况、健康史。

2. 身体状况

评估患者是否出现类似脊髓拴系综合征的脊髓分裂综合征表现，即下肢感觉、运动障碍与疼痛，严重者下肢瘫痪，尿便功能障碍。

3. 心理-社会状况

了解患者的心理社会状况以及患者的性别是否影响家属的心理状态及疾病的康复。

【护理诊断】

1. 脊髓功能障碍

与脊髓进展性的退行性病变，及某些原因引起的颅内与脊髓蛛网膜下隙脑脊液循环障碍有关。

2. 便秘

与下肢瘫痪，尿便功能障碍有关。

3. 瘫痪

与下肢肌力减弱，轻度肌萎缩、麻木，随着病情发展出现下肢运动障碍，从而导致失用性萎缩和畸形有关。

【护理措施】

1. 术前护理

见"第八章第二节脊柱脊髓先天性疾病"中"二、脊髓拴综合征"的相关内容。

2. 术后护理

见"第八章第二节脊柱脊髓先天性疾病"中"一、脊膜膨出与脊膜脊髓膨出"的相关内容。

【健康教育】

见"第八章第二节脊柱脊髓先天性疾病"中"一、脊膜膨出与脊膜脊髓膨出"的相关内容。

第三节　脊髓血管疾病

一、椎管内动静脉畸形

椎管内动静脉畸形是指椎管内因先天发育异常而形成的一类血管性疾病。发病年龄多见于 40 岁以下，平均 20 岁，男女发病率相等。其特点是有多个供血动脉和引流静脉，脊髓前动脉和脊髓后动脉均可参与畸形血管团和正常脊髓的双供血，1个或2个独立的畸形血管团埋在脊髓内部或软脊膜下，常见于颈、上胸或胸膜段。主要表现为进行性发展的上运动神经元和下运动神经元损害表现的混合性瘫痪，并且合并有疼痛、感觉障碍、臀肌萎缩和中老年男性的括约肌功能障碍。

【临床表现】

根据脊髓动静脉畸形的发病机制、病变部位、畸形供血方式、术中所见等，将脊髓动静脉畸形分为三类：脊髓硬脊膜动静脉瘘、髓内动静脉畸形、硬脊膜下髓周动静脉瘘。

脊髓动静脉畸形的主要临床表现有以下两个方面：

1. 疼痛、感觉障碍、运动障碍及自主神经功能障碍

一半以上的患者以急性疼痛发病，为刺痛或灼痛，疼痛部位与畸形所在脊髓节段相符合。

2. 间歇性跛行

具有一定的特征性，主要是由于窃血脊髓及神经根处于相对缺血状态。

【辅助检查】

1. MRI检查

可以看到异常的血管，但在腰骶段脊髓，异常的T_2加权信号往往是唯一的异常发现。

2. 选择性脊髓动脉造影

脊髓前动脉可以辨认，与硬脊膜动静脉畸形有关的血供也可确定。

【治疗原则】

本病常采用手术治疗。其适应证为：①畸形血管团边界清楚，呈团块状。②病变范围在两个椎体以内。③病变位置靠后，与脊髓前动脉距离远（即沟联合动脉长），手术便于处理而不损伤动脉主干。④引流静脉不阻挡手术入路。⑤手术可接近扩张的瘤样血管，便于处理，解除压迫。患者全身情况不良难以接受手术者不宜手术。术前进行选择性脊髓血管造影，明确供血动脉的数目、位置，畸形血管团的位置和引流静脉的范围等。高颈段手术者必要时气管切开，保持呼吸道通畅与排痰。

【护理评估】

1. 健康史

询问患者一般情况，包括患者年龄、职业、民族、饮食营养是否合理，有无烟酒嗜好，有无尿便异常，睡眠是否正常，生活是否能自理，有无接受知识的能力。评估患者的既往有无癫痫发作、家庭史、健康史、过敏史、用药史。询问患者是否有颅脑外伤和病毒感染史。

2. 身体状况

（1）评估是否有感觉障碍：由于神经后根刺激传导束与硬脊膜，一些患者常常在被针刺区域的邻近有感觉过敏，有轻触觉和位置觉的缺失。询问是否有疼痛及疼痛的部位，疼痛是最常见的症状，多为脊髓蛛网膜下隙出血所致。

（2）评估是否运动功能障碍：评估患者是否表现为肢体无力。颈段脊髓肿瘤时上肢不能高举，握物不稳，不能完成精细的动作；下肢举步无力、僵硬、易跌倒，有时肌肉萎缩，出现瘫痪（偏瘫、全瘫、高位瘫、低位瘫）。

3. 心理-社会状况

了解患者文化程度或生活环境、宗教信仰、住址、家庭成员，患者在家中的地位和作用，陪护和患者的关系，经济状况及费用支付方式。了解患者及家庭成员对疾病的认识和期望值。了解患者的个性特点，有助于对患者进行针对性的心理指导和护理支持。

【护理诊断】

1. 焦虑/恐惧

与患者对手术的恐惧、担心预后有关。

2. 舒适的改变

与疼痛等有关。

3. 脊髓功能障碍

与脊髓压迫症、脊髓手术创伤、血管病变、水肿、血肿等有关。

4. 有受伤的危险

与神经功能障碍、脊髓手术后、椎板切除术后脊柱稳定性差有关。

5. 便秘

与下肢瘫痪，尿便功能障碍有关。

6. 瘫痪

与脊髓及脊神经损害有关。

7. 潜在并发症	**8. 预感性悲哀**
感染、出血、肢体功能障碍加重等。	与疾病晚期对疾病治疗丧失信心及担心预后有关。

【护理措施】

1. 术前护理

（1）心理护理

感觉障碍使患者对生活丧失情趣和信心，运动功能障碍、尿便障碍又使患者日常生活有诸多不便，而害怕手术使患者处于紧张恐惧的心理状态。护理上应加强与患者的沟通，予以日常生活的协助。做好健康宣教，使患者以乐观、积极的心态来配合治疗。

（2）饮食护理	**（3）体位护理**
术前1~2日进流质或半流质饮食，减少粪便形成，避免手术区因麻醉后肛门括约肌松弛被粪便污染。手术前晚及术日晨各行清洁灌肠1次。	睡硬板床适当休息，保证充足的睡眠，以增进食欲，提高机体抵抗力；训练床上排便；肢体活动障碍者勿单独外出，以免摔倒。

（4）症状护理

1）感觉障碍：感觉功能障碍患者，避免使用热水袋，在为患者洗脸、洗脚时须经测量水温或用手背试温。

2）臀肌萎缩：给予日常生活的照顾，保持尿便通畅，勤翻身防压疮。

3）便秘：便秘是脊髓损伤使神经功能障碍、卧床、进食不当、不适应床上排便等因素所致。促进肠蠕动的护理措施有：①合理进食，增加纤维素、水果摄入，补充足够水分。②指导并教会患者顺肠蠕动方向自右下腹→右上腹→上腹→左上腹→左下腹由轻而重，再由重而轻按摩腹部。③指导患者病情允许时活动肢体及做收腹活动。④督促患者养成定时排便的习惯。⑤必要时用润滑剂、缓泻剂通便、灌肠等方法解除便秘。

2. 术后护理

（1）心理护理

术后麻醉反应、手术创伤，伤口疼痛及脑水肿，使患者出现呕吐等表现，加之伤口引流管、导尿管、静脉输液等各种管道限制了患者的躯体活动，患者产生孤独、恐惧的心理反应。①及时了解患者的孤独恐惧心理。②指导患者正确配合，如呕吐时头偏向一侧，排出呕吐物，不可吞下呕吐物，避免呕吐物进入气管或反流入胃内加重呕吐。③术后早期安排亲友探视，必要时陪护患者，指导其亲友鼓励、安慰患者，分担患者的痛苦，使之消除孤独感。④减少插管、穿刺等物理刺激给患者造成的恐惧，并宣教各种管道的自我保护法。

（2）饮食护理

见"第八章第一节"椎管内肿瘤。

（3）体位护理

①睡硬板床以保持脊柱的功能位置。②术毕平卧 4~6 小时后按时翻身。呈卷席样翻身，保持颈、躯干在同一个水平，防止扭转造成损伤，受压部进行按摩。翻身时动作须轻柔、协调，杜绝强行的拖拉动作，减轻伤口疼痛，保持床单位平整、干燥清洁；防止继发损伤。③慎用热水袋，因患者皮肤感觉障碍，易导致烫伤。④颈部手术者用砂袋置头部两侧，输氧并注意呼吸情况。腰部手术者用平枕置于腰部，并检查患侧瘫痪肢体运动感觉恢复情况。

（4）症状护理

1）呼吸困难：密切注意呼吸情况，呼吸费力、节律不齐等表现提示高位颈髓肿瘤，使膈肌麻痹。①应备气管切开包和呼吸机于床旁。②遵医嘱输氧。③指导并鼓励患者有意识地深呼吸，保持呼吸次数 12 次/分，防止呼吸停止。

2）便秘：便秘是脊髓损伤使神经功能障碍、卧床、进食不当、不适应床上排便等因素所致。促进肠蠕动的护理措施有：①合理进食，增加纤维素、水果摄入，补充足够水分。②指导并教会患者顺肠蠕动方向自右下腹→右上腹→上腹→左上腹→左下腹由轻而重，再由重而轻按摩腹部。③指导患者病情允许时活动肢体及做收腹活动。④督促患者养成定时排便的习惯。⑤必要时用润滑剂、缓泻剂通便、灌肠等方法解除便秘。

3）压疮：压疮发生与截瘫平面以下失去知觉，骨突起处皮肤持续受压有关：①勤翻身，防止局部长时间受压。②常按摩骨突部位，以改善局部血液循环。③加强支持疗法，包括增加蛋白质和维生素摄入量，适量输血，调整水电解质平衡，增强受压局部的抵抗力。

（5）留置导尿管护理

①尿道口每日用 1∶1000 苯扎溴铵清洗消毒，女性患者月经期随时保持会阴部清洁。②不长期开放导尿管，避免膀胱挛缩。③训练膀胱功能，每 4 小时开放 1 次，30 分钟/次。④膀胱高度充盈时不能完全排空膀胱，避免膀胱内压力突然降低而引起充血性出血。⑤使用气囊导尿管者更换导尿管 1 次/2~3 周，并注意无菌操作。⑥怀疑有泌尿系感染时，以 1∶5000 呋喃西林 250ml 膀胱冲洗，2 次/日，冲洗前排空膀胱，冲洗后保留 30 分钟再开放。⑦对尿失禁男性患者用男式接尿器或尿袋接尿，女性患者可用接尿器。

（6）潜在并发症的护理

1）脊髓内出血或血肿：①密切观察伤口敷料情况。②如出现伤口渗血严重，伤口引流液多，及时报告医师并协助处理。③配合医师做好再次手术准备。

2）脊髓功能障碍加重：①观察感觉、运动功能，进行术前术后对照，并详细记录。②如病情加重及时报告医师处理。③安慰、鼓励患者配合治疗，以尽可能最大限度促进功能恢复。

【健康教育】

见"第八章第一节椎管内肿瘤"。

二、脊髓海绵状血管瘤

海绵状血管瘤由薄壁的、血管样的组织构成，其间没有神经细胞，可发生于髓内和椎体内。后者又分为活动性椎体血管瘤和静止性椎体结构不良性血管瘤病两种。本病占脊髓血管畸形的 5%~12%，可以是家族性的或多发的。在中枢神经系统内发病率为 0.2%~0.4%，发病年龄平均为 35 岁。

【临床表现】

本病特点为反复发作小量出血，临床表现为不同程度的急性或慢性脊髓功能受损症状。

1. 由于反复微小出血或畸形血管内血栓形成，出现间断、反复发作性神经功能障碍，发作间期神经功能有不同程度的恢复。这是海绵状血管瘤的一个主要特点。

2. 出血造成血管间隙增厚，导致海绵状血管瘤体积进行性增大，出现慢性进行性神经功能减退。

3. 因为出血造成髓内血肿，患者病情进展快，神经功能迅速减退，可造成截瘫等严重后果。

4. 无症状，偶然发现。

【辅助检查】

影像学典型征象为多囊性或蜂窝状改变。MRI 为最佳检查手段，表现为局部脊髓膨大，内有高低混杂的信号，血管造影可正常。

【治疗原则】

1. 手术治疗	2. 放射治疗
手术切除是唯一最有效的手段。术前栓塞可明显减少术中出血；某些病例单纯栓塞可获改善。	适应单纯栓塞治疗后的病例。

【护理评估】

1. 健康史

询问患者家庭中有无类似本病的症状：海绵状血管瘤据报道占所有脊髓血管畸形的 5%~12%，它们可以是家族性或多发性的。

2. 身体状况	3. 心理-社会状况
（1）评估是否有感觉、运动功能障碍：本病常表现急性神经功能障碍，这常常与出血有关，由于血管的扩张常并发出血。 （2）评估是否有疼痛：了解患者疼痛的部位、性质、时间、程度。由于常并发椎管内出血，患者通常感到局部疼痛。	了解患者文化程度或生活环境、宗教信仰、住址、家庭成员，患者在家中的地位和作用，陪护和患者的关系，经济状况及费用支付方式。了解患者及家庭成员对疾病的认识和期望值。了解患者的个性特点，有助于对患者进行针对性的心理指导和护理支持。

【护理诊断】

1. 焦虑/恐惧

与患者对手术的恐惧、担心预后有关。

2. 便秘

与下肢瘫痪，尿便功能障碍有关。

3. 脊髓功能障碍

与脊髓进展性的退行性病变，及某些原因引起的颅内与脊髓蛛网膜下隙脑脊液循环障碍有关。

【护理措施】

见"第八章第三节脊髓血管疾病"中"一、椎管内动静脉畸形"的相关内容。

【健康教育】

见"第八章第一节椎管内肿瘤"。

第四节　椎管内感染性疾病

椎管内感染性疾病包括椎管内脓肿和脊髓蛛网膜炎。

椎管内脓肿是指发生于硬膜外隙、硬膜下隙或脊髓内的急性化脓性感染。硬脊膜外脓肿最常见，硬脊膜下脓肿和脊髓内脓肿罕见。

硬脊膜外脓肿可发生于任何年龄，但以20~40岁青壮年多见，男性病例较女性病例多，男女比例3:1。其病因绝大多数为继发性。其原发感染灶可为邻近或远隔部位的疮、疖肿或蜂窝织炎等化脓灶，或为各脏器感染，如肺脓肿、卵巢脓肿、腹腔炎等，也可为全身败血症的并发症。致病菌大多数为金黄色葡萄球菌，少数为革兰阳性双球菌、革兰阳性链球菌及乙型溶血性链球菌。本病预后与手术进行的早晚有直接关系。一般在未完全瘫痪前手术者，瘫痪均能完全恢复。如出现完全性截瘫3~5日以上，则术后脊髓功能难以恢复。

脊髓蛛网膜炎是蛛网膜的一种慢性炎症过程。在某种病因的作用下，蛛网膜逐渐增厚，与脊髓及神经根粘连，或形成囊肿阻塞髓腔，或影响脊髓血液循环，最终导致脊髓功能障碍，临床上神经压迫症状往往不能定位。

【临床表现】

1. 硬脊膜外脓肿

大多数患者首先表现为全身感染征象，如发热（38~39.5℃）、全身倦怠、精神萎靡、头痛、畏寒、周围血内白细胞增多、血沉加快，少数患者或病程发展较缓慢者，全身感染征象不明显。多数伴有局限性腰背痛、棘突压痛或叩击痛，程度剧烈，呈针刺或电击样。局部皮肤可有轻度水肿，棘突旁组织有压痛和叩击痛，由于病变部位神经根受炎症刺激而出现神经根痛，因病变部位不同而向胸、腹部或下肢放射。

早期患者可出现尿潴留。随着病情的发展，可逐渐出现下肢乏力、麻木、锥体束征。脊髓症状出现后常在 1 至数日内出现横贯性损害，表现为肢体弛缓性瘫痪、感觉障碍合并明显的括约肌功能障碍。

2. 脊髓蛛网膜炎

本病多为慢性起病，缓慢进展，也有急性或亚急性起病。因受累部位不同，临床表现呈多样性，可有单发或多发的神经根痛，感觉障碍多呈神经根型、节段型或斑块状不规则分布，两侧不对称。运动障碍为不对称的截瘫、单瘫或四肢瘫。局限型症状较轻，弥漫型则较重，囊肿型脊髓蛛网膜炎与脊髓肿瘤的临床表现相似。本病病程可有缓解或加剧。

【辅助检查】

1. 实验室检查

血液白细胞及中性粒细胞增多，脑脊液白细胞计数、蛋白含量增高，细菌培养及药物敏感试验可有阳性发现。

2. 椎管造影检查

可明确梗阻确切部位，对纵定位及横定位均有帮助。

3. 局部穿刺检查

如能抽出脓液即可确诊，但一般应慎重。

4. MRI 检查

可显示病变呈长 T_1、长 T_2 信号，即在 T_1 加权像呈低信号，在 T_2 加权像呈高信号，呈包裹性。

【治疗原则】

本疾病主要采取手术治疗，即脓肿切除术。硬膜外脓肿一旦确诊，立即行紧急手术，手术清除脓液和肉芽组织，解除对脊髓的压迫和控制感染。同时注意全身抗感染治疗，在脓液培养未获结果前，主要选用针对金黄色葡萄球菌的抗生素。伤口须用加入抗生素的生理盐水反复冲洗，放置引流管，充分引流。术后根据细菌培养敏感试验结果，向伤口内反复注入抗生素冲洗。

【护理评估】

1. 健康史

询问患者是否有化脓感染史。硬脊膜外脓肿多有化脓感染史，特别是皮肤感染史，如疖肿、痈等。

2. 身体状况

（1）询问起病急缓，有无高热及寒战、全身倦怠、精神不振、头痛等周身感染及中毒症状。本病多呈急性发病过程，细菌侵入硬膜外隙形成脓肿，表现为全身感染及中毒症状。

（2）评估有无局部压痛：由于神经根受炎性刺激，患者感胸腹及下肢放射痛，在相当于病变部位有明显的局部压痛，少数病例可有局部红肿。

（3）评估是否有脊髓受压症状：病情急剧发展者常见于数日内很快出现脊髓横贯性损害症状，表现为双下肢弛缓性瘫痪、感觉障碍合并明显的括约肌障碍，病情较轻者双下肢不全性瘫痪。

3. 心理-社会状况

了解患者文化程度或生活环境、宗教信仰、住址、家庭成员，患者在家中的地位和作用，陪护和患者的关系，经济状况及费用支付方式。了解患者及家庭成员对疾病的认识和期望值。了解患者的个性特点，有助于对患者进行针对性的心理指导和护理支持。

【护理诊断】

1. 悲哀

与对疾病的预后担忧，以致产生悲哀、恐惧心理有关。

2. 高热

与细菌侵入硬膜外隙形成脓肿，引起全身感染及中毒有关。

3. 疼痛

与神经根受炎性刺激，胸腹及下肢呈放射痛有关。

4. 尿便功能障碍

与下肢瘫痪，脊髓受压有关。

5. 双下肢无力

与患者呈现脊髓横贯性损害症状，表现为双下肢弛缓性瘫痪、感觉障碍合并括约肌障碍有关。

【护理措施】

1. 术前护理

（1）心理护理

患者常因高热、寒战、疼痛、对疾病预后担忧，产生悲哀、恐惧心理，护理上应注意加强与患者沟通，告诉患者通过早期治疗，预后良好。疼痛时适当应用镇痛药，可口服罗通定 60mg。

（2）饮食护理

饮食宜易消化、高热量、无刺激，以补充患者因发热而致的热量消耗。

（3）体位护理

腰背部疼痛严重者可采取俯卧位，缓解疼痛。

（4）症状护理

1）高热：①观察体温的变化，及时发现高热。②采用冰敷、酒精擦浴或加用安乃近 0.25g 肌内注射等降温方法降低体温。③给予高热量、富营养饮食。

2）尿潴留：腰骶部脓肿早期可出现尿潴留，尿潴留患者常不愿喝水。应鼓励患者多喝水稀释尿液。采取热敷等办法使患者排尿。如仍不能排尿，则可放置尿管。留置导尿期间加强护理预防感染。

3）脊髓受压：患者表现为双下肢乏力、尿便障碍。应注意保持床单位整洁，防止尿便污染伤口，下肢无力者进行功能锻炼。方法为被动运动下肢大小关节 2~3 次/日，30 分钟/次，指导患者做伸趾、提足、抬腿、屈膝、屈髋等活动，锻炼下肢运动功能。

2. 术后护理

（1）心理护理

手术切口的疼痛、担心术后肌力的恢复、术后俯卧位的不舒适等，使患者产生悲观、焦虑的心理。应注意多与患者沟通，予以日常生活的照顾，耐心解释术后肌力恢复需要康复训练的过程，指导患者维持俯卧位，有利于伤口的愈合，减轻疼痛，鼓励积极配合。

（2）饮食护理

患者肛门排气后方可进食流质饮食，早期饮食宜清淡、少渣以减少粪便的形成。

（3）体位护理

采取俯卧位，解除伤口受压的疼痛及尿便对伤口的污染。

（4）症状护理

1）脊髓受压：患者表现为双下肢乏力、尿便障碍。应注意保持床单位整洁，防止尿便污染伤口，下肢无力者进行功能锻炼。方法为被动运动下肢大小关节 2~3 次/日，30 分钟/次，指导患者做伸趾、提足、抬腿、屈膝、屈髋等活动，锻炼下肢运动功能。

2）高热：①密切观察体温的变化，及时发现和处理高热。追查细菌培养敏感试验结果，以选择合适的抗生素进行伤口冲洗。②采用冰敷、酒精擦浴或加用安乃近 0.25g 肌内注射等降温方法降低体温。③给予高热量、富营养饮食。

（5）管道护理

手术一般放置粗细型硅胶管各一根，其中细型管用于术后注入抗生素溶液，保留 3~5 日拔除；粗型管作为引流，48 小时后拔除。护理上应注意伤口敷料有无渗血、渗脓，敷料渗湿时及时通知医师更换，尤其注意防止尿便对伤口的污染。

（6）潜在并发症的护理

1）败血症：感染不能控制，可并发败血症。护理上需密切观察体温的变化，高热时遵医嘱抽血做血培养，严格执行抗生素的使用时间、次数、并观察用药疗效。

2）压疮：压疮发生与截瘫平面以下失去知觉，骨突起处皮肤持续受压有关：①勤翻身，防止局部长时间受压。②常按摩骨突部位，以改善局部血液循环。③加强支持疗法，包括增加蛋白质和维生素摄入量，适量输血，调整水电解质平衡，增强受压局部的抵抗力。

3）感染：感染常与腰骶部肿瘤术后尿便失禁、伤口污染、留置导尿管和引流管等因素有关。护理上要注意：①术前晚、术晨灌肠后应指导患者彻底排尽肠道粪便，以防止术中排便污染术区。②骶部手术患者术后 3 日内给予流质饮食，以减少术后粪便污染的机会。③尿便污染、渗湿后及时更换敷料，保持伤口敷料干燥。

【健康教育】

见"第八章第一节椎管内肿瘤"。

第九章　脑积水患者的护理

脑积水分为成人脑积水和儿童脑积水两类。单纯脑积水是指脑脊液在颅内过多蓄积，常发生在脑室内，也可累及蛛网膜下腔。按临床发病的长短和症状的轻重可分为急性、亚急性和慢性脑积水，一般来说，急性脑积水的病程在1周之内，亚急性脑积水病程在1个月之内，慢性脑积水病程在1个月以上。儿童脑脊液产生过程和形成量与成人相同，平均每小时20ml，但脑积水临床特点有所不同。儿童脑积水多为先天性和炎症性病变所致，而成人脑积水以颅内肿瘤、蛛网膜下腔出血和外伤多见。脑脊液通路上任何部位发生狭窄和阻塞或脑脊液的产生过多、吸收障碍，均可使脑脊液增多。脑积水使颅内压增高造成脑组织本身的形态结构改变，脑室壁压力增高，脑室进行性扩大。国外有资料报告，儿童先天性脑积水发病率在（4~10）/10万，是最常见的先天性神经系统畸形疾病之一。

【临床表现】

1. 头颅形态改变

婴儿出生后数周或数月内头颅进行性增大，前囟也随之扩大和膨隆。头颅的外形与脑脊液循环的阻塞部位紧密相关。中脑导水管阻塞时头颅的穹隆扩张而颅后窝窄小，蛛网膜下腔阻塞时整个头颅对称性扩大，第四脑室的出口阻塞常引起颅后窝的选择性扩大。头颅与躯干的生长比例失调，由于头颅过大过重而垂落在胸前，颅骨菲薄，头皮有光泽、浅静脉怒张。头颅与脸面不相称，头大面小、前额突出、下颌尖细。

2. 神经功能缺失

脑积水的进一步发展，可使第三脑室后部的松果体上隐窝显著扩张，压迫中脑顶盖部或由于脑干的轴性移位，产生类似帕里诺综合征，即上凝视麻痹，使婴儿的眼球上视不能，出现所谓的落日征。第Ⅵ对脑神经麻痹常使婴儿的眼球不能外展。由于脑室系统的进行性扩大，多数病例出现明显的脑萎缩，在早期尚能保持完善的神经功能，到了晚期则可出现锥体束征、痉挛性瘫痪、去脑强直等。智力发育也明显比同龄的正常婴儿差。

3. 颅压增高

随着脑积水的进行性发展，颅压增高的症状逐渐出现，尽管婴儿期的颅缝具有缓冲颅内压力的作用，但仍然是有限度的。婴儿期颅压增高的主要表现是呕吐，由于婴儿尚不会说话，常以抓头、摇头、哭叫等表示头部的不适和疼痛，病情加重时可出现嗜睡或昏睡。

4. 急性脑积水

脑脊液循环通路的任一部位一旦发生梗阻，最快者可在数小时内出现颅内压增高的症状，如双侧额部疼痛、恶心、呕吐等。有的可出现短暂或持久性视力障碍。如果颅缝已经闭合，且处于急性发作期，颅内的代偿能力差，较易出现意识障碍。若不及时抢救可发生脑疝而死亡。

5. 慢性脑积水

脑积水发生的速度较缓慢，颅内尚有一定的代偿能力，例如，通过骨缝分离、脑组织的退缩和脑室系统的扩大，颅内能容纳更多未被吸收的脑脊液，因此临床表现以慢性颅压增高为其主要特征，可出现双侧颞部或全颅疼痛、恶心、呕吐、视盘水肿或视神经萎缩、智力发育障碍等。随着脑室的进行性扩张，脑室周围的皮质脊髓束的传导纤维牵拉受损，出现步态异常和运动功能障碍。若第三脑室过度膨胀扩张，可使垂体、下丘脑及松果体受压，因而出现内分泌异常，包括幼稚型、脑性肥胖症和青春期早熟等。

6. 正常颅内压脑积水

属于慢性脑积水的一种状态。其特点是脑脊液压力已恢复至正常的范围，但脑室和脑实质之间继续存在着轻度的压力梯度（压力差），这种压力梯度可使脑室继续扩大并导致神经元及神经纤维的损害。临床的主要表现为：①头围在正常值以内或略超过正常值。②精神运动发育迟缓。③智力下降、学习能力差。④轻度痉挛性瘫痪。

7. 静止性脑积水

是脑积水发展到一定程度之后自动静息的一种状态。主要特点是脑脊液的分泌与吸收趋于平衡，脑室和脑实质之间的压力梯度已消失，脑室的容积保持稳定或缩小，未再出现新的神经功能损害，精神运动发育随年龄增长而不断改善。

8. 外伤性脑积水

是一种常见的严重的创伤性脑损伤并发症，影响预后。其可能由一种或多种病理生理因素导致，如脑脊液生产过剩，脑脊液正常流动的梗阻，或脑脊液吸收障碍导致的脑脊液过度积累，最终，因脑脊液的产生与吸收不平衡引起脑积水。外伤后脑积水可表现为正常压力脑积水或颅压增高征。需要与脑萎缩性和脑发育异常导致的脑室扩大相鉴别。

9. 动脉瘤后脑积水

是动脉瘤性蛛网膜下腔出血后的常见并发症之一。它是由于蛛网膜下腔出血后脑脊液分泌过多或吸收障碍，脑脊液循环受阻，出现以脑室和（或）蛛网膜下腔病理性扩张，脑实质相应减少为特征的一类疾病，可严重影响患者的预后。

10. 松果体区肿瘤性脑积水

来源于松果体及其邻近组织结构的肿瘤性病变常导致第三脑室或导水管开口阻塞而引起侧脑室系统积水。

【辅助检查】

主要依据 MRI 等影像学检查。

1. 梗阻性脑积水

MRI 显示梗阻部分以上脑室异常扩大，脑室扩大程度重于脑池扩大，室壁轮廓光整，张力高，可伴有脑室周围长 T_1、长 T_2 信号影。

2. 交通性脑积水

MRI 常显示脑室系统普遍扩大，脑沟变浅甚至消失，伴或不伴有脑室旁的间质水肿。

3. 特殊的小儿外部性脑积水

MRI 主要表现为以额顶叶或伴有双侧颞叶为主要区域的蛛网膜下腔增宽（最大宽径≥5mm），鞍上池扩大，脑室可不扩大。

【治疗原则】

目前多以侧脑室腹腔分流术为首选，而脑室右心房分流术只有在患者因腹部病变不适合行腹腔分流时才实行。对于儿童性脑积水通常采取非分流手术，包括侧脑室脉络丛切除术、第三脑室底部造口术。

【护理评估】

1. 健康史

询问患者既往是否患有蛛网膜下腔出血、脑肿瘤以及外伤等导致脑积水的疾病，小儿患者是否为早产儿。

2. 身体状况

（1）了解患者首发症状：询问患者是否出现头痛、呕吐。询问头痛的部位、特点，卧位时脑脊液回流较少，因此头痛在卧位或晨起时较重，坐位可缓解；当脑积水造成小脑突入枕大孔，患者可常出现夜间痛醒、全头持续性剧痛、颈部疼痛。除以上表现外患者还可出现肢体性共济失调等小脑的功能障碍的表现，小儿患者可由于不能表达感受，需向家长询问患者是否出现易激惹、拒食，持续高调短促的异常哭泣等异常。

（2）评估意识、瞳孔、生命体征：评估患者出现颅压增高表现是否为脑脊液在颅内过多蓄积所致，可表现为头痛、呕吐以及意识、瞳孔、生命体征的变化。

（3）评估神经系统损害：观察成年患者有无视力视野的障碍及视盘水肿、运动功能障碍等神经系统损害表现。婴儿颅压增高症状明显时，可见骨缝增宽、前囟饱满、头皮变薄和头皮静脉清晰可见，并有怒张，使用强灯光照射时头颅透光，叩诊呈破罐音，头颅异常增大，双眼落日征，智力发育异常。评估小儿患者是否存在以下肢为主的肢体痉挛性瘫痪，轻者可表现为双足跟紧张，足下垂，严重时则出现痉挛步态，即剪刀步态。

3. 心理-社会状况

了解患者文化程度或生活环境、宗教信仰、住址、家庭成员，患者在家中的地位和作用，陪护和患者的关系，经济状况及费用支付方式。了解患者及家庭成员对疾病的认识和期望值。了解患者的个性特点，有助于对患者进行针对性的心理指导和护理支持。

【护理诊断】

1. 潜在并发症

颅压增高。

2. 有外伤危险

与步态不稳有关。

3. 有感染的危险

与脑室腹腔分流术引起脑脊液外流有关。

4. 腹胀

与脑脊液对腹腔刺激引起肠蠕动减弱有关。

5. 疼痛

与脑脊液回流有关。

【护理措施】

1. 术前护理

(1) 心理护理

①耐心倾听患者的主诉，并向患者解释出现头痛、呕吐的原因。②与患者交流时尽量语言简洁、使用非医学术语，使患者能理解和接受。详细解释诊断、检查、治疗的过程，使患者能配合治疗护理。

(2) 饮食护理

颅压增高的患者，应给予流质或半流质饮食，指导少量多餐，以防止呕吐误吸引起窒息。对小儿患者要顺从其饮食习惯，尽量避免小儿进食时哭闹。

(3) 体位护理

可给予半坐位或坐位以减轻头痛。呕吐患者侧卧位头偏向一侧。

(4) 症状护理

①遵医嘱定时观察意识、瞳孔、血压、呼吸、脉搏的变化，并及时记录。当患者出现头痛、呕吐时，认真观察并记录呕吐特点、时间，呕吐物的性质、颜色、数量。②抬高床头，以减轻头痛。③遵医嘱按时、按量、准确地给予脱水药，并观察用药后的效果。④及时清理呕吐物，必要时应更换床单及病服。⑤呕吐时指导患者不要过分的紧张，防止呕吐物的误吸引起窒息。

(5) 手术前准备

①检查腹部皮肤有无感染、疖、痈，术前1日备皮。②脑脊液外引流者，引流袋应高于脑室基线，以防止脑脊液引流过度或不够。

2. 术后护理

(1) 心理护理

向患者及家长讲述手术的过程，为其提供确切的临床信息，以减轻其焦虑、担忧心理。询问患者术后的主观感受，讲解放置引流管的必要性，指导患者不可抓挠伤口，不合作者或小儿患者可给予约束肢体。

（2）饮食护理

麻醉清醒、肛门排气后方可进食流质饮食。腹胀常因术后脑脊液对腹腔刺激引起肠蠕动减弱所致，应禁食，至肠鸣音恢复正常后方可进食，早期不应进食易产气食物如牛奶，必要时腹部湿热敷以刺激肠蠕动。如无腹泻、腹胀等不良反应可逐渐过渡到普食。

（3）体位护理

抬高床头 20°~30°，以利于引流。脑室外引流的患者应保持平卧位。

（4）症状护理

见本节"术前护理"。

（5）管道护理

①观察记录引流液的颜色、性质、数量。②维持引流袋的高度正确，以避免引流过度造成的低颅内压或引流不充分引起颅压增高。③指导患者不要坐起或大幅度翻身，意识障碍患者应给予适当约束，防止引流管脱出。④每日更换无菌引流袋，更换时应注意消毒保持无菌状态，防止感染。

（6）潜在并发症的护理

1）感染：感染是分流术后最严重的并发症。护理过程中需注意以下几点：①保持室内空气的新鲜，尽量减少探视人员。②密切观察患者体温的变化。③指导患者不要触摸伤口，必要时可适当约束肢体。④注意观察腹部情况，有无腹痛等腹膜刺激征。

2）脏器穿孔：脏器穿孔为分流管在腹腔随脏器活动而穿透脏器所致，常见的有肠穿孔、腹壁穿孔、脐穿孔、胸腔穿孔等。①严密注意有无气胸、胸腔积液、腹腔积液、阴囊或腹股沟疝囊积液及阴道或膀胱穿孔，大肠或小肠、直肠穿孔、脐部穿孔等表现。②一旦脏器穿孔，应立即报告医师行分流管取出手术。

3）颅压增高：常因分流管堵塞或末端被组织嵌入所致。患者可出现头痛、呕吐、意识改变等表现。应加强病情观察，遵医嘱可给予脱水治疗，配合行脑室外引流或再次分流手术前准备。

【健康教育】

1. 教会患者及家属挤压引流管按压阀门的方法，以保持引流通畅。

2. 注意保护伤口，身体活动时不可用力过猛，6 个月内不能做过重的体力劳动，防止分流管断裂。

3. 告知患者出现头痛、腹痛、频繁呕吐、血压升高等症状，应及时就诊，加强自我保护。

4. 指导家属注意患儿的心理变化，给予适当的教育和心理引导，使其正确认识自己的疾病，并能积极主动掌握自我护理知识。

第十章　功能性疾病患者的护理

第一节　面肌痉挛

面肌痉挛为高反应性功能障碍综合征的一种，为第Ⅶ对脑神经支配的一侧面部肌肉不随意地阵发性抽搐。一般先由眼轮匝肌开始，逐步扩散影响面部表情肌和口轮匝肌，又称面肌抽搐或半侧颜面痉挛。此病不危及患者生命，但影响患者的生活及社交活动，给患者造成心理负担，并以此为诱因引起患者的神经功能紊乱。

原发性面肌痉挛的病因及病理目前尚不十分清楚，可能是面神经通路上某些部位受到病理性刺激产生异常电冲动所致。

【临床表现】

该病女性多见，尤以40岁以后发病明显增多。初发病者多为一侧眼轮匝肌不自主抽搐，呈阵发性，随着病情进展，抽搐波及同侧面部其他肌肉，其中口角抽搐最为显著，严重者可累及同侧颈阔肌。

1. 抽搐的特点：阵发性、快速及不规律性，程度轻重不等。

2. 持续时间：一般开始发病时抽搐仅持续数秒钟，以后达数分钟或更长时间，间歇期变短、抽搐加重。

3. 严重者可呈面肌强直性抽搐，不能睁眼，口角歪向同侧，导致说话困难。

4. 该病患者常因紧张、过度劳累、面部过度运动使抽搐加剧，但不能自己控制抽搐发作，睡眠后症状消失。

5. 多为单侧发病，部分患者伴有面部疼痛或诉头晕、耳鸣，有的患者由于长期面肌痉挛出现同侧面肌肌力减弱，晚期患者可伴同侧面瘫。

【辅助检查】

1. 头颅 CT、MRI 检查

排除颅内病变，特别是脑桥小脑三角是否有肿瘤、蛛网膜囊肿或血管性病变。

2. 脑血管造影

必要时行脑血管造影。

3. 病变侧面肌肌电图检查

了解面肌的电兴奋性的典型特征，如出现肌纤维震颤和肌束震颤波。

【治疗原则】

对病因明确者应积极治疗其原发病。对原发性面肌痉挛可采用以下方法治疗：

1. 药物治疗

各种抗癫痫、镇静、安定剂等药物，如苯妥英钠、卡马西平、苯巴比妥、地西泮等，对少数患者可减轻症状，同时配合维生素 B_1、维生素 B_{12} 肌内注射效果更好。

2. 手术治疗

（1）微血管减压术：是治疗面肌痉挛的主要和首选方法。属于面神经非毁损性手术，最大的优势是既能解除面肌痉挛，又不造成面神经功能障碍。该手术是目前治疗原发性面肌痉挛效果可靠、疗效持久的方法。

（2）其他手术方法：包括面神经主干或部分神经束切断、药物封闭、面神经干射频治疗、面神经-舌下神经吻合等。主要原理是在面神经走行过程中对其实施损伤，以减少或中断面神经电冲动而达到治疗面肌痉挛的目的。

3. 肉毒素注射

在短期内可收到一定效果，现常用于治疗的有 4 种剂型：英国产 Dysport、美国产 Botox、日本产 GS-BOT15 和我国兰州生物制品研究所生产的注射用 A 型肉毒素。肉毒素面部注射后 2~7 日可见效，但维持时间较短，为 12~18 周，要多次注射维持疗效，每年需进行注射 4 次。其并发症是上睑下垂、面瘫和复视。

4. 其他治疗方法

无水酒精和地西泮注射液对面神经干或分支进行封闭，但疗效不确定，易引起面瘫等，现今已废弃。

【护理评估】

1. 健康史

询问患者一般情况，包括患者年龄、职业、民族、饮食营养是否合理，有无烟酒嗜好，有无尿便异常，睡眠是否正常，生活是否能自理，有无接受知识的能力。评估患者的既往有无癫痫发作、家庭史、健康史、过敏史、用药史。

2. 身体状况

（1）询问患者抽搐的部位、性质及频率：仔细询问患者抽搐的部位是在一侧还是在两侧，起病部位在哪里；是否在平常的活动中即可诱发抽搐，持续时间多久，每次数秒或数分钟或更长时间等。

（2）了解起病形式及病程特点：询问患者是否呈持续性发作或间歇性周期发作。了解患者的病程长短，一般病程越长，间歇期变短，抽搐加重。

（3）了解神经系统有无阳性体征：晚期患者除轻度面瘫外，无明显阳性体征。

3. 心理-社会状况

评估患者的精神、心理状态。患者常因紧张、过度劳累、面部过度运动而抽搐加剧，但不能自己控制抽搐发作，可导致患者情绪低落甚至精神抑郁。了解患者及家庭成员对疾病的认识和期望值。了解患者的个性特点，有助于对患者进行针对性的心理指导和护理支持。

【护理诊断】

1. 自我形象紊乱

与面肌痉挛有关。

2. 焦虑

与担心手术、疾病的预后有关。

【护理措施】

1. 术前护理

（1）心理护理

长期不自主的面容常影响人际交往，加上病程迁延，反复接受针灸、药物治疗，对手术治疗及术后效果缺少必要的了解，给患者带来巨大的痛苦和心理压力，因此，我们应耐心、热情解答患者所提出的问题，详细解释手术目的、方法、效果以及术后注意事项，解除患者的心理疑虑，增强对手术治疗的信心，正确认识和接受手术。

（2）术前常规准备

①协助完成相关术前检查。②术前 8 小时禁食水。③术前 1 日清洗头发，术晨 2 小时局部备皮，局部备皮范围可用示指、中指、无名指三指之宽在耳后上方、后方划出。长发者应将余下的头发梳成小辫，扎在远离术野处。④手术前 1 日行抗生素皮试，术晨遵医嘱带入术中用药，术前 30 分钟预防性使用抗菌药。⑤术晨更换清洁病员服。⑥术晨与手术室人员进行患者、药物核对后，送入手术室。⑦麻醉后置尿管。

2. 术后护理

（1）全麻术后护理常规

①了解麻醉和手术方式、术中情况、切口和引流情况。②持续低流量吸氧。③持续心电监护。④床档保护防坠床。⑤严密观察生命体征及意识、瞳孔、肢体活动、反射，特别注意呼吸、血压的变化，警惕颅内高压的发生。

（2）各管道观察及护理

①输液管保持通畅，留置针妥善固定，注意观察穿刺部位皮肤。②尿管按照尿管护理常规进行，一般术后第 1 日可拔除尿管，拔管后注意关注患者自行排尿情况。③面肌痉挛微血管减压术后一般均不需安置创腔引流管。

（3）伤口观察及护理

①观察伤口有无渗血、渗液，若有应及时通知医师更换敷料。②术后第 7 日伤口拆线换药。

（4）疼痛护理

①评估患者疼痛情况，警惕颅内高压的发生。②遵医嘱给予脱水药或激素。③提供安静舒适的环境。

（5）基础护理

做好口腔护理、尿管护理、定时翻身、患者清洁等工作。

（6）抗生素使用

按照《抗菌药物临床应用指导原则》选择用药。

（7）体位与活动

①全麻清醒前：去枕平卧位 6 小时，头偏向一侧。②全麻清醒后手术当日：睡枕，可适当抬高床头 10°，侧卧位。③术后第 1~2 日：抬高床头 15°~30°，侧卧位，以利静脉回流减轻脑水肿。④术后第 2~6 日，指导患者适当下床活动（无创腔引流管）。

注意：活动能力应当根据患者个体化情况，循序渐进，对于年老或体弱的患者，应当相应推后活动进度。

（8）饮食护理

①术后 4~6 小时，禁食。②术后 6~10 小时，进流质饮食。③术后第 2 日，进半流质或软食。④术后第 3 日，进普食，进食高蛋白、高维生素、易消化食物，忌辛辣、刺激性食物。

【健康教育】

1. 饮食

①饮食应营养丰富、易消化。②多吃新鲜蔬菜水果，预防便秘。③忌食刺激性食物，忌烟酒、浓茶、咖啡、无鳞鱼。

2. 活动

不要过于劳累。

3. 心理护理

保持良好的心态。

4. 服药

遵医嘱定时服用卡马西平等药物。

5. 改变生活习惯

勿抽烟、喝酒、剔牙。改变咀嚼习惯，避免单侧咀嚼导致颞下颌关节功能紊乱。

6. 复查

术后定期门诊随访。术后每 3 个月复查 1 次，半年后每半年复查 1 次，至少复查 2 年。由于手术仅仅解除了血管对面神经根部的压迫，而面神经功能需要一定时间才能修复正常，面肌痉挛一般在 6 个月内才能完全停止，故术后应定时服药、定期复查。

第二节　三叉神经痛

三叉神经痛又称为 Fotrergin 病。表现为颜面部三叉神经分布区内反复发作的、短暂的、闪电样、剧烈性疼痛，疼痛历时数秒或数分钟，疼痛呈周期性发作，发作间歇期同正常人一样，是神经系统最常见的疾病之一。

本病多发生于 40 岁以上人群，占患者总数的 70%~80%，随年龄增长发病率增加。女性多于男性。大多为单侧性，以右侧发病较多，且多见于三叉神经第三支和（或）第二支分布区域，少数为双侧发病，可以先后或同时两侧发病，双侧发病的约占 5%。

临床上将三叉神经痛分为原发性和继发性两大类：

1. 原发性三叉神经痛：指有临床症状，检查未发现明显的与发病有关的器质性或功能性病变。

2. 继发性（症状性）三叉神经痛：指疼痛由器质性病变如肿瘤压迫、炎症侵犯或多发性硬化引起。

【临床表现】

继发性三叉神经痛一般依据病因的不同有不同的临床表现。原发性三叉神经痛一般无明显体征，疼痛是原发性三叉神经痛最突出的临床表现，典型的三叉神经痛的疼痛可表现如下：

1. 疼痛的部位

疼痛发作仅限于三叉神经分布区，多为单侧，右侧较多，也常由一侧开始，而后累及对侧，且两侧疼痛发作区不一定对称。以一侧为主，发病初期，可先集中某一支分布区，长时间不变，多在一侧的三叉神经第2支或第3支或第2、3支两支内的区域，而后可逐渐扩散到其他支，但不扩散越过中线而至对侧。如第1支的疼痛主要分布在上睑和前额；第2支的疼痛区域在上唇、齿龈及颊部，也可有硬腭疼痛；第3支的疼痛部位在下唇、齿龈及下颌部。

2. 疼痛的性质

表现为面部、口腔及下颌部位的某一点，突然发生剧烈性、闪电式、短暂的疼痛，犹如刀割样、火烧样、针刺样或电击撕裂样痛，多在谈话、进餐或洗脸时发生，每次历经数秒或数十秒至1~2分钟不等，疼痛立即向三叉神经的一支或几支区域的范围扩散。疼痛非常剧烈，以至于患者要停止谈话、停止饮食、停止行走，以双手掩住面部、严重者咬牙，用力揉搓面部，并且躲避谈话的人。

3. 疼痛的时间规律

在患者发病初期，疼痛发作次数较少，常在受凉感冒后出现，每次发作持续数秒或1~2分钟，骤然停止。发作间歇期如常人，间歇期长达数月或几年，但随着疾病的持续，发作间歇期会逐渐缩短，发作日益频繁。自行停止自愈的病例很少。以后发作逐渐频繁，疼痛加重。病程可达到几年或数十年不一。严重发作时日夜不分，每日可达数十次，甚至上百次，不能进食喝水，体质消瘦，患者终日处于疼痛难耐状态，表情沮丧痛苦，乃至失去生活信心而轻生。有些患者早期呈季节性发作，在每年春天或秋天的一定时间，呈周期性发作，而且每次发作持续时间1~3个月不等，然后无任何原因的自然消失。直到下一年的同一季节开始发作。一般很少见夜间发作。

4. 疼痛的触发点

即在痛侧三叉神经分布区内某一处，如嘴唇、口角、鼻翼、颊部、牙齿、牙龈、舌前等部位特别敏感，稍加触动就会引发疼痛，这些敏感区称为扳机点。一个患者可有数个触发点，凡是刺激和牵动此点便引起发作。从此点开始，立即放射到其他部位。面部刺激如谈话、唱歌、进食、洗脸、剃须、刷牙及风吹均可引发疼痛发作。很多患者因此而不敢洗脸、刷牙、吃东西，导致口腔、面部卫生状态极差，全身营养不良，局部皮肤粗糙，甚至局部肌肉萎缩。有的患者因怕触发疼痛而保持某一个姿势不动。

5. 其他症状及神经系统体征

由于疼痛和面部肌肉痉挛性抽搐，口角可向患侧歪斜。发病初期，面部、眼结膜充血发红、流泪、流涕等；发病后期，发生结膜发炎、口腔炎等。有的患者在疼痛发作时，用手掌握住面颊并用力地搓揉，以期缓解疼痛，久而久之患侧面部皮肤变粗糙、增厚、眉毛稀少甚至脱落。神经系统体检时，原发性三叉神经痛患者除有部分患者角膜反射减弱或消失之外，均无阳性体征发现。少数患者，发病后期多因采用过酒精封闭及射频治疗，患侧疼痛区域内感觉减退，甚至部分麻木。

【辅助检查】

因原发性三叉神经痛的患者体格检查极少有阳性体征，其诊断主要依赖病史的采集。在检查患者面部感觉时，常在病侧某个部位，如上下唇、鼻翼、口角、牙齿、颊部、舌、额部等处发现扳机点。典型的原发性三叉神经痛，可根据疼痛发作部位、性质、触发点以及检查无神经系统阳性体征等予以确诊。对于诊断不明确者，头部 CT、MRI 平扫及增强扫描，可帮助排除颅后窝、脑桥小脑三角、海绵窦、Meckel 腔等部位肿瘤性或血管性病变所致继发性三叉神经痛。但对于三叉神经痛主要是进行磁共振检查，其他的检查均不能满足临床需求。

【治疗原则】

1. 药物治疗

无论是原发性，还是继发性三叉神经痛均可用药物治疗，如一旦病因明确，应积极针对病因治疗。

（1）卡马西平：是治疗三叉神经痛应用最广泛、最有效的药物。

（2）苯妥英钠：其疗效不如卡马西平，被列为第二位选用药物。

（3）其他药物：氯硝西泮、维生素 B_{12}、野木瓜注射液、654-2（山莨菪碱）。

（4）中药：毛冬青注射液、颅痛宁等。

2. 手术治疗

除外继发性三叉神经痛，对于药物治疗无效或不能耐受药物不良反应的患者，可选用适宜的、患者能接受的手术方式进行治疗。

【护理评估】

1. 健康史

询问患者一般情况，包括患者年龄、职业、民族、饮食营养是否合理，有无烟酒嗜好，有无尿便异常，睡眠是否正常，生活是否能自理，有无接受知识的能力。评估患者的既往有无癫痫发作、家庭史、健康史、过敏史、用药史。

2. 身体状况

（1）询问患者疼痛的部位、性质及频率：仔细询问患者疼痛的部位是在一侧还是在两侧，痛点位于哪里；询问患者是否有特别敏感的区域，如口角、鼻翼、颊部和舌部为敏感区；是否在平常的活动中即可诱发疼痛，严重者洗面、刷牙、说话、咀嚼、哈欠等都可诱发。疼痛的感觉如何，如电击样、针刺样、刀割样或撕裂样的剧烈疼痛。持续时间多久，每次数秒或1~2分钟等。是否有面肌抽搐现象。

（2）了解起病形式及病程特点：询问患者是否呈持续性发作或间歇性周期发作。了解其发病时局部有无伴随症状，如伴有面部发红、皮温升高、结膜充血和流泪等。了解患者的病程长短，一般病程越长，发作越频繁、越重。

（3）了解神经系统有无阳性体征：原发性三叉神经痛多无神经系统阳性体征。

3. 心理-社会状况

评估患者的精神、心理状态。三叉神经痛疼痛严重时可昼夜发作，可使患者夜不能眠或睡后痛醒，同时很多动作可以诱发疼痛发作，可导致患者面色憔悴、甚至精神抑郁或情绪低落。了解患者及家庭成员对疾病的认识和期望值。了解患者的个性特点，有助于对患者进行针对性的心理指导和护理支持。

【护理诊断】

1. 疼痛

与三叉神经受损、病变有关。

2. 焦虑与恐惧

与担心手术、疼痛、疾病的预后有关。

3. 潜在并发症

感染、低颅压。

【护理措施】

1. 术前护理

（1）心理护理

三叉神经痛可由咀嚼、哈欠、讲话等诱发，以致患者不敢做这些动作，表现为面色憔悴、精神抑郁和情绪低落，应根据患者不同的心理给予疏导和支持，帮助患者树立战胜疾病的信心，积极配合治疗。

（2）术前常规准备

①协助完成相关术前检查。②术前8小时禁食水。③开颅微血管减压术患者术前2小时头部备皮；射频手术患者应嘱其在治疗前洗净需要穿刺的部位。④开颅微血管减压术患者手术前1日进行抗生素皮试，术晨遵医嘱带入术中用药，术前30分钟预防性使用抗菌药。⑤术晨更换清洁病员服。⑥术晨与手术室人员进行患者、药物核对后，送入手术室。⑦开颅微血管减压术患者麻醉后置尿管。⑧老年患者应监测血压、脉搏及血糖，调整患者的心功能、血压及血糖，并将其稳定在正常范围后再进行手术。

（3）营养护理

给予全流或半流质饮食，鼓励患者争取在发作后的时间内多进食，以保证营养和增强体质。

2. 术后护理

（1）全麻术后护理常规

①了解麻醉和手术方式、术中情况、切口和引流情况。②持续低流量吸氧。③持续心电监护。④床档保护防坠床。⑤严密观察生命体征及意识、瞳孔、肢体活动、反射、有无面瘫（射频术者）等变化，特别注意呼吸、血压的变化，警惕颅内高压的发生。

（2）各管道观察及护理

①输液管保持通畅，留置针妥善固定，注意观察穿刺部位皮肤。②尿管的护理按照尿管护理常规进行，一般术后第1日可拔除尿管，拔管后注意关注患者自行排尿情况。③引流管的护理：注意观察伤口有无渗血渗液，渗出液的量及颜色，是否有脑脊液漏；保持引流通畅，避免引流管弯曲、打折；妥善置引流管于床头；观察并记录引流液颜色、性状及量；更换引流装置严格无菌操作。

（3）伤口观察及护理

①伤口有无渗血渗液，若有应及时通知医师并更换敷料。②射频术后患者穿刺点冰敷6小时。③术后第7日伤口拆线换药。

（4）疼痛护理

①评估患者疼痛情况，警惕颅内高压的发生。②遵医嘱给予脱水药或激素。③保持室内光线柔和，周围环境安静、清洁、整齐和安全，避免患者因周围环境刺激而产生焦虑，加重疼痛。

（5）基础护理

做好口腔护理、尿管护理、定时翻身、患者清洁等工作。

（6）症状护理

观察患者疼痛的部位、性质，与患者进行交谈，帮助患者了解疼痛的原因与诱因；与患者讨论减轻疼痛的方法，如精神放松，听轻音乐，指导性想象，让患者回忆一些有趣的事情等使其分散注意力，以减轻疼痛。

（7）用药护理

注意观察药物的疗效与不良反应，发现异常情况及时报告医师处理。卡马西平常为首选药，其不良反应有头晕、嗜睡、口干、恶心、消化不良、步态不稳等，但多于数日后消失。偶有皮疹，白细胞减少则需停药，如出现共济失调、复视、肝功能障碍、再生障碍性贫血等，需立即停药；如有短暂性精神错乱、全身瘙痒、手颤、记忆力减退、睡眠中出现肢体不随意抖动等，应通知医师处理。

（8）开颅术后体位与活动

①全麻清醒前：去枕平卧位6小时，头偏向一侧。②全麻清醒后手术当日：睡枕，可适当抬高床头10°侧卧位。③术后第1~2日：抬高床头15°~30°侧卧位，以利静脉回流减轻脑水肿。④术后第2~6日，指导患者适当下床活动（无创腔引流管）。

注意：活动能力应当根据患者个体化情况，循序渐进，对于年老或体弱的患者，应当相应推后活动进度。

射频术后：全麻清醒前去枕平卧4~6小时，全麻清醒以后则体位无特殊要求，以患者自觉舒适为主。

（9）三叉神经根显微血管减压术后护理

①若为脑桥小脑三角肿瘤而致三叉神经痛应注意观察有无后组脑神经受累症状，针对相应症状实施护理。②做好患者的心理护理，减轻恐惧、紧张情绪，树立战胜疾病的信心。③协助患者按时服药，对患者讲明服药的注意事项及药理作用，不能随意加量、减量或停服。④疼痛发作剧烈时遵医嘱给予镇痛药。⑤观察脑脊液有无耳漏，有问题及时通知医师采取措施。⑥观察三叉神经痛症状有无减轻或减轻程度。⑦术后24小时内取头低脚高位，防止低颅压造成的头痛。

（10）饮食护理

①术后4~6小时，禁食。②术后6~24小时，进流质饮食。③术后第2日，进半流质或软食。④术后第3日，进普食，进食高蛋白、高维生素、易消化食物，忌辛辣、刺激性食物。

射频热凝术后患者饮食：麻醉清醒后可正常进食，但注意以清淡为宜，忌食辛辣食物，禁烟酒。

【健康教育】

1. 饮食

三要：要饮食规律，要营养丰富，要容易消化。二忌：忌刺激性食物，忌烟酒。一宜：宜清淡。

2. 服药

遵医嘱服用卡马西平等药物。服药期间注意药物疗效及不良反应，每周检查血常规，每月检查肝、肾功能。

3. 活动

根据体力，适当活动。

4. 良好生活习惯

讲究卫生、防止感染。避免过度劳累和情绪抑郁，保持心情舒畅。避免猛烈咀嚼和大声说话。

5. 复查

术后定期门诊随访。术后每3个月复查1次，半年后每半年复查1次，至少复查2年。

第三节　癫　痫

癫痫是大脑神经元突发性异常放电，导致短暂的大脑功能障碍的一种慢性疾病，表现为运动、感觉、意识、自主神经、精神等不同障碍或可兼而有之。临床上以突然意识丧失、突然跌倒、四肢抽搐、口吐白沫或口中怪叫、醒后如常人为主要表现。癫痫系多发病之一，在我国患病率为3‰~7‰，发病率为37/10万，我国现有癫痫患者近800万，且以40万/年的速度增长，本病多在儿童期和青春期发病，因病程长、根治困难、发病不定时，给患者造成了巨大痛苦。

癫痫发作是指脑神经元异常和过度超同步化放电所造成的临床现象，其特征是突然和一过性症状。

现代医学认为发生癫痫的原因可以分为两类：

1. 原发性癫痫：又称真性或特发性或隐源性癫痫。其真正的原因不明，与遗传因素有较密切的关系，这类患者的脑部没有可以解释症状的结构变化或代谢异常。

2. 继发性癫痫：又称症状性癫痫。指能找到病因的癫痫，如脑炎、脑膜炎、脑寄生虫病、脑瘤、脑外伤、脑缺氧，铅、汞等引起脑中毒等，均可导致本病的发生。

【临床表现】

1. 全面性强直-阵挛发作（GTCS）

又称为大发作，是最常见的发作类型之一，以意识丧失和全身对称性抽搐为特征。发作可以分为三期：

（1）强直期：患者突然意识丧失，跌倒在地，全身骨骼肌呈持续性收缩，上睑抬起，双眼球上窜，喉肌痉挛，发出尖叫，口先强张后突闭，可咬破舌尖，颈部和躯干先屈曲后反张。上肢自上举、后旋，转为内收、前旋，下肢自屈曲转为强直。常持续 10～20 秒转入阵挛期。

（2）阵挛期：不同肌群强直和松弛相交替，可逐渐由肢端延及全身。阵挛频率逐渐减慢，松弛期逐渐延长，此期持续 30～60 秒。最后一次强烈痉挛后，抽搐突然终止。以上两期中，均可见心率增快，血压升高，汗、唾液和支气管分泌增多，瞳孔扩大等自主神经征象。呼吸暂时中断，皮肤由苍白转为发绀，瞳孔对光反射和深浅反射消失。

（3）惊厥后期：阵挛期后，尚会有短暂的强直痉挛，造成牙关紧闭和尿便失禁。呼吸首先恢复，心率、血压和瞳孔回至正常。肌张力松弛，意识逐渐清醒。从发作开始至恢复经历 5～10 分钟。醒后自觉头痛、疲劳，对抽搐过程不能回忆。部分患者进入昏睡，少数在完全清醒前有自动症或惊恐等情绪反应。

2. 强直性发作

可表现为全身肌肉的强直性痉挛，往往会使肢体固定于某种紧张的位置，如四肢伸直、头眼偏向一方或后仰、角弓反张；呼吸肌受累时，面色可由苍白变为潮红，继而青紫。

3. 阵挛性发作

全身性惊厥发作有时可无强直发作，仅有重复的全身痉挛，频率逐渐变慢而强度不变，此型较少见。

4. 失神发作

典型失神发作称为小发作，发作为毫无先兆的短暂神志丧失，仅持续 3～5 秒。患者表现为突然语言或动作中断，呼之不应，双眼凝视，一般不跌倒；恢复也较突然，可继续原来的谈话或动作。可合并简单的自动性动作（如擦鼻、咀嚼、吞咽）。发作虽短暂但频繁，每日可发作数次，多则上百次。但智力一般不受影响，预后良好。

5. 肌阵挛发作

为突然、短暂和快速的肌收缩，可以是一块肌肉，也可以是全身肌群收缩。发作时间短，间隔时间长。常发作于即将入睡或醒来时。有意识的动作可使之加重。屈肌比伸肌更易受累，上肢多于下肢。

6. 失张力发作

全身或部分肌肉张力突然减低，表现为头下垂，下颌松弛而张口，上肢下垂，甚至倒地。可有短暂意识障碍。也可以表现为一侧肢体或单一肢体的局限性肌张力低下。

7. 单纯部分性发作

（1）部分运动性发作：为局部肢体抽搐发作。可发生于身体任何部位，最常见于一侧口角、眼睑、手或足趾，也可涉及一侧面部或一个肢体远端，有时表现为言语中断，一般持续数秒至数分钟，神志清楚。

（2）Jackson 发作：与上述发作不同之处在于 Jackson 发作在发作过程中发作范围是从非常局限扩散到较大范围。发作多起始于一侧拇指，沿腕部、肘部、肩部扩展。然后抽搐范围逐渐扩大，可以扩展到一个肢体或一侧肢体，神志清楚。

（3）躯体感觉发作：表现为一侧面部、肢体、躯干针刺感、麻木感，有时可为本体感觉或空间感觉异常。

（4）特殊感觉发作：以幻嗅发作（钩回发作）最为常见，多为不愉快嗅觉，如烧橡胶之恶臭味或尸体味。视觉发作因起始部位不同可以是闪光、彩条、波折线等简单的视幻觉到成形视幻视。听觉发作可以是简单的音调到成曲调的音乐。味觉发作常为有刺激性、愉快的或可憎的味幻觉。

（5）情感障碍发作：可表现为发作性抑郁、情绪低落、欣快、大笑，亦可暴怒、恐怖感等。

（6）记忆障碍发作：以发作性记忆力丧失最常见，表现为"脑子一片空白"。也可以有"立体思维"或"全景思维"，已遗忘的事在发作中又浮现于脑海中，有时过去的全部经历会同时显现。

（7）知觉异常发作：可以为熟悉感，即对生疏的人或事出现一种莫名其妙的熟悉感，但很模糊，所以又称似曾相识；也可以为陌生感，对非常熟悉的人或事突感生疏；错觉，包括视物显大症、视物显小症以及听错觉如音调改变，声音遥远，或对自身认识的异常如自觉肢体大小或质量发生变化。

8. 复杂部分性发作

虽可起病于任何年龄，但以儿童和青壮年始发者为多。发作时均有意识改变，患者此时突然凝视不动，与周围环境失去接触或保持部分接触，少数患者仅有上述意识障碍。多数患者还可出现自动症，如反复咀嚼、吞咽、吸吮、抚弄衣服、拍打自身或桌子；也可能表现为笨拙地继续原来正在进行的活动，如驾车、言语、走动、洗涤等。有的患者可以保持部分反应能力，发作时仍可回答简单问题。每次发作持续时间一般不超过 2 分钟，发作后常有疲惫、头昏、嗜睡，甚至定向力不全。发作大多起源于颞叶内侧面的海马、海马回、杏仁体等结构，少数始于额叶。

9. 癫痫持续状态

（1）全身惊厥性癫痫持续状态：包括全身性强直-阵挛发作（GTCS）癫痫持续状态、强直性癫痫持续状态、阵挛性癫痫持续状态和肌阵挛性癫痫持续状态。最常见为 GTCS 癫痫持续状态，发作时可见全身抽搐、呼吸停止，可导致脑缺氧、脑水肿，重者可发生脑疝死亡。

（2）全身非惊厥性癫痫持续状态：主要有失神状态或小发作状态，表现为持续不同程度的意识障碍，可达 30 分钟以上，多见于儿童。

（3）简单部分性发作持续状态：表现为身体的某一部分持续不停地抽搐，可长达数小时或数日，但无意识障碍。

（4）复杂部分性发作持续状态：又称精神运动性发作持续状态，表现为长时间的精神错乱和神游，持续数日至数月，事后可完全无记忆。

（5）偏侧性癫痫持续状态：表现为半侧阵挛性抽搐，常伴同侧偏瘫，多见于婴幼儿。

【辅助检查】

1. 脑电图检查（EEG）

癫痫发作时行 EEG 检查，除个别单纯部分性发作者，一般均可见特异性 EEG 改变。记录中可发现棘波、尖波、棘慢综合波，以及暴发活动等癫痫样波。发作间期仅 50% 的患者可记录到癫痫样波。EEG 的癫痫性可被过度换气、闪光刺激、药物所诱发，也可被大剂量抗惊厥药物所抑制。另外在少数正常人中可以记录到不正常的脑电活动，因此，EEG 检查正常而临床表现典型的患者不能否定癫痫之诊断，反之 1~2 次不正常 EEG 记录而无癫痫的临床表现也不能作为癫痫的依据。

2. 血液检查

血常规、血糖、血寄生虫全套（如肺吸虫、血吸虫、囊虫）等检查可帮助了解有无贫血、低血糖异常、寄生虫病等。

3. 脑血管造影

通过脑血管造影，特别是数字减影血管造影（DSA），可发现颅内动、静脉畸形，动脉瘤，血管狭窄或闭塞以及颅内占位性病变等。

4. 头部放射性核素、CT、MRI 检查

可发现占位性病变、脑萎缩等脑部器质性改变。

【治疗原则】

1. 药物治疗

苯巴比妥、苯妥英钠、卡马西平、丙戊酸钠是目前广泛应用的一线抗癫痫药。

2. 手术治疗

对药物治疗无效的难治性癫痫可选择手术治疗。

【护理评估】

1. 健康史

（1）询问患者既往的身体健康状况，了解有无脑部疾病（如颅脑外伤、脑血管疾病等）和全身性疾病（如缺氧、中毒、儿童期的发热惊厥、缺钙、遗传性代谢病等）。

（2）询问患者是否接受过药物治疗，了解患者用药情况，如是否按医嘱用药、有无自行停药、减药或换药情况等。

2. 身体状况

（1）了解癫痫发作的过程与形式：①询问患者发病时间，了解患者发作的频率、发作形式和持续时间。②询问患者是否有头晕等前驱症状。③了解发作时的伴发症状，如有无意识的改变、尖叫、发绀、口吐白沫、尿便失禁及眼球转动等。④询问患者发病前后有何不适，了解发作期及发作后的精神、心理和躯体情况，如有无头痛、倦怠、恐惧、受伤等。

（2）观察有无神志、瞳孔改变：①询问患者病情，观察有无意识障

碍，单纯部分性发作的患者发作时神志清楚，而全面性强直-阵挛发作的患者则以全身抽搐和意识障碍为特征，并可出现强直期、阵挛期、惊厥后期。②观察瞳孔的变化情况，全面性强直-阵挛发作的患者瞳孔散大，对光反射消失。

（3）了解癫痫的发作类型：询问患者发病持续的时间长短，是第几次发作，中间有无间隔等详细情况。癫痫的发作类型临床表现多种多样，但其特征均具有短暂性、刻板性、间歇性、反复发作。一个癫痫患者可有一种或几种发作类型。

3. 心理-社会状况

了解患者文化程度或生活环境、宗教信仰、住址、家庭成员，患者在家中的地位和作用，陪护和患者的关系，经济状况及费用支付方式。了解患者及家庭成员对疾病的认识和期望值。了解患者的个性特点，有助于对患者进行针对性的心理指导和护理支持。

【护理诊断】

1. 有受伤的危险

与癫痫发作导致的跌倒、舌咬伤等有关。

2. 清理呼吸道无效

与癫痫发作、喉肌痉挛有关。

3. 组织灌注量改变

与颅压增高有关。

4. 有误吸的危险

与癫痫发作、喉肌痉挛有关。

5. 知识缺乏

缺乏与所患疾病相关的用药知识及康复知识。

6. 有皮肤完整性受损的危险

与癫痫发作、意识丧失有关。

7. 焦虑/恐惧

与疾病反复发作，担心手术效果有关。

8. 潜在并发症

颅压增高、脑疝。

【护理措施】

1. 癫痫发作期护理措施

（1）一般护理

保持环境安静安全，减少探视人员，室内热水壶、火炉、锐利器械等危险物品应远离患者，注意避免强光刺激。癫痫发作时应有专人护理，并加以防护，室内光线柔和，以免坠床及碰伤。间歇期可以下床活动，出现先兆即刻卧床休息。

（2）饮食护理

饮食以清淡为宜，少食辛辣食物，避免过饱，戒除烟、酒。因发作频繁不能进食者，可给鼻饲流质，每日应供给 12500kJ（约 3000kcal）热量。食盐摄入应偏低，限制饮水量，24 小时内不得超过 1500ml。

（3）症状护理

①强直性痉挛发作时协助患者平卧，防止跌伤或伤人。②迅速解开衣领、衣扣、腰带，保持呼吸道通畅。③头偏向一侧，吸净口腔内分泌物，及时给氧。④取下义齿，将毛巾折叠成条状或将外裹纱布、手帕的压舌板或筷子垫在上下臼齿之间，以防咬破舌、颊或损坏牙齿。⑤对抽搐肢体不可用暴力强压，以免发生骨折或脱臼，避免坠床。⑥在背后垫一软枕，防止椎骨骨折。⑦癫痫持续状态时，应迅速控制发作，在给氧、防护同时，遵医嘱静脉推注地西泮 10~20mg，5~10 分钟推完。注意推注时有无呼吸抑制和血压降低情况。⑧保持周围环境安全，如热水壶、火炉、锐利器械等应远离患者。避免强光刺激。

（4）心理护理

癫痫患者常为服药而苦恼，若少服一次药有可能发病，而突然反复发作常使患者无法正常生活和工作，故精神负担加重，患者感到无能为力。护理人员应了解患者的心理状态，有针对性地提供帮助。向患者介绍癫痫疾病的有关知识，让患者面对现实，做好长期同疾病做斗争的思想准备，鼓励患者正确认识疾病，具备良好的心理素质，努力消除诱发因素，以乐观心态接受治疗。

2.癫痫持续状态的护理措施

（1）预防癫痫持续状态

①指导癫痫患者按医嘱合理地、科学地应用抗癫痫药，必要时可行血药浓度监测。一般完全发作停止后仍需坚持服药 3~5 年，然后逐渐减量至停止；应坚持长期有规律地服药，避免服药过程中突然停药、减药、漏服药和换药不当。②避免发热、感染、劳累、情绪紧张、饮酒、妊

娠及分娩等可导致癫痫持续状态的促发因素。③预防药物中毒，因异烟肼、三环类或四环类抗抑郁药及镇静剂可诱发，应慎用。④积极治疗原发病，如颅内感染、颅内肿瘤、脑血管病、代谢性脑病、变性病、脱髓鞘疾病等。

（2）癫痫持续状态的护理

①尽快控制发作：迅速建立静脉输液通路，并遵医嘱立即缓慢静脉推注地西泮 10～20mg（2～4mg/min），若5分钟不能终止发作者可重复使用；必要时可使用苯妥英钠 15～18 mg 缓慢静脉推注，还可连续以地西泮 80～100mg 加入 5% 葡萄糖注射液或生理盐水溶液 500ml 中，按 40ml/h 速度静脉滴注。②保持呼吸道通畅：取平卧头侧位，立即吸痰、清除口鼻分泌物，必要时协助安放口咽通气道或行气管插管；备好气管切开包、人工呼吸器于床旁，随时协助气管切开和人工辅助呼吸。③立即采取维持生命功能的措施：纠正脑缺氧、防止脑水肿、保护脑组织。立即高流量持续吸氧；静脉抽血查血常规、血糖、电解质、尿素氮及抗癫痫药血药浓度；采动脉血查 pH、PaO_2、HCO_3^-，监测呼吸、血压、EEG 变化，必要时做 EEG 监测。④防止感染，预防和控制并发症：抽搐时做好安全防护，防止舌咬伤和坠床；高热者行物理降温并做好皮肤护理；不能进食者予以插胃管鼻饲流质，并做好口腔护理、保持口腔清洁等；密切观察神志、瞳孔和生命体征变化，积极纠正发作引起的全身性代谢紊乱、水电解质失衡和酸中毒。

3. 癫痫围术期的术前护理

（1）病情评估

患者服药的种类、剂量，发作的次数及频率，先兆症状。

（2）术前检查

根据患者情况行动态脑电图或 MRI 检查，确定癫痫灶部位，便于制订手术方案。

（3）发作护理

发作时将患者就地放平，头偏向一侧，用牙垫或厚纱布垫在上下磨牙间；准备吸氧、吸痰装置；遵医嘱用药。

（4）手术当日准备

备皮；术前30分钟遵医嘱注射术前针；与手术室护士交接病历及术中用药，身份识别；准备好麻醉恢复床，床旁备吸氧装置及监护仪、吸引器。

4. 癫痫围术期的术后护理

（1）护理常规

告知去枕平卧，头偏向一侧，术后 6 小时禁食、水，持续心电监护及低流量吸氧，加床档防止坠床。

（2）用药护理

术后遵医嘱给予静脉输注降颅压、抗炎、补液类药物治疗；麻醉清醒后及时给予抗癫痫药，一般用地西泮 10mg/8h 和苯巴比妥 0.1g/8h，两药交替肌内注射，维持 3~4 日；也可静脉滴注德巴金 400mg/8h，维持 2~3 日，术后第 2 日口服与术前相同抗癫痫药。

（3）病情观察

严密观察生命体征、意识、瞳孔变化，特别注意血压变化，警惕颅内高压发生；观察切口引流状况，保持引流管通畅，及时更换敷料；评估患者疼痛情况，同时观察抗癫痫药使用中的效果和不良反应。

（4）饮食护理

次日可进食流食，逐渐过渡到普食，少量多餐，不能进食者尽早鼻饲饮食，注意加强营养，保持排便通畅，嘱勿用力排便。

（5）基础护理

做好口腔护理，尿管护理，定时翻身，雾化吸入等。

（6）心理护理

向患者及家属解释，给予详细的健康宣教；解决患者及家属的恐惧心理，增强恢复健康的信心。

【健康教育】

1. 避免诱因

护士应向患者及家属宣传有关预防癫痫诱发因素方面的基本知识，需要注意避免以下几点引起突然发作的因素：如突发精神刺激、强音、强光刺激、受凉、感冒、淋雨、过度换气、过量饮水、过度劳累、饥饿或过饱等。

2. 服药指导

（1）术后 1~2 年还需遵照医师指导继续服用抗癫痫药，患者不能自行随意停药或减药。

（2）停用或减药需通过医师指导，在癫痫发作消除和脑电图好转的情况下实施。

（3）长期服药患者应定期测定血药浓度，以便及时调整抗癫痫药剂量、预防药物中毒。

（4）孕妇若长期服用抗癫痫药，最好终止妊娠，以免引起胎儿畸形。

（5）癫痫患者夏季不宜大量饮冷开水及冷饮料，以防止血液中药物浓度下降，降低治疗效果。

3. 活动与安全

（1）应避免重体力劳动或用脑过度。

（2）外出活动时要避免刺激，保持情绪稳定，以免引起癫痫发作并造成受伤。

（3）癫痫发作较频繁的患者活动时最好有家属陪伴，家属有处理发作的能力，并随身携带抗癫痫药，以保障安全。

（4）嘱患者随身携带病情卡片（写明疾病、姓名、地址、联系电话），以便疾病发作时取得联系，便于抢救。

（5）嘱患者勿从事高空作业及潜水、驾驶或有危险的机械操作工作等，保持乐观情绪；生活、工作应有规律。

4. 复查

发现病情有变化，应随时复诊。由于抗癫痫药会加重肝脏负担，易损肝细胞功能，需要3~6个月复查肝功能，必要时辅以保肝药物。

第四节　锥体外系疾病

一、帕金森病

帕金森病（PD）又称震颤麻痹，是多发于中老年的一种渐进性中枢神经系统变性疾病。PD的病因及发病机制至今不明。目前认为，PD是由多种突变基因间相互作用或基因突变加上环境毒素共同作用所致。主要病理改变为黑质致密区中含黑色素神经元的严重进行性消失，致使来自血液的左旋酪氨酸不能转化为多巴胺，使该递质的正常作用减少或消失。

【临床表现】

帕金森病起病隐袭，进展缓慢。主要症状是震颤、肌僵直、运动减少及姿势与平衡障碍。

1. 震颤　是大多数 PD 患者的首发症状。早先出现于一侧肢体的远端，多自上肢的远端（手指）开始，为每秒 4~6 次的静止性震颤；然后逐渐扩展到同侧下肢以及对侧上、下肢及下颌、唇、舌和颈部。病情早期震颤于静止时出现，运动时减轻或消失，情绪激动时加重，夜间睡眠时消失。病情晚期强烈的震颤即使在运动时也不消失。

2. 肌僵直　最早发生在患侧的腕、踝关节，后期患者的四肢、躯干、颈部及面部均可受累。

3. 运动迟缓或运动不能　主要包括运动的启动困难和速度减慢，多样性运动缺陷。例如，面无表情、运动变换困难、运动不连贯或突然终止。患者上肢不能做精细动作，可表现为书写困难；口、舌、腭及咽部等肌肉运动障碍可引起大量流涎，严重者也有可能发生吞咽困难。

4. 姿势反射障碍　早期表现为退步困难，行走时无连带运动，如躯体前倾、双臂弯曲无摆动，下肢拖曳；随着病情发展，步伐逐渐变小变慢，起步困难，不能及时停止或转弯。

5. 其他症状　可出现顽固性便秘、皮脂溢出，有些患者可有多汗、唾液多而黏稠，惧热怕冷，小便淋漓、尿频、尿急、排尿不畅，甚至尿潴留等症状。部分患者还伴有高级神经功能紊乱症状，如睡眠障碍、食欲减退等。

【辅助检查】

1. 颅脑 MRI 或 CT 检查　MRI 或 CT 对 PD 的评估是有用的非创伤性检测手段，但对诊断 PD 非常困难，主要用于排除颅内病变。

2. 单光子发射计算机体层扫描（SPECT）及正电子发射计算机体层扫描（PET）　功能成像应用放射性核素标记示踪剂，利用其进人体内后的分布特点，特异性反映器官功能状况，对 PD 的诊断有重要临床价值。

3. 多巴胺运转蛋白（DAT）　定位于多巴胺能神经末梢细胞膜上的单胺特异转运蛋白，是反映多巴胺系统功能的重要指标，对实现 PD 的早期诊断有重要价值。

【治疗原则】

1. 病因治疗

积极治疗原发病。

2. 药物对症治疗

多巴胺替代治疗，如使用抗胆碱能药物等。

3. 手术治疗

PD 的外科治疗以往采用神经核团毁损术，因复发率高且双侧手术易引起严重并发症，目前已被脑深部电刺激术（DBS）所替代。

【护理评估】

1. 健康史

（1）了解既往史和用药情况

1）询问患者既往身体情况如何，了解既往是否有脑炎、中毒、脑血管病、颅脑外伤和药物所致的继发性帕金森病及神经变性病所致的症状性帕金森病病史。

2）询问患者是否服药，用些什么药物，了解是否接受过正规、系统的药物治疗，用药情况如何，是否坚持用药，有无明显的不良反应。

（2）了解生活方式和饮食习惯

1）询问患者的职业与工作环境，了解其是否有长期毒物接触史。

2）了解患者的饮食习惯；询问是否有烟酒和槟榔嗜好等。

3）询问患者家族近亲中有无类似发作患者，特别是兄弟姐妹，了解有无家族史。

4）了解患者休息与睡眠是否充足规律，询问患者的每日睡眠情况，了解患者情绪是否稳定，精神是否愉快，是否因为睡眠不足的影响而情绪低落、亢奋、易激惹而导致病情反复，症状加重。

2. 身体状况

（1）询问起病情况：

1）详细询问起病时间与起病形式，询问患者从哪一侧开始起病，发展速度如何。患者起病多隐袭，发展缓慢，逐渐加剧。症状多自一侧上肢开始，逐渐波及同侧下肢、对侧上肢及下肢，常呈 N 形进展（65%～70%）；自一侧下肢开始者占 25%～30%；两侧下肢同时开始者少见。

2）了解首发症状：震颤常为帕金森病的首发症状，应注意观察患者有无明显的肢体颤动、精细动作不能完成等表现。询问患者震颤症状在什么时候最严重，有什么表现，帕金森病患者许多时候以静止性震颤为主要表现而就诊，主要表现为拇指与屈曲的示指呈搓丸样动作，安静和休息时出现或较明显，运动时反而减轻，在紧张或努力完成手的精细动作时会加重，入睡后消失。强烈的意志努力可暂时抑制震颤，但持续时间很短，过后反而有加重趋势。明显的震颤将影响到患者的穿衣、进食等日常生活。

（2）观察神志、瞳孔及生命体征的情况

1）询问患者病情，观察其神志是否清楚，有无明显的意识障碍。一般神志清楚，若合并有意识障碍应考虑是否有其他合并症。

2）观察双侧瞳孔大小和对光反射是否正常。帕金森病患者面部表情肌活动减少，常会有双眼凝视现象，瞬目减少，但一般不影响瞳孔大小和对光反射。

3）监测患者体温、脉搏、呼吸及血压，询问患者有无呼吸异常、心悸不适感等症状，观察生命体征。起病早期体温、脉搏、呼吸多正常，因交感神经功能调节障碍可出现直立性低血压；疾病后期，因呼吸肌无力、患者可被迫长期卧床和引起全身功能减退，导致患者体温、脉搏、呼吸、血压均不能维持正常水平，可表现为体温升高或不升，呼吸浅快，脉搏增快，血压波动幅度增大，即使完全卧床，患者血压依然无法控制。

（3）评估有无神经功能受损

1）询问患者日常生活如何，检查患者肌力、肌张力变化，了解其障碍的类型、范围、持续时间，了解有无肌强直及其类型及受累肌群情况。如检查有无"铅管样强直"（被动活动关节时，增高的肌张力始终保持一致，感有均匀的阻力，类似弯曲软铅管）、"齿轮样强直"（患者合并有震颤时，伸屈肢体可感到在均匀的阻力上出现断续的停顿，如齿轮转动一样）、"路标现象"（是腕关节伸肌强直所致）；询问患者活动时有无疼痛感，部分患者可有肌张力增高所致的关节血供受阻而出现关节疼痛现象，会导致患者活动进一步受限。

2）检查患者姿势、平衡及全身协调情况，了解其有无特殊体态。由于四肢、躯干、颈部的肌强直，患者可有特殊的前倾姿势，表现为头部前倾，躯干俯屈，前臂内收，肘关节屈曲，腕关节伸直，髋、膝关节稍弯曲；了解患者有无突进现象——从前方、后方或侧方抵制一下，则出现向该方突进而倾倒；开始迈出第一步时的起步困难、凝滞现象或凝滞步态——想迈步却迈不开，双足似黏附在地面上；小步碎步——以极小的步伐向前冲去，越走越快，而且不能及时停步或转弯的慌张步态或加速现象；由于姿态异常、肌强直及震颤，患者随意动作减少，日常生活起居动作明显迟缓，精细动作不能完成，并会有书写困难、写字过小征。

3）询问患者日常进食情况，了解其有无饮水反呛、吞咽困难、言语不清、构音障碍、语音单调低沉重复等现象。这些症状与口、咽、腭部肌肉运动不协调或运动障碍有关。

4）询问患者日常生活活动如何，观察其有无精神、情感异常。帕金森病患者由于工作与生活自理能力的逐渐丧失，对他人的依附性进一步增加，可逐渐产生自卑、悲愤、抑郁、失望、绝望等不良心理反应；另外，抗震颤麻痹药物可有幻觉、猜疑、嫉妒等不良反应，可表现为幻听、幻视、幻嗅、精神错乱、多虑等。

5）了解患者有无自主神经症状：观察其面部有无皮脂腺分泌亢进所致"脂颜"；询问患者有无汗腺分泌亢进致多汗、流涎；询问患者几日排一次便，由于消化道蠕动减慢，患者可有顽固性便秘；观察有无膀胱充盈现象，由于抗震颤麻痹药物的影响，患者可能有顽固的排尿困难、尿潴留现象；询问患者自坐、卧位站起后有无头晕不适现象，了解患者坐、卧、站三位血压情况，因交感神经系统功能障碍可致直立性低血压等。

3. 心理-社会状况

了解患者文化程度或生活环境、宗教信仰、住址、家庭成员，患者在家中的地位和作用，陪护和患者的关系，经济状况及费用支付方式。了解患者及家庭成员对疾病的认识和期望值。了解患者的个性特点，有助于对患者进行针对性的心理指导和护理支持。

【护理诊断】

1. 焦虑/恐惧

与患者对手术的恐惧、担心预后有关。

2. 舒适的改变

与疼痛、安置保留尿管等有关。

3. 知识缺乏

与缺乏疾病相关知识，不了解术后注意事项有关。

【护理措施】

1. 术前护理

（1）心理护理

①向患者及家属介绍手术的目的、麻醉和手术方式及可能的不适等，以消除或减少患者和家属的紧张和恐惧心理。②鼓励患者表达自身感受。③教会患者自我放松的方法。④针对个体情况进行针对性的心理护理。⑤鼓励患者家属和朋友给予患者关心和支持。

（2）术前常规准备

①术前进行抗生素皮试，术晨遵医嘱带入术中用药。②协助完善相关术前检查：心电图、B 超、出凝血试验等。③术前 8 小时禁食禁饮。④术晨更换清洁病员服。⑤术晨备皮。⑥术晨与手术室人员进行患者、药物核对后，送入手术室。⑦麻醉后置尿管。

（3）对症护理

1）静止性震颤：①防止抖动的肢体与床档发生硬性碰撞，床旁勿放置热水瓶等危险物品，以防烫伤。②患者不可独自使用锐器，如苹果刀、指甲刀等，避免发生外伤。③保持患者情绪稳定，鼓励做力所能及的事情，如用健侧手进食、穿衣等，嘱其手中握软球，缓解捻丸样动作的幅度。

2）肌僵直：①了解患者进食特点，如无法进行吞咽者，进餐时用羹匙压住舌根，将食物直接送入咽部。咀嚼困难者减慢进食速度，尽量食用流质或半流质饮食，如面汤、米粥等，食物温度需适宜。进食呛咳者选择坐位或半坐位进食。②此类患者形体消瘦，皮肤缺乏脂肪保护，加之肉僵直，需注意保护皮肤，积极采取预防压疮发生的措施。

3）运动迟缓：①出现"慌张步态"患者行走时宜穿摩擦力大的鞋，如橡胶底鞋，以防跌倒。②对不能自行改变体位患者，护士需了解其最佳舒适体位，协助改变姿势，摆放体位，在坐起或躺下时予以帮助。

2. 术后护理

（1）神经外科全麻术后护理常规

①了解麻醉和手术方式、术中情况、切口情况。②持续低流量吸氧。③持续心电监护。④床档保护防坠床。⑤严密监测生命体征。

（2）病情观察

严密观察患者的意识、瞳孔和生命体征变化，注意有无呃逆、呕吐、语言障碍、嗜睡及低热等常见症状的发生，告知患者及家属这是术后常见反应，采取相应措施并加强观察。

（3）伤口观察及护理

注意观察伤口敷料有无渗血。

（4）各管道观察及护理

①输液管保持通畅，留置针妥善固定，注意观察穿刺部位皮肤。②尿管按照尿管护理常规进行。

（5）饮食护理

术后进半流质，鼓励患者进食高蛋白、高维生素、易消化食物。

（6）基础护理

做好口腔护理、尿管护理、定时翻身、雾化、患者清洁等工作。

（7）体位与活动

①全麻清醒前去枕平卧位，头偏向一侧。②全麻清醒后抬高床头15°~30°，以利于颅内静脉回流减轻脑水肿。③术后第1日，开始进行肢体被动训练，上肢依指、腕、肘、肩关节，下肢依足、踝、膝、髋关节顺序进行按摩及肌肉舒缩运动，3~5次/日，15~20分钟/次。④术后1个月，开启神经刺激后进行主动训练，包括屈腕、屈肘、抓物、转踝、肌肉舒缩等，时间、频次与被动活动相同。⑤1个月后，进行无依托行走训练，强度逐渐增加，一旦出现肌肉痉挛即停止训练，训练时需家人扶持，以防跌伤。

【健康教育】

1. 生活指导

（1）指导患者保证正常心态和有规律的生活，克服不良生活习惯和嗜好，均衡饮食，积极预防便秘。

（2）指导患者积极预防感冒、受凉、跌倒、坠床等并发症的诱因。

（3）如患者出现发热、骨折、疗效减退或出现运动障碍时，应及时到医院就诊，切忌自行盲目用药。

2. 药物指导

（1）遵医嘱口服美多巴。

（2）指导患者按时、按量服药，不可自行停药、改换药物。

（3）服用美多巴药物期间，患者早、中餐进食高营养、高维生素食物，晚餐适量进食高蛋白食物，宜在餐后 30 分钟服药，以免食物影响疗效。

3. 活动指导

脑深部电刺激术后数周内避免剧烈活动。可以活动后，保持有益的娱乐爱好，并积极开展康复锻炼，以提高生活质量。

4. 随诊复查

（1）对进行电刺激电极植入术的患者要详细告知患者术后注意事项，如何时、什么情况下需要调节参数，复诊调节参数时的用药方法，刺激器可否关闭，哪些情况下需要关闭，磁场对刺激器的影响等。

（2）嘱患者注意定期门诊复查，监测神经刺激器的功能和调节参数，了解血压、肝肾功能、心脏功能、智能等变化，并在医师指导下合理用药，做好病情记录。

（3）出现不适症状到医院复诊，不可自行调节参数。

二、扭转痉挛

扭转痉挛是全身性扭转性肌张力障碍，临床以四肢、躯干或全身剧烈不随意扭转动作和姿势异常为特征。可以分为特发性和继发性扭转痉挛。特发性扭转痉挛的病因不明，多为散发，少数有家族遗传史。继发性扭转痉挛见于累及基底核的各种疾病。

【临床表现】

1. 各年龄均可发病，常见染色体隐性遗传，常在儿童期起病（儿童期肌张力障碍），多有家族史。散发病例及常染色体显性遗传起病年龄较迟，外显率多不完全。成年期起病（成年期肌张力障碍）多为散发，常可找到继发病因，约 20% 的患者最终发展为全身性肌张力障碍。

2. 典型症状：常从一侧或两侧下肢开始，足呈内翻跖曲，行走时足跟不能着地，随后躯干及四肢发生不自主扭转运动和姿势异常，以躯干为轴扭转或螺旋样运动最具特征性，动作多变且无规律，自主运动或精神紧张时扭转痉挛加重，睡眠时消失。颈肌受累出现痉挛性斜颈，面肌受累出现不自主挤眉弄眼、眼睑痉挛、张口闭口、牵嘴歪舌、舌伸扭动等怪异表情（口下颌肌张力障碍）。常引起屈腕、指伸直、手臂过度前旋，腿伸直、足内翻，脊柱前凸、侧凸及骨盆倾斜。扭转运动时肌张力增高，扭转停止后转为正常或减低，故有扭转性肌张力障碍之称，所谓变形性肌张力障碍也由此得名。严重的患者可因不自主运动而不能从事正常的活动。肌力、反射及深、浅感觉和智力一般皆无改变，但亦可能有智能减退者。病程进度多甚缓慢。晚期病例可因骨骼畸形、肌肉挛缩而发生严重残疾。

3. 常染色体显性遗传家族成员中，可有多人患病或多种顿挫型局限性症状，如眼睑痉挛、斜颈、书写痉挛和脊柱侧弯等，多自上肢开始，长期局限于起病部位，即使进展为全身型，症状亦较轻微。极少见情况下，某些不明原因的扭转痉挛可迅速进展，临床症状急骤恶化，最终导致死亡。Vamonde 等（1994）报道 2 例儿童期起病，表现全身性扭转痉挛，迅速进展，全身症状明显，很快死亡，称为肌张力障碍风暴。

【辅助检查】

1. 实验室检查，包括血电解质、药物、微量元素及生化检查。
2. CT、MRI 检查。
3. 正电子发射层析术（PET）或单光子发射计算机化断层显像（SPECT）。
4. 基因分析。

【治疗原则】

1. 病因治疗。
2. 药物对症治疗，如地西泮、二甲基氨基乙醇或参照帕金森病试用抗胆碱能药物。
3. 药物治疗无效者可行脑深部电刺激术。

【护理评估】

1. 健康史

询问患者一般情况，包括患者年龄、职业、民族、饮食营养是否合理，有无烟酒嗜好，有无尿便异常，睡眠是否正常，生活是否能自理，有无接受知识的能力。评估患者有无癫痫发作、有无家族遗传史、健康史、过敏史、用药史。

2. 身体状况

（1）询问患者扭转痉挛的部位、性质：仔细询问患者扭转痉挛的部位是在一侧还是在两侧，起病部位在哪里；是否在平常的活动中即可诱发。

（2）了解病程特点：病程进展多甚缓慢，在极少见情况下，某些不明原因的扭转痉挛可迅速进展，临床症状急骤恶化，最终导致死亡。

（3）了解神经系统有无阳性体征：有无躯干、四肢颈部不自主扭转运动，有无手臂过度前旋、屈腕、指伸直、足内翻，有无其他神经系统阳性体征。

3. 心理-社会状况

评估患者的精神、心理状态。患者自主运动或精神紧张时扭转痉挛加重，可导致患者情绪低落甚至精神抑郁。了解患者及家庭成员对疾病的认识和期望值。了解患者的个性特点，有助于对患者进行针对性的心理指导和护理支持。

【护理诊断】

1. 焦虑/恐惧

与患者对手术的恐惧、担心预后有关。

2. 有受伤的危险

与全身肌张力障碍所致的不自主运动有关。

3. 有窒息的危险

与吞咽障碍有关。

4. 自我形象紊乱

与全身肌张力障碍所致的不自主运动有关。

5. 知识缺乏

与缺乏疾病相关知识，不了解术后注意事项有关。

【护理措施】

1. 术前护理

（1）心理护理

①向患者及家属介绍手术的目的、麻醉和手术方式及可能的不适等，以消除或减少患者和家属的紧张和恐惧心理。②鼓励患者表达自身感受。③教会患者自我放松的方法。④针对个体情况进行针对性的心理护理。⑤鼓励患者家属和朋友给予患者关心和支持。

（2）安全护理

①术前患者经常发生颈部、躯干、四肢扭曲痉挛，出现肌肉持续收缩，呈现一种怪异的僵硬姿态、体位，尽量不要人为地用力地去牵拉，这样容易发生脱臼，而应先把肌肉先放松后或遵医嘱给予服用镇静剂使肌肉放松。②协助患者生活护理。上厕所、外出时应有人陪护，避开障碍物，防止跌倒，必要时加床栏，防止坠床。

（3）术前常规准备

①术前行抗生素皮试，术晨遵医嘱带入术中用药。②协助完善相关术前检查：心电图、B超、出凝血试验等。③术前8小时禁食禁饮。④术晨更换清洁病员服。⑤术晨头部备皮。⑥术晨与手术室人员进行患者、药物核对后，送入手术室。

2. 术后护理

（1）神经外科全麻术后护理常规

①了解麻醉和手术方式、术中情况、切口情况。②持续低流量吸氧。③持续心电监护。④床档保护防坠床。⑤严密监测生命体征。

（2）病情观察

术后密切观察患者神志、瞳孔、血压、血氧饱和度、肌力、肢体活动情况，有无抽搐。

（3）伤口观察及护理

注意观察伤口敷料有无渗血、渗液。

（4）各管道观察及护理

输液管保持通畅，留置针妥善固定，注意观察穿刺部位皮肤。

（5）安全护理

评估患者术后肌张力情况，根据肌张力情况循序渐进地进行肢体功能锻炼及下床活动，防止受伤等意外事件发生。

（6）功能锻炼

病情稳定后早期进行康复护理干预，包括肢体功能锻炼、语言康复锻炼等，尽可能提高患者的日常生活活动能力，提高生活质量。

（7）基础护理

做好口腔护理、定时翻身、患者清洁等工作。

（8）心理护理

提供个体化心理护理，帮助患者树立战胜疾病的信心。

（9）体位与活动

①全麻清醒前，去枕平卧位，头偏向一侧。②全麻清醒后抬高床头 15°～30°。③术后 3 日内绝对卧床休息。④病情稳定后早期进行康复锻炼。

（10）行脑深部电刺激术后护理

1）药物护理：①遵医嘱口服美多巴。②指导患者按时、按量服药，不可自行停药、改换药物。③服用美多巴药物期间，患者早、中餐进食高营养、高维生素食物，晚餐适量进食高蛋白食物，宜在餐后 30 分钟服药，以免食物影响疗效。

2）活动：数周内避免剧烈活动。

3）随诊复查：①对进行电刺激电极植入术的患者要详细告知患者术后注意事项，如何时、什么情况下需要调节参数，复诊调节参数时的用药方法，刺激器可否关闭，哪些情况下需要关闭，磁场对刺激器的影响等。②嘱患者注意定期门诊复查，监测神经刺激器的功能和调节参数，了解血压、肝肾功能、心脏功能、智能等变化，并在医师指导下合理用药，做好病情记录。③出现不适症状到医院复诊，不可自行调节参数。

【健康教育】

1. 活动指导

病情稳定后，早期进行康复训练，包括肢体功能锻炼、语言康复锻炼。根据肌张力情况，循序渐进地进行肢体功能锻炼及下床活动，尽可能提高患者的日常生活能力。

2. 情绪指导

由于疾病严重限制患者的活动能力和影响患者的生活质量，患者心理压力较大，常表现为自卑、忧虑，应鼓励患者在日常生活中保持良好的心态，积极、乐观地面对人生。

3. 复查

告知患者及家属定期进行门诊复查，或出现不适症状及时到医院复诊。

三、痉挛性斜颈

痉挛性斜颈（ST）是指原发性颈部肌肉不自主收缩引起的以头颈扭转和转动为表现的综合征。以成人肌张力障碍局限性发作最为常见，称之为特发性颈肌张力障碍更确切。这种颈部肌肉不自主的异常运动会在患者处于公众场合或紧张繁忙时加重，使患者的工作无法正常进行。痉挛性斜颈的患病率大约是 9/10 万。其发病率与性别和年龄相关，女性的发病率通常是男性的 1.5~1.9 倍。发病的高峰年龄为 50~60 岁，70%~90%的患者在 40~70 岁之间发病。

本病至今病因不明，患者可能有家族史，少数继发于脑炎、多发性硬化、一氧化碳中毒后，但大多无明显病因。

【临床表现】

根据颈部肌肉受累的范围和受累的程度主次不同，临床表现可分为四种。

1. 旋转型

旋转型是本病最常见的一种，是头绕身体纵轴向一侧做痉挛性或阵挛性旋转。根据头与纵轴有无倾斜，可以分为三种亚型：水平旋转、后仰旋转和前屈旋转。其中，后仰型略为多见，水平型次之，前屈型较少。此外，根据肌肉收缩的情况，又可分为痉挛和阵挛两种。前者患者头部持久强直地旋向一侧，后者则呈频频来回旋动。

2. 后仰型

患者头部痉挛性或阵挛性后仰，面部朝天。

3. 前屈型

患者头部向胸前做痉挛性或阵挛性前屈。

4. 侧挛型

患者头部偏离纵轴向左或右侧转，重症患者的耳、颞部可与肩膀逼近或贴紧，并常伴同侧肩膀上抬现象。

【辅助检查】

1. 肌电图检查。
2. CT、MRI 检查。

【治疗原则】

1. 药物治疗

包括多巴胺类药、多巴胺受体促效剂、多巴胺受体阻滞剂、短时多巴胺排除剂、抗胆碱能制剂、γ-氨基丁酸（GABA）等。

2. 手术治疗

颈神经前根、副神经根切断术，立体定向手术，选择型颈肌及神经切断术，选择型周围神经切断术，副神经根显微血管减压术等。

3. 其他

如肉毒素局部注射等。

【护理评估】

1. 健康史

询问患者一般情况，包括患者年龄、职业、民族、饮食营养是否合理，有无烟酒嗜好，有无尿便异常，睡眠是否正常，生活是否能自理，有无接受知识的能力。评估患者有无癫痫发作、有无家族遗传史、健康史、过敏史、用药史。

2. 身体状况

（1）询问患者痉挛的部位：仔细询问患者颈部肌肉不自主收缩引起的头颈扭转和转动的方向；是否在平常的活动中即可诱发。

（2）了解神经系统有无阳性体征：有无头颈部不自主扭转，有无其他神经系统阳性体征。

3. 心理-社会状况

评估患者的精神、心理状态。患者颈部肌肉不自主的异常运动在公众场合或紧张繁忙时加重，可导致患者情绪低落甚至精神抑郁。了解患者及家庭成员对疾病的认识和期望值。了解患者的个性特点，有助于对患者进行针对性的心理指导和护理支持。

【护理诊断】

1. 焦虑/恐惧/预感性悲哀	2. 自理能力缺陷
与疾病病程长，担心手术后效果有关。	与疾病有关。
3. 潜在并发症	4. 自我形象紊乱
颅内出血、感染等。	与颈围缩小有关。
5. 知识缺乏	
缺乏与所患疾病相关的知识。	

【护理措施】

1. 术前护理

（1）心理护理

①由于疾病严重限制患者的活动能力和影响患者的生活质量，患者心理压力较大，此类患者由于特殊的外形特征，常表现为自卑、忧虑，甚至对生活失去热情，在护理时应更加耐心、细致、热情，使其产生安全感、信赖感。②术前应向患者详细讲解手术的方法，术后可能出现的不良反应。③讲述同种疾病患者痊愈的病例，使其消除对手术的恐惧感与不信任感，给患者以治疗信心。④争取家属的积极配合，让患者感受到爱的温暖，从而振作精神，配合治疗护理。

（2）基础护理

①患者均有不同程度的生活自理能力障碍，在护理上做到热情、积极、主动，尽量满足患者的生活要求。②饮食以流质、半流质为主，防止便秘。③给予床档保护，防止坠床。④病室内避免一切噪声和精神刺激，以免加重病情。

（3）术前常规准备

①术前行抗生素皮试，术晨遵医嘱带入术中用药。②协助完善相关术前检查：心电图、B超、出凝血试验等。③术前8小时禁食禁饮。④术晨更换清洁病员服。⑤术晨备皮：根据病种准备好头部及肩背部皮肤。⑥术晨与手术室人员进行患者、药物核对后，送入手术室。⑦麻醉后置尿管。

2. 术后护理

（1）全麻术后护理常规

①了解麻醉和手术方式、术中情况，切口和引流情况。②持续低流量吸氧。③持续心电监护。④床档保护防坠床。⑤严密监测生命体征，特别注意血压变化，警惕颅内高压的发生。

（2）病情观察

①严密观察神志、瞳孔变化，并注意术后肢体活动的观察，发现异常及时通知医师，给予初步处置后急查CT，确定病因及时治疗。②与术前对比观察并记录四肢活动能力，包括患者抬臂及抬腿能力、手部动作、活动姿势、面部表情及语言表达能力等。

（3）伤口、引流观察及护理

①观察伤口有无渗血，术后安置引流管的患者将引流管妥善固定于床头，避免引流管扭曲、折叠，保证引流通畅，严防引流管脱出或引流液逆流。观察引流液的量、颜色及性状，并详细记录。每日在无菌操作下更换引流袋。②拔管指征：引流液为红色或暗红色液体，如引流液颜色逐渐变淡，引流量逐渐减少，一般术后3日即可拔除引流管，伤口加压包扎。

（4）各管道观察及护理

①输液管保持通畅，留置针妥善固定，注意观察穿刺部位皮肤。②尿管按照尿管护理常规进行。

（5）疼痛护理

①评估患者疼痛情况，警惕颅内高压的发生。②遵医嘱给予脱水药或镇痛药。③提供安静舒适的环境。

（6）饮食护理

评估患者吞咽功能，采取相应进食方式，必要时安置胃管行鼻饲，严防窒息发生。

（7）基础护理

做好口腔护理、尿管护理、定时翻身、叩背、雾化、患者清洁等工作。

（8）体位与活动

①全麻清醒前，去枕平卧位。②全麻清醒后，抬高床头15°～30°，保持头颈部置于正中位。在头两侧垫沙袋或软枕，以固定头位。必要时可用颈托固定。③病情稳定后，早期进行头颈姿势的锻炼。

【健康教育】

1. 活动指导

加强功能锻炼，康复训练应在病情稳定后早期开始，锻炼分主动和被动两种方式。主动功能锻炼：指导患者立于镜前，依靠自己头颈部肌肉的力量尽量将头置于正中位及左右旋转，前后屈伸活动，持续时间越长越好，每日3～5次。被动功能锻炼：此方式专门针对不能自行纠正头姿的患者，需要有人协助进行。先选择一张带靠背的椅子，嘱患者背部挺直靠在椅背上，双腿略外展，双手放于大腿上，端坐稳妥，然后协助者站于患者的身后，双手轻轻置于患者双侧颞部，将其头尽可能地向健侧移动或置于中立位，保持这种姿势直至患者不能耐受为止，每日3～5次。

2. 情绪指导

痉挛性斜颈的诱发因素与情绪紧张有关，鼓励患者在日常生活、工作中保持良好心态，积极、乐观地面对人生。

3. 复查

告知患者术后3～6个月到医院复查颈部肌肉功能情况，并做功能评定。

第十一章 神经外科并发症的预防及护理

一、开颅术后颅内感染

开颅术后感染分为直接感染和间接感染，直接感染为与手术相关的感染，包括头皮切口感染、脑膜炎等神经系统感染。其主要原因：

1. 与手术室环境、无菌操作不严等有关；与颅内留置各种导管时间过长以及头皮消毒不严等有关；患者烦躁不安引起引流管接头松脱污染等因素均易发生颅内感染。

2. 脑脊液漏和切口漏：切口硬脑膜敞开或缝合不严，缝合头皮切口时帽状腱膜缝合不严密，都易发生漏。有脑脊液漏者术后颅内感染发生率明显增加。此外，皮下缝线残留过长，遗留头皮缝线未拆等因素也可造成头皮感染。

3. 颅内置管：开颅术后置管时间较长者易合并感染。

预防及护理

1. 保持手术室的无菌环境，定期监测。

2. 严格无菌操作。

3. 对无污染的手术，术前半小时快速静点头孢曲松预防感染。

4. 术后应密切观察患者生命体征，特别是体温，如术后 3 日患者出现低热，体温在 38℃以下为手术热，如果术后出现体温 39℃以上，并持续上升，排除其他原因（如肺部感染、泌尿系感染引起），应予以高度警惕，及时报告医师。

5. 高热者：可用冰敷或亚低温治疗，必要时遵医嘱给予药物降温。对感染同时存在其他合并症的患者，应早期发现、早期处理。

6. 颅压的观察：由于炎症刺激脑膜粘连，致脑脊液吸收障碍而循环受阻，出现颅压增高，临床表现头痛、呕吐、意识障碍、颈抵抗等，如发现患者出现这些症状应及时报告医师，做好降颅压的处理。

7. 引流管的观察和护理：脑室引流是颅内感染的重要诱因，应进行脑室引流管护理，严格无菌操作，经常检查引流管是否打折或阻塞，术后尽早拔管。防止头皮引流口漏液，同时引流管口要进行无菌缝合，引流管接头及时应用消毒纱布包裹，以确保整个引流装置无菌。烦躁患者适当给予约束。

8. 脑脊液漏、切口漏的预防：术前应对手术区域头皮有初步估计，术中硬脑膜严密缝合至关重要，注意头皮切口的血运，缝合不宜过紧过密，以保证头皮的Ⅰ期愈合。术后密切观察切口敷料有无渗液、渗血，敷料潮湿时及时更换，保持切口无菌。

二、开颅术后血肿

由于颅内血运比较丰富，在对患者进行开颅手术后，其脑组织内出现血肿的概率就会增加。若患者颅内的积血达到10ml甚至更少时，即可引发脑疝，甚至导致患者死亡。因此，进行开颅手术后，一定要加强对患者的护理，防止颅内出血和血肿的发生。

1. 预防

（1）搬运：在进行手术处理后，若需要搬运患者，护理人员的动作必须轻稳，尽量避免患者的颈部受到振动或扭转。

（2）咳嗽护理：当患者咳嗽比较剧烈时，会增加颅压，按医嘱给予雾化吸入，以促进患者气道内分泌物的排出。

（3）积极控制血压：患者在手术后，认真监测其生命体征变化情况，尤其是血压的变化情况。若患者血压较高，可按医嘱服用降压药，将血压控制在合适水平。护理人员要为患者提供心理护理服务，以免患者情绪激动而使血压增高。

（4）避免引起颅压升高的因素：要避免患者在术后出现便秘。

2. 护理

（1）术后密切观察患者的意识、瞳孔、生命体征及肢体活动情况。

（2）遵医嘱准确输入脱水药，可合并利尿剂以及激素冲击。

（3）保持呼吸道通畅，遵医嘱给予吸氧，翻身时动作轻稳，避免头部扭曲使呼吸不畅。

（4）保持良好抢救环境，镇痛，癫痫高发人群预防给药，解除紧张，使之配合抢救，同时采取适当安全措施，以保证抢救措施的落实。

（5）病情允许抬高床头30°。

（6）控制或减少癫痫发作。

（7）正确护理各种引流管，维持正常的颅压，防止引流液反流；不可牵拉引流袋，保持引流管通畅；准确记录引流液的量、颜色、性质。

（8）积极治疗原发病，需行去骨瓣减压术患者遵医嘱做好术前准备。

三、下肢深静脉血栓形成

深静脉血栓形成又称为血栓性深静脉炎，是神经外科较为常见的并发症。多发生于手术后、昏迷、植物生存长期卧床以及因瘫痪造成肢体活动受限的患者。血液黏稠、血管壁损伤及血流缓慢是造成本病的三大主要原因。

1. 预防

（1）鼓励患者尽早活动，腿抬高。

（2）昏迷和长期卧床的患者抬高下肢 20°～30°，促进静脉回流。

（3）尽可能避免下肢静脉输液，特别是瘫痪侧肢体。

（4）与家属沟通可使用弹力袜预防深静脉血栓。

（5）必要时遵医嘱使用空气波压力治疗仪。

（6）对易发生深静脉血栓的高危人群遵医嘱抗凝治疗，但应注意出血的风险。

2. 护理

（1）心理护理：减轻患者的疼痛、焦虑与恐惧，做好昏迷患者家属的宣教。

（2）患者护理：抬高患肢高于心脏水平 15°～20°，抬高床尾或下肢垫枕，促进静脉回流，患肢制动，不能按摩，每日测量腿围，做好记录，注意观察末梢血液循环、皮肤颜色、温度和注射部位有无异常。

（3）观察：应用抗凝剂患者观察有无出血倾向，出现异常及时报告医师。

（4）需介入和手术治疗的患者积极配合医师进行术前准备。

四、肺部感染

肺部感染是神经外科术后患者严重的并发症。发生原因：①全身和局部的免疫防御能力下降。②致病菌侵入下呼吸道。③滥用抗生素。

1. 预防

（1）加强口腔护理，防止口腔细菌感染。

（2）按时翻身叩背，呕吐时头偏向一侧，及时清除口鼻分泌物，防止误吸。

（3）病室定时通风，雾化吸入，及时、彻底地吸痰，保持呼吸道通畅。

（4）鼻饲速度不应过快，鼻饲前先充分吸痰，鼻饲时将床头抬高30°持续2小时，短时间内尽量不吸痰，以防引起呕吐。

（5）在出现胃液反流时，可适当减少每日鼻饲量，严重者暂勿进食。

（6）积极治疗脑出血、控制脑水肿，争取早期恢复意识，以利肺部感染早期控制。

2. 护理

（1）翻身、叩背每2小时1次，叩背时由外向内，由下向上。

（2）抬高床头，半卧位与卧位变换，利于排痰及呼吸道分泌物引流；有条件使用振动排痰仪。

（3）湿化气道：雾化吸入。

（4）及时有效地吸痰。

（5）室内通风换气。

（6）遵医嘱合理输入抗感染药物。

（7）监测患者体温变化，遵医嘱给予对症处理。

（8）避免和减少医源性感染，护理人员应严格无菌操作。

五、呼吸机辅助通气相关并发症

呼吸机在危重症的治疗和抢救中起到至关重要的作用，但使用呼吸机过程中如果处理不当将引起一系列致命的并发症，会将尚存的一线希望化为乌有。因此，如何在临床工作中加强护理、如何尽量减少并发症的发生及加强并发症发生后的处理就显得尤为重要。

（一）呼吸机治疗常见并发症

1. 气道损伤

（1）预防：①为了避免损伤气道，医师应加强技能培训，提高插管成功率。②插管过程中应动作轻柔，避免反复插管，护士应认真观察，及时发现异常、及时处理。③对于插管困难者或不配合者，如果生命体征平稳，可遵医嘱应用肌松剂或镇静剂来协助完成插管。

（2）处理：吸痰前插管内点药湿润气道；吸痰时动作轻柔避免加重损伤；如有出血给予气管内点药止血。

2. 对循环系统的影响

（1）预防：对于不配合的患者在建立人工气道前采取适当的药物镇静或局麻，可避免引起心律失常、血压升高等不良反应。

（2）处理：给予抗心律失常药、降压药对症处理，同时密切观察生命体征变化。

3. 导管堵塞

（1）预防：分泌物、痰液一定要及时清理，吸痰要彻底、到位，对痰液黏稠者应给予气道湿化、膨肺后彻底吸痰，避免痰液粘于管壁上引起导管堵塞。对于躁动不配合治疗者应妥善固定气管插管，口腔内放置1枚牙垫，避免患者将导管咬扁，造成导管堵塞。

（2）处理：首先备好急救物品，湿化气道在气管镜下吸痰将痰痂吸出，效果不佳者拔除气管插管配合医师重新插管。

4. 导管误入一侧支气管

（1）预防：妥善固定导管，每班认真检查导管的深度，听诊两肺，判断两侧呼吸音是否一致，并及时准确记录。

（2）处理：如果深度发生改变，报告医师立即给予调整。

5. 导管脱出

（1）预防：①妥善固定导管，寸带松紧适宜，以伸进一指为宜，固定的胶布如被口水浸泡应及时给予更换。②呼吸机管道不应固定过紧，应有一定的活动余地，对于躁动、不配合的患者更应注意，以免牵拉使导管脱出。③翻身时一定先把管道从机械臂上放下，翻身后再重新固定，以免牵拉引起导管脱出。④对于不配合治疗或无意识的患者应给予适当的约束，并加强巡视，以免自行拔出插管。

（2）处理：如有脱出立即通知医师，吸氧连接好简易呼吸器，评估患者意识、自主呼吸情况，给予无创呼吸机辅助呼吸，同时配合医师给予气管插管，清醒患者指导其自主呼吸、咳嗽、吸氧。严密观察生命体征的同时安抚患者。

6. 气管黏膜溃疡

（1）预防：①气囊压力过大会造成气管黏膜毛细血管血流减少或中断而出现黏膜坏死，压力过低则出现误吸，因此，临床上必须严密检测气囊压力。②吸痰时负压不可过大，时间不宜过长，避免短时间内反复刺激气道。③插入吸痰管时一般不应给负压，以免导致黏膜破损，进而出现溃疡，但如果患者有明显的呛咳及痰鸣音，插管时可开放负压，边吸边下管。④严格无菌操作，有效清理呼吸道，避免气道黏膜继发性感染。护士在护理过程中要严密观察痰液的性质、量。

（2）处理：遵医嘱定时松放气囊，减少对溃疡部的压迫。

（二）呼吸机通气支持直接引起的并发症

1. 通气不足

（1）预防：应用呼吸机治疗时应选择合适的呼吸机管道，减少呼吸无效腔，保证呼吸机管道的密封，严格根据患者的病情选择合适的参数（适合的潮气量、呼吸频率及分钟通气量），观察患者的病情，发生变化时，及时调整呼吸机参数。检查气管插管气囊是否漏气或压力不足。

（2）处理：如压力不足应及时充气，如套囊漏气，应及时更换气管插管。

2. 通气过度

（1）预防：密切观察呼吸机参数变化及患者生命体征变化。

（2）处理：患者如出现通气过度（抽搐、心律失常、血压下降）的情况，应及时通知医师调整呼吸机支持参数（减少潮气量、减慢支持频率、降低触发灵敏度），增加呼吸回路无效腔（延长呼吸管路），也可使用药物抑制患者自主呼吸，同时积极处理高热、疼痛等。

3. 气压伤

（1）预防：主要有肺大疱、气胸、纵隔气肿、皮下气肿。肺大疱与通气量过大或呼气时间过短有关；气胸多数由正压通气所致，尤其是呼气末正压通气（PEEP）所致。预防重点在于鼓励患者自主呼吸或采用部分通气支持方式，限制支持潮气量，合理设置高压报警限。

（2）处理：要及时通知医师，配合医师给予处置，如实施胸腔抽气术或胸腔内置管术，给予胸带加压固定，并记录皮下气肿发生的部位、范围，注意气肿范围有无扩大。

4. 心血管功能抑制

预防及处理：应鼓励患者自主呼吸，尽量不使用呼气末正压通气，并使用强心药、升压药等稳定患者的心功能。

5. 肺部感染——呼吸机相关性肺炎

（1）预防：①严格无菌技术操作，严格执行手卫生规范，操作前后洗手，用快速手消毒剂洗手，防止医务人员的手成为传播病菌的工具。②进行适当的胸部物理治疗，定时翻身、叩背、体位引流、震颤、咳嗽，充分清理呼吸道分泌物。③采用封闭式吸痰方法，充分进行声门下分泌物的引流。④采用合理的气道湿化方法，临床上常采用蒸馏水加温湿化和气管点药湿化，蒸馏水每日更换，湿化罐每星期更换 1 次。⑤进行人工气道护理时要严格无菌操作，插管内充分进行吸痰，并将口腔分泌物及时吸净，再进行口腔护理，防止分泌物流入气道引起肺部感染。⑥严格进行呼吸机消毒与维护，做好呼吸机的终末消毒，防止交叉感染。呼吸机管道内的冷凝水应及时倾倒，呼吸机管道末端应低于气管插管的位置，防止冷凝水倒流引起感染；呼吸机管道每星期更换消毒 1 次，有污染的随时更换。

（2）处理：遵循并加强以上预防护理原则，同时给予药物治疗。

6. 胃扩张和麻痹性肠梗阻

（1）预防：呼吸机患者常吸入大量空气，在某些特殊情况下易发生胃破裂，可以插鼻胃管进行预防。

（2）处理：禁食、胃肠减压、遵医嘱给予增加胃肠蠕动药物。

7. 呼吸机依赖

预防及处理：密切观察患者的自主呼吸恢复情况，随时监测动脉血气并报告医师及时脱机；加强呼吸道的管理，防止肺部感染。

六、深静脉置管术后并发导管感染

1. 预防

（1）选择一次性的中心静脉导管，穿刺之前对穿刺包的密封度、有效期进行仔细检查。

（2）严格对穿刺部位周围皮肤进行消毒，严格执行无菌操作，及时更换穿刺部位的敷料，定时更换输液接头及输液管。

（3）病情允许的情况下留置时间越短越好，若病情需要，最长留置7~10日拔管，或更换部位重新穿刺置管。

（4）对于抵抗力低下的患者，可给予丙种球蛋白、氨基酸等营养药液，以提高机体抵抗力。

2. 护理

（1）置管的患者出现高热，如果找不到解释高热的其他原因，应及时拔除中心静脉导管，导管尖端剪下常规送培养及药物敏感试验。

（2）根据血培养明确感染的细菌及敏感的药物后常规全身应用抗菌药。

七、气管插管术后并发气管插管脱出

气管插管的适应证为各种原因所致的呼吸衰竭，需心肺复苏及气管内麻醉者；加压给氧；防止呕吐物、分泌物流入气管及随时吸除分泌物；气管堵塞的抢救等。

1. 预防

（1）对患者进行脱管的评估，做好家属的宣教工作，对烦躁、谵妄者给予充分镇静，必要时在经家属同意后使用约束带固定双上肢。

（2）口腔护理：更换气管插管的固定胶布时，必须用手固定气管插管，防止脱出；为患者翻身及其他涉及变动患者体位的操作时，必须使呼吸机管道随之相应移动，以避免气管插管被牵拉脱出。

2. 护理

（1）一旦气管插管脱出，必须马上通知医师重新插入。

（2）医师不在场或不熟悉气管插管技术，患者出现严重缺氧症状时，可用面罩连接简易呼吸器，双手托起患者下颌角进行经面罩呼吸机通气，根据病情选择给氧浓度，增加潮气量。处理得当可保证足够的供氧。

八、压疮

压疮是皮肤或潜在组织由于压力或复合剪切力或摩擦力而致的局限性损伤，常发生在骨隆突处。

预防及护理

1. 压疮危险人员的评估：轻度（15~18 分），每周评估两次；中度（13~14 分），每日评估 1 次；高度（10~12 分），每班评估 1 次；极度

（9 分以下），随时评估。

2. 密切观察患者皮肤情况，填写护理记录单，认真细致描述患者皮肤情况。严格做好交接班。

3. 对患者及家属健康教育，取得患者及家属配合。

4. 保持床单位整洁、干燥、无污渍。

5. 定时翻身。对于压疮评分>10 分的患者 2 小时翻身 1 次；对于压疮评分≤10 分的患者 1 小时翻身 1 次；如执行 2 小时翻身 1 次后，皮肤仍出现压红并且压红 15 分钟不消退的患者也执行此措施。

6. 对于长期卧床和不能自主改变体位的患者，保持斜侧 30° 体位；避免卧床患者长时间抬高床头 30°，以免发生剪切力损伤皮肤。

7. 使用翻身中单或两人协同翻身移位，以减少摩擦力。

8. 保持坐姿不长于 1 小时，座椅坐姿 90° 时，原则 15 分钟运动 1 次，同时使用减压用具如持续电动气垫床、海绵减压垫、泡沫减压垫等，保护皮肤受压部位；避免使用气圈，因其易导致患者局部循环障碍，而促发局部压疮的发生。

9. 保护皮肤和高危部位，减少对皮肤的摩擦。皮肤过于干燥者，给予不含酒精的温和皮肤润肤霜；避免皮肤潮湿，使用吸收性强的材料，避免使用爽身粉，可使用透明贴、赛肤润等。

10. 温水擦浴每日 1 次。对于失禁患者，及时清洁皮肤，保持患者皮肤清洁干爽，必要时用不含酒精的液状皮肤保护膜。

11. 加强监测皮肤情况，出现下列症状时加强防护：永久红斑，指压不褪色的充血，大水疱，局部皮肤变热，局部硬结，水肿，局部皮肤发紫；及时观察胶布及敷料粘贴情况，预防皮肤浸渍及过敏。

12. 监测患者摄入与排出，保持机体营养的动态平衡；评价肝肾功能，给予合适的热量与蛋白质饮食，必要时请营养科会诊；不能进食者给予鼻饲进食或肠内营养，保证营养。

九、体位改变对机体的影响

1. 手术体位的安置原则

（1）体位的安置由手术医师、麻醉师、巡回护士共同完成。

（2）保证患者安全舒适。

（3）充分暴露手术野。

（4）不影响患者呼吸。

（5）不影响患者血液循环。

（6）不压迫患者外周神经。上肢外展不得超过 90°，以免损伤臂丛神经；截石位时保护下肢腓总神经，防止受压；俯卧位时小腿垫高，使足尖自然下垂。

（7）不过度牵拉患者肌肉骨骼。

（8）防止发生体位并发症。在安置体位时，告知麻醉师做好相应准备，移位时应动作轻缓，用力协调一致，防止体位性低血压或骤然升高以及颈椎脱位等严重意外的发生。

2. 并发症的预防及护理

做好"一评四防"。"一评"即术前认真检查评估患者皮肤；"四防"即防坠床、防压疮、防意外烧伤、防结膜炎。

（1）术前认真评估患者全身情况；术中认真观察，及时处理、及时汇报、及时记录。

（2）患者骨隆突处衬软垫，以防压伤；在摩擦较大的部位，衬以绵垫、油纱，以减少剪切力，特别注意年老体弱患者。

（3）摆放各种体位前应通知麻醉师，以保护患者头部及各种管道，如气管导管、输液导管等，防止管道脱落、颈椎脱位等意外发生。

（4）体位安置完成后再次确认床单是否平整、清洁、干燥，患者身体与床面是否呈点状接触，防止患者局部受压导致压疮的发生。

（5）体位安置完成后检查患者身体间、身体与手术床、身体与金属物品等是否接触，防止意外烧伤发生。

（6）术中注意保持患者皮肤干燥，防止消毒液、渗液、冲洗液、汗液等浸湿床单，避免压疮及意外的烧伤。

（7）手术头低位时尽可能垫高头部，以防止长时间头低位引起眼部并发症。

（8）术中更换各种体位时，应有防止身体下滑的措施，以免剪切力的产生。

（9）术中允许的情况下，每 2 小时适当调整体位，如左右倾斜手术床 5°~10°，稍微抬高或降低手术床背板，患者头偏向另一侧等，以缩短局部组织的受压时间。

（10）粘贴及揭除电极片、负极板、搬动患者时动作应轻柔，勿拖拽患者，防止人为意外伤害。

（11）手术结束应检查评估皮肤情况，与病房护士仔细床旁交接，使对患者的护理得到持续。

（12）发生体位并发症的时候应在手术护理记录单上写明原因、症状、处理措施，并由巡回护士、医师签名确认。

第十二章 神经外科常用护理技术操作

一、心肺复苏术

1. 物品准备

胸外按压板、脚踏凳、纱布 2 块、手电筒、记录单、医疗垃圾桶、手消液、自备手表。

2. 操作步骤

（1）双手轻拍患者双肩，于两耳边呼叫患者，判断意识，无反应。

（2）通知医师，记录时间（计时开始），将患者置于复苏体位。

（3）清除口鼻分泌物或异物，有义齿取下，开放气道。

（4）判断颈动脉搏动，颈动脉无搏动胸外按压 30 次。

（5）口对口人工呼吸：开放气道，送气时捏住患者鼻翼两侧呼气时松开，送气时间为 1 秒，并观察送气时胸廓有无起伏。

（6）胸外按压与人工通气比例为 30:2。

（7）5 个循环后判断患者呼吸及颈动脉搏动。

（8）开放气道（仰头举颌法），同时触摸颈动脉搏动 10 秒。

（9）复苏指征：颈动脉有搏动，自主呼吸恢复，胸廓有起伏，口唇及颜面、甲床发绀减轻，皮肤色泽转为红润，观察瞳孔缩小，对光反射恢复。

（10）报告：复苏成功（计时结束）。

（11）记录与报告时间。

（12）恢复舒适体位。

（13）按六步洗手法洗手。

（14）记录。

二、鼻饲术

1. 物品准备

治疗碗、压舌板、镊子、胃管、注射器、纱布、治疗巾、液状石蜡、棉签、胶布、别针、弯盘、听诊器、手电筒、温开水、水杯、鼻饲饮食、手消液。

2. 操作步骤

（1）洗手，戴口罩，查对，告知。

（2）协助患者取舒适体位，颌下放治疗巾，备胶布，治疗碗内放温水。

（3）清洁鼻腔，检查胃管是否通畅，胃管放入弯盘置于患者颌下。

（4）测量长度，做标记（鼻尖到耳垂到剑突长度），液状石蜡纱布润滑胃管前端。

（5）右手纱布托住胃管前端沿一侧鼻孔缓缓插入，插至 14～16cm 时嘱患者吞咽。

（6）插入 45～55cm 时用注射器抽吸胃液，确定胃管位置。

（7）固定胃管。

（8）一手反折胃管，一手用注射器抽吸少量温开水注入胃内。

（9）缓慢注入药液或营养液。

（10）再注入少量温开水（20～50ml）。

（11）反折胃管末端，用纱布包好。

（12）协助患者取舒适体位。

（13）整理用物，洗手，摘口罩。

三、氧气吸入术

1. 物品准备

氧气装置（氧气表、湿化瓶、导管）、治疗盘、弯盘、纱布、鼻塞吸氧管、湿化瓶用水、小药杯 1 个（装湿化水）、棉签、胶布、记录单、别针、手消液。

2. 操作步骤

（1）吸氧：洗手、戴口罩。

（2）备齐物品端至床旁，查对解释，移凳，取湿化瓶用水倾倒于湿化瓶内。

（3）检查有无胶圈并装湿化瓶，安装流量表，检查装置是否良好并报告。

（4）检查鼻腔通气情况，清洁湿润鼻腔，备胶布。

（5）连接鼻塞吸氧管于湿化瓶导管上，开流量表，检查氧气装置。

（6）调至所需流量（常用2~4L/min），湿润鼻塞吸氧管前端，插鼻塞吸氧管于鼻腔一侧，胶布固定鼻塞或吸氧管。

（7）别针固定导管，记录吸氧时间及流量，并将记录单挂于氧气表上。

（8）向患者交代注意事项，洗手。

（9）停止吸氧：手托弯盘（内有纱布）至床旁，查对解释。

（10）取下别针，拔出鼻塞吸氧管，分离鼻塞吸氧管，并放于弯盘中。

（11）关流量表，记录停止吸氧时间，移回小凳。

（12）撤离氧气装置并放于弯盘内。

（13）整理用物，洗手。

（14）口述：分离吸氧装置，湿化瓶初消后清水冲洗干净待干备用，流量表酒精擦拭待干备用。

四、雾化吸入术

1. 物品准备

治疗车、治疗本、一次性简易喷雾器、中心供氧装置（氧气流量表）、基础治疗盘（治疗巾、10ml注射器、雾化液、纱布、一次性压舌板）、手电筒、弯盘2个、一次性垫巾、漱口杯、生理盐水、初消桶、手消液、污物桶。

2. 操作步骤

（1）洗手、戴口罩，检查物品有效期。

（2）生理盐水倒于漱口杯内，备齐物品推车至患者床旁。

（3）查对，向患者解释，移凳。

（4）检查口腔（无红肿、无破溃），垫垫巾，协助患者漱口。

（5）教会患者深吸气、换气（用口深吸气，停留2秒，用鼻腔均匀呼气）。

（6）安装、检查氧气装置，打开一次性简易喷雾器并取出连接，取雾化吸入液，启开瓶盖，消毒瓶口，打开注射器，抽吸雾化吸入液10ml，将7~10ml雾化吸入液加入一次性简易喷雾器内。

（7）与氧气装置相连接，打开氧气开关，调试氧气流量6~10L/min。

（8）嘱患者将口含嘴含于口中，观察吸入情况。

（9）查对并向患者交代注意事项，将凳移回原处。

（10）整理用物，洗手，记录（雾化吸入的时间及吸入药物的名称）。

五、经口鼻吸痰术

1. 物品准备

中心负压吸引装置（负压表、导管、负压瓶，瓶内置有100ml初消液）或电动吸引器、生理盐水2瓶（无菌生理盐水与清洁生理盐水各1瓶）、注射器针头帽、治疗盘、弯盘、纱布、一次性吸痰管、启瓶器、初消桶、压舌板、开口器及舌钳、手消液。

2. 操作步骤

（1）洗手，戴口罩。

（2）取密闭无菌生理盐水瓶并检查瓶口有无松动，除尘，检查液体质量。

（3）标明用途与开瓶日期（无菌生理盐水润滑用，开瓶后24小时内有效），启开并去除铝盖，去除清洁生理盐水瓶塞。

（4）备齐物品推车至患者床旁，呼叫患者，查对解释。

（5）安装负压吸引装置，检查负压吸引装置（范围0.04~0.06），用注射器针头帽封闭负压吸引管前端。

（6）两瓶生理盐水置于床头桌上，无菌生理盐水放置远离患者端并取下瓶塞。

（7）打开一次性吸痰管外包装，右手戴手套，取出吸痰管，吸痰管与负压导管相连接。

（8）吸痰管浸入无菌生理盐水瓶内润滑前端，并试吸100ml生理盐水。

（9）阻断吸力，缓缓将吸痰管插入患者鼻腔 10～15cm，放开阻断，将吸痰管自下而上左右旋转、缓慢上提（时间小于 15 秒）吸净痰液。

（10）清洁生理盐水瓶内冲洗吸痰管，如病情需要，更换吸痰管，按上述方法重复吸痰。

（11）分离吸痰管，脱手套（使手套反折将吸痰管包于手套内），手套和吸痰管放入黄色垃圾袋内，用注射器针头帽封闭负压吸引管前端。

（12）擦拭患者鼻面部，交代注意事项，推车回治疗室，整理用物，洗手，记录吸出痰液的性质及量，操作完毕。

六、经气管切开处吸痰术

1. 物品准备

一次性垫巾、一次性吸痰管（粗细、长度适中，直径不超过气管套管内径的 1/2，一般选择 12 号吸痰管）、无菌生理盐水和清洁生理盐水、无菌生理盐水或 5% 的碳酸氢钠注射液气管点药用、一次性注射器、负压吸引器和痰桶、垃圾桶（内套黄色垃圾袋）。

2. 操作步骤

（1）洗手，戴口罩，检查吸痰管。

（2）取密闭无菌生理盐水，除尘，检查液体质量。

（3）标明液体用途与开瓶日期（24 小时有效），启开并除去铝盖，去除清洁盐水瓶塞。

（4）备齐用物至患者床前，呼叫患者并解释。

（5）安装负压吸引装置，检查负压吸引装置，用注射器针头帽封闭负压吸引管前端。

（6）将两瓶生理盐水放置床头桌上，打开一次性吸痰管外包装。

（7）洗手，右手戴手套并取出吸痰管，吸痰管与负压吸引器相连接。

（8）吸痰管浸入无菌生理盐水瓶内润滑前端，并试吸 100ml 生理盐水。

（9）阻断吸力、缓慢将吸痰管插入气管切开内套管 5～7cm（插入鼻腔 10～15cm）吸净痰液放开阻断、将吸痰管自下而上左右旋转、缓慢上提吸净痰液，清洁盐水瓶内冲洗吸痰管（如有需要，更换吸痰管，按上述方法吸痰）。

（10）分离吸痰管，脱手套（使手套反折将吸痰管包于手套内）。

（11）手套和吸痰管放入黄色垃圾袋内，用注射器针头帽封闭负压吸引管前端。

（12）擦拭患者气管切口处皮肤，交代注意事项，推车回治疗室、整理用物，洗手。

七、胃肠减压术

1. 物品准备

治疗盘、治疗碗内盛生理盐水、治疗巾、一次性胃管、20ml 注射器、液状石蜡、纱布、棉签、胶布、镊子、止血钳、弯盘、压舌板、听诊器、胃肠减压器、手消液。

2. 操作步骤

（1）洗手，戴口罩，备齐用物推治疗车至患者床旁，查对，告知，移凳。

（2）检查一次性负压吸引器性能，保持负压状态，患者取坐位或仰卧位。

（3）颌下垫治疗巾，检查鼻腔，检查胃管，胃管放入弯盘置于患者颌下。

（4）测长度做标记（鼻尖到耳垂到剑突长度），液状石蜡纱布润滑胃管前端。

（5）右手用纱布托住胃管前端沿一侧鼻孔缓缓插入，插至 14～16cm 时嘱患者吞咽，插入 55cm 时用注射器抽吸胃液，确定胃管位置。

（6）固定胃管，胃管末端与一次性负压吸引器连接，固定导管。

（7）交代注意事项协助患者取舒适卧位，移凳，整理用物，洗手，摘口罩。

（8）停止胃肠减压，洗手，戴口罩。

（9）端治疗盘（弯盘、纱布、治疗本）至患者床旁，查对，解释，移凳。

（10）弯盘置于患者颌下，分离胃管与一次性负压吸引器。

（11）堵塞胃管末端及负压吸引器接头，去除胶布。

（12）纱布包裹鼻孔处胃管，边拔边擦胃管。

（13）胃管拔出到达咽部时嘱患者屏气快速拔出，放入弯盘，清洁面部，去除胶布痕迹，协助患者取舒适卧位，移凳，整理用物，洗手，摘口罩。

八、女患者导尿术

1. 物品准备

治疗车、导尿包、手消液、垃圾桶（内套黄色垃圾袋）、一次性垫巾。

2. 操作步骤

（1）评估患者、告知，检查手消液的有效期，洗手、戴口罩。

（2）检查导尿包外包装与有效期，备齐物品推车至患者床旁，遮挡患者。

（3）取仰卧位，站在患者右侧，协助患者脱去对侧裤腿盖在近侧腿部。

（4）暴露会阴部，双腿自然分开，垫一次性垫巾，打开导尿包外包装。

（5）左手戴手套，用9个棉球自上而下、由外向内分别消毒阴阜及左右大腿内侧，大、小阴唇及前庭，尿道口至肛门。

（6）将消毒所用物品放于黄色垃圾袋内，脱手套。

（7）打开导尿包内层，戴无菌手套，铺洞巾，将导尿物品置于洞巾上。

（8）尿袋与尿管连接，润滑导尿管前端，用4个棉球由内向外再次消毒。

（9）轻插导尿管6~8cm，直到尿液流出后再插入1~2cm。

（10）确定导尿管插入后，向气囊内注入10ml生理盐水。

（11）向外轻拉导尿管，确定气囊顶住膀胱出口，导尿管不会脱出。

（12）撤洞巾，脱手套，撤垫巾，将尿袋固定在患者床旁。

（13）协助患者穿好裤子。

（14）整理床单位，交代注意事项，整理用物，洗手，记录。

（15）口述记录尿液的性质、量及导尿时间、尿袋的到期时间。

第十三章　神经外科手术护理配合

一、神经外科手术常规护理配合

【术前准备】

1. 术前了解患者病情、手术部位，根据患者的体型、手术体位等实际情况准备手术所需常规用品。

2. 充分估计术中可能发生的意外，提前准备好各种抢救用品。对出血比较多的手术如动脉瘤夹闭或切除术、巨大脑膜瘤等，应事先准备两路吸引器。

【体位护理】

因神经外科手术基本以全麻为主，而且手术时间较长，为了使患者更安全，需采取以下措施：

1. 保护角膜，双眼必须涂以金霉素眼膏，并贴上眼贴膜。

2. 需特别注意身体受压部位的皮肤保护，衬垫必须保持绝对平整、干燥，防止压伤。在放置特殊体位时将身体可能会长时间受压的部位，先喷雾防护油，然后轻轻按摩 1 分钟，可增加皮肤抵抗力，并在局部形成脂质保护膜，减少皮肤破损及压疮的产生。

3. 俯卧位使用头托的患者，脸部需贴上减压敷料，可选择泡沫类敷料或水胶体敷料以防脸部皮肤受压后破损。术中严密观察患者眼睛是否受压，特别是做好骨窗以后，注意身体各部位是否有移动。

【物品清点】

1. 术前脑棉和缝针必须由洗手护士和巡回护士两人共同清点，并记录于手术护理记录单上（清点脑棉时应注意：脑棉以 10 块 1 包装，每台手术以 50 块为基数）。

2. 术中添加脑棉也需及时清点并记录（添加脑棉时，则以 10 块的倍数进行添加）。

3. 关闭脑膜前必须确认脑棉、缝针的数量，准确无误后方可关闭。

4. 经蝶垂体瘤切除的手术，除术前、术后清点脑棉和缝针以外，还需清点麻黄碱纱条。

5. 手术中掉到地上的物品要及时捡起，防止带出手术房间。

【显微手术配合】

1. 洗手护士在手术显微镜下配合手术时，要特别注意显示屏上的操作，主动与主刀医师配合。

2. 传递器械动作幅度要小，做到稳、准、轻。做到一手递，一手接，接后即能用。

3. 传递脑棉时，需将脑棉平放于示指的指背上，光面向前，带线部分向后，根据需要将不同大小的脑棉传递到医师的视野内。

4. 各种操作绝对不可倚靠及碰撞手术床。

【术中仪器设备管理】

1. 术中辅助护士必须加强巡回，注意保持电凝、气钻、超声吸引刀等各种管道的通畅，避免受压。

2. 注意氮管道内氮气压力以保证气钻正常使用。

3. 注意吸引瓶内的出血量，及时更换吸引瓶。

4. 注意尿量观察，及时更换尿袋并计量。

5. 加强对无菌技术的监督。

控制手术室内参观人员的数量，监督并提醒参观人员参观手术时不能过分靠近手术者，不得跨越无菌安全警示线。

【术中留置腰穿患者的护理】

对放置腰穿的患者，腰穿针芯拔出后，需注意观察脑脊液的引流是否通畅，及时向医师汇报。针芯和针头拔出时间都需记录在手术护理单上。需留置腰穿的患者，首先应准备好有腰穿针留置孔的手术床。铺床单时，需预留腰穿针留置孔，地面与留置孔的相应部位放置药碗（当腰穿针开放时可存取脑脊液）。做好腰穿后，必须用小纱布保护好腰穿针头，并用胶布固定，避免针芯脱落。术中注意观察脑积液的颜色和引流速度。拔出腰穿针后需用敷贴妥善保护。应特殊交班，内容包括患者的姓名、床号、住院号、腰穿针芯拔出时间，引流是否通畅及腰穿针拔出时间并签名。

【其他】

1. 术中需做冷冻切片检查时，标本要置于病理袋内，交于辅助护士登记后，由专职人及时送检。

2. 经鼻蝶垂体瘤切除患者，标本比较少，故标本取下后需立即送验。

3. 术中所用的植入性物品，如脑膜、钛板、钛钉、连接片等，需将标识纸贴于植入物品验收单、植入用品使用单和手术护理记录单上予以保存。

二、神经外科手术体位的护理

【体位摆放原则】

1. 根据手术部位的不同，放置最佳的手术体位，使术野充分暴露，便于医师的操作。

2. 确保呼吸、循环功能不受干扰，有利于麻醉师术中观察以及静脉给药。

3. 避免肢体的神经、血管受压，肌肉拉伤，皮肤受损等。

4. 确认患者被充分固定和支撑，并尽可能地保持舒适的体位。

【物品准备】

1. 头架/头托/头圈。

2. 各类体位垫。

3. 约束带。

4. 拉肩带。

5. 护臂套。

6. 防护油或减压敷料。

【体位种类、适用范围及操作方法】

根据手术部位，以及医师手术入路的需要可分为以下几种体位：仰卧位、仰卧头侧位、侧卧位、侧俯卧位、俯卧位、坐位。

1. 仰卧位

（1）适应范围：适用于额、额颞、顶及颅前窝手术，取冠状切口以及经鼻-蝶垂体瘤切除的手术，是神经外科最常用的体位。

（2）操作步骤及注意事项：①头必须略高于躯体 3~5cm，有利于静脉回流，避免因脑充血使颅压增高而增加手术野出血。可根据手术需要，取颈伸位或前屈位。②双臂自然放于身体两侧，用事先横放于胸背部的小单卷裹，并用约束带固定。③双腿自然伸直，腘窝部用软枕垫高 20°，以增加患者的舒适感。④约束带固定于膝关节上 2cm 左右。

2. 仰卧头侧位

（1）适应范围：适用于颞部、额颞部的手术。

（2）操作步骤及注意事项：①患者自然平卧，头侧向健侧，根据手术需要，可转 30°~60°，颈部也可酌情中间位或屈或伸。头架固定后，必须检查颌下与颈部是否过分贴紧，要保证呼吸道的通畅。②在患侧肩下垫一软枕，头略抬高 10°~15°。③用头圈者，健侧的耳郭应置于头圈内，以防耳郭压伤。④患侧耳内塞一只干棉球，防止消毒药水溅入耳道内。

3. 侧卧位

（1）适应范围：适用于颞、顶、枕、颅后窝部位的手术，颞顶枕部切口的手术。

（2）操作步骤及注意事项：①患者侧卧，患侧朝上，背部靠近手术床缘，健侧腋下垫一软枕，其厚度以患者健侧臂丛神经及血管不受压为宜。在直接受压部位的皮肤上涂一层防护油，防止皮肤受压后红肿以及水疱形成。②上头架的患者，头架下悬空的手臂要用护臂套套好，并注意固定。手指稍露，便于观察末梢血液循环。用头托或头圈的患者，健侧上肢固定于搁手板上，患侧上肢插入插手袋固定于身体一侧。③胸前区垫一合适的大圆枕。背侧区垫一合适的中圆枕，侧俯卧时患者身体侧俯在圆枕上，应注意圆枕勿压迫腹部而影响呼吸。④下腿向前屈 60°~70°，上腿伸直，双腿间夹一软枕避免关节受压，并用约束带固定。⑤用拉肩带向床尾牵拉患侧肩胛部固定于手术床两侧。⑥头架固定时应保证头面部与健侧上肢之间有间隙，防止压伤面部器官。⑦术前留置导尿管的患者，应注意导尿管安全妥善固定，避免受压和扭曲，保证通畅并进行特殊交班与记录。

4. 侧俯卧位（向前俯卧呈135°）

（1）适应范围：适用于松果体区和颅后窝入路手术的患者，如脑桥小脑三角肿瘤、松果体区肿瘤、三角区肿瘤等。

（2）操作步骤及注意事项：基本同侧卧位，主要不同点如下：①身体尽量靠近床的边缘，患者向前俯，必须注意身体的背部和四脚固定架之间要垫衬垫，防止压伤。②牵拉肩膀时力量要适度，防止拉伤颈项部皮肤。③小腿伸直，大腿屈曲60°~70°。

5. 俯卧位

（1）适应范围：适用于幕上顶枕部、侧脑室后部、颅后窝病变及各种脊髓手术。

（2）操作步骤及注意事项：①患者双臂紧贴于身体两侧，将患者从仰卧位缓慢转换为俯卧位。注意操作时头、颈、胸椎须保持在同一水平上旋转。②两个中圆枕呈外八字形斜垫于两锁骨至肋下，将一中圆枕横垫于耻骨联合和髂嵴下，呈三角形，使胸腹部悬空。这样，既可避免胸腹部受压，又能使呼吸和静脉回流顺畅。③注意保持静脉通路和导尿管的通畅，男性患者注意避免生殖器受压。④双上肢放于身体两侧，用中单加以固定，并用约束带加固。特别肥胖的患者，注意两手臂的保护，避免受压。⑤小腿下垫一大方软枕，使患者腿部自然弯曲增加舒适度。双足背下垫一小方软枕，以避免患者足背过伸引起足背神经损伤。双腿用约束带固定。⑥使用头托的患者注意面部皮肤的保护，事先于额部和颧弓两颊贴好护脸减压敷料，防止面部皮肤压伤及眼部受压。为了便于观察术中双眼受压情况，双眼除涂抹金霉素眼膏外，无须再贴眼贴膜。⑦上半身略抬高15°~20°。

6. 坐位

（1）适用范围：适用于后颅肿瘤，小脑、松果体区肿瘤，脑干、第四脑室肿瘤，高颈髓部肿瘤，采用后颅中线入路的患者。

（2）操作步骤及注意事项：①检查床的各项功能是否完好。②双腿选择合适的防栓袜或缠弹力绷带，以减轻周围静脉淤血，避免静脉空气栓塞，防止血栓形成（穿防栓袜前应先抬高双下肢）。双膝下垫一长圆枕，使两腿稍有弯曲，防止下肢过伸。③静脉通路通常建立于患者的左上肢，妥善固定的同时需保持静脉通路通畅，外接延长管，方便术中加药。④两臂套上护臂套，以防电刀灼伤。让双手指稍露，有利于在术中观察末梢循环。⑤将龙门架的下半部分固定于手术床上。⑥一切准备工作就绪，卸下手术床的头板，双手抱住患者头部，调节床背慢慢抬起。为防止直立性低血压（体位性低血压），抬高速度尽量放慢直至床背呈90°为止；在体位变动整个过程中，需密切监测各项指标。如有血压下降或心率减慢等，应立即停止体位变动。⑦儿童或坐高较低者，臀下垫软方枕若干，使手术切口及消毒范围高于床背。⑧安置头架，并与固定于手术床上的下半部分龙门架连接好。⑨调整手术床，成两头高、中间凹的形状，防止因身体下滑而改变体位。⑩体位安放完毕后，再次仔细检查头架的各个关节是否拧紧，检查身体各部位是否已妥善固定；检查导尿管和深静脉穿刺管是否通畅，尿袋可挂于患者的左侧床边，以便观察术中的尿量。⑪术中密切观察生命体征变化，同时加强巡视，观察四肢有无受压、静脉回流是否畅通等。对于高颈位肿瘤需放置龙门架体位的患者，因肿瘤位于生命中枢，手术中更应密切注意生命体征的变化。⑫手术结束后患者仍需保持坐位姿势送回病房。为保证患者安全，需用宽胶布将头部固定在床头。

【手术体位物品准备】

1. 仰卧位	2. 仰卧头侧位
物品准备：头架或头圈、小方枕。	物品准备：头架、头圈、砂袋各1个。
3. 侧卧位	4. 侧俯卧位（向前俯呈135°）
物品准备：头架、大圆枕1个、中圆枕1个、方枕2个、拉肩带1个、护臂套1个、约束带1个、一块长方形宽胶布。	物品准备：头架、大圆枕1个、中圆枕1个、方枕2个、拉肩带1个、护臂套1个、约束带1个、一块长方形宽胶布。
5. 俯卧位	
物品准备：头架或头托、中圆枕3个、大方枕1个、小方枕1个、护脸减压敷料。	

6. 坐位

物品准备：龙门架一套、中圆枕 3 个、大方枕 1 个、小方枕 1 个、约束带 3 个、护臂套 2 个、方枕若干、防栓袜 1 双。

三、幕上肿瘤手术入路及手术护理配合

【麻醉方式】

全麻，气管内插管。

【手术体位】

根据病变部位采用仰卧位、仰卧头侧位、侧卧位等。

【手术切口】

根据手术部位常见切口有冠状切口、额部或额颞部切口、颞部或颞顶部切口、额顶部切口、顶枕部切口、翼点入路切口等。

【手术物品准备】

1. 器械	2. 物品
开颅手术器械包。	开颅敷料。

3. 特殊器械及物品

头架、气钻、显微镜、一次性显微镜套、明胶海绵、骨蜡、电刀、纤丝速即纱、双极电凝、负压球、生物胶水和化学胶水、弹簧剪、脑棉、枪状剪、枪状息肉钳等。

【手术配合】

1. 常规皮肤消毒铺巾。
2. 传递纱布和大圆刀给手术者做皮肤切开，传递头皮夹，夹住皮肤切口止血。

3. 传递手术刀和血管钳做锐性分离帽状腱膜下疏松组织层，以利皮瓣翻起。传递双极电凝，止血。传递湿的盐水纱布覆盖皮瓣。递皮肤拉钩或三角针粗线，以牵开并固定皮瓣。

4. 传递大圆刀和骨膜分离器，沿切口内侧切开和剥离骨膜，暴露颅骨，选择合适的钻孔部位钻孔。注意在使用气钻钻孔和用铣刀铣开骨瓣时，必须用灌洗器不断地进行冲洗，以降温及减少周围组织的损伤和减少骨屑飞溅，同时保护钻头，延长其使用寿命。准备好骨蜡止血。

5. 递两把骨膜剥离器，以利翻起骨瓣。骨瓣取下用生理盐水洗净后，用干净的生理盐水纱布包裹保存。递咬骨钳给术者，修平骨窗。硬脑膜与骨窗缘缝隙处填塞长条明胶海绵，用小圆针细线缝吊硬脑膜外层与骨创缘骨膜或腱膜。

6. 传递纱布垫铺巾，建立一个新的无菌区域。医师、洗手护士换手套。洗手护士和巡回护士给术者套好手术显微镜套，并保持无菌备用。

7. 递尖头刀、蚊式钳给术者切开硬脑膜。用脑膜剪扩大脑膜切口。将枪镊、脑棉片递给术者，以保护脑皮质。递小针细线，悬吊硬脑膜。

8. 辅助护士将双极电凝镊功率调低，洗手护士将吸引器头换成小号，准备蛇形拉钩、脑压板、枪状镊、弹簧剪或枪剪等切取肿瘤。在进行脑内操作时，洗手护士应及时擦拭双极上血痂，根据需要准备好各种尺寸的脑棉和止血纱布，用于止血。取下的肿瘤置于生理盐水中妥善保存。若肿瘤标本很小应放置在玻璃试管内，立即送验。关闭脑膜前与辅助护士一起清点脑棉，清点无误后，递小圆针细线给术者进行硬脑膜的缝合。

9. 放置负压引流管于硬脑膜外或硬脑膜下，大三角针、中线固定引流管。

10. 用钛合金连接片及螺钉进行固定游离骨瓣，也可在骨瓣周边钻小孔，然后用粗线进行固定。

11. 切口周围皮肤消毒，用大三角针、中线依次缝合帽状腱膜及皮肤。

12. 缝合完毕，再次用消毒纱布消毒切口，无菌敷料覆盖切口，网状头套包扎。

四、凹陷性骨折整复术护理配合

【麻醉方式】

全麻，气管内插管。

【手术体位】

额、顶部凹陷骨折者取仰卧位，位于颞部时取仰侧卧位。

【手术切口】

根据手术部位常见切口有冠状切口、额部或额颞部切口、颞部或颞顶部切口、额顶部切口、顶枕部切口、翼点入路切口等。

【手术物品准备】

1. 器械	2. 物品
开颅器械。	开颅敷料包。

3. 特殊器械及物品

头架、气钻、显微镜、一次性显微镜套、明胶海绵、骨蜡、电刀、纤丝速即纱、双极电凝、负压球、生物胶水和化学胶水、弹簧剪、脑棉、枪状剪、枪状息肉钳等。

【手术配合】

1. 如果凹陷骨折范围不大，程度较轻微时，可在骨折区边缘用气钻的磨钻或手摇钻进行颅骨钻孔，然后用剥离子伸入钻孔，在硬脑膜外将凹陷骨片撬起。

2. 如果凹陷骨折范围较大，可在骨折区外缘用气钻的磨钻或手摇钻钻4个孔，再用铣刀铣下或用线锯和导板锯开，取下整块骨瓣。准备螺丝及连接片将破碎的颅骨整复备用。

3. 如果是粉碎性凹陷性骨折，应将骨碎片摘除，先取出游离小骨片，再把其余骨折片摘尽。如果骨片嵌入骨折区边缘的颅骨下方，不可强拉，可在骨折区边缘用气钻的磨钻或手摇钻进行颅骨钻孔，咬骨钳围绕骨折环行咬开，使骨折区游离后整块切除。

4. 如果硬脑膜未破，色泽正常，张力不高，可不切开硬脑膜；如果情况异常，则应在硬脑膜上用小号尖刀片切一小口，探查硬脑膜下。如果硬脑膜已损伤，可通过破口用吸引器清除坏死脑组织和血肿，用双极电凝仔细止血。

五、硬脑膜外血肿清除术的护理配合

【麻醉方式】

全麻，气管内插管。

【手术体位】

额、颞、顶部硬脑膜外血肿者取仰卧位，头处正中或偏向健侧；枕部和颅后窝硬脑膜外血肿者取侧卧位。

【手术切口】

根据手术部位常见切口有冠状切口、额部或额颞部切口、颞部或颞顶部切口、额顶部切口、顶枕部切口、翼点入路切口等。

【手术物品准备】

1. 器械	2. 物品
开颅器械。	开颅敷料包。

3. 特殊器械及物品
头架、气钻、显微镜、一次性显微镜套、明胶海绵、骨蜡、电刀、纤丝速即纱、双极电凝、负压球、生物胶水和化学胶水、弹簧剪、脑棉、枪状剪、枪状息肉钳等。

【手术配合】

1. 常规消毒铺巾。

2. 开颅：见"第十三章神经外科手术护理配合"中"三、幕上肿瘤手术入路及手术护理配合"的相关内容。

3. 清除血肿，用脑压板、剥离子、吸引器等由颅顶侧向颅底侧逐步清除硬脑膜外血肿，直至显露硬脑膜，寻找出血点，用双极、脑棉止血。

4. 用小号尖头刀片在硬脑膜上开一小口，然后用生理盐水冲洗硬膜下。如无血性液体流出，脑压不高，用小圆针、细线严密缝合；如有血性液体流出，用脑膜剪 U 形剪开硬脑膜寻找出血点，进行止血。脑压较高或脑组织搏动不良，可取筋膜进行减张缝合，并悬吊硬脑膜。

5. 视情况行去骨瓣减压。

6. 逐层关颅。

六、硬脑膜下血肿清除术的护理配合

【麻醉方式】

全麻，气管内插管。

【手术体位】

额、颞、顶部硬脑膜下血肿者取仰卧位，头处正中或偏向健侧；枕部和颅后窝硬脑膜下血肿者取侧卧位。

【手术切口】

根据手术部位常见切口有冠状切口、额部或额颞部切口、颞部或颞顶部切口、额顶部切口、顶枕部切口、翼点入路切口等。

【手术物品准备】

1. 器械	2. 物品
开颅器械。	开颅敷料包。

3. 特殊器械及物品
头架、气钻、显微镜、一次性显微镜套、明胶海绵、骨蜡、电刀、纤丝速即纱、双极电凝、负压球、生物胶水和化学胶水、弹簧剪、脑棉、枪状剪、枪状息肉钳等。

【手术配合】

1. 常规消毒铺巾。

2. 开颅：见"第十三神经外科手术护理配合"中"三、幕上肿瘤手术入路及手术护理配合"的相关内容。

3. 暴露硬脑膜，用小号尖头刀片在硬脑膜上开一小口，放出部分血肿，待颅压降低后用脑膜剪剪开硬脑膜，以防迅速切开硬脑膜，引起大块脑组织膨出及急速移位造成的损伤。

4. 翻开硬脑膜，用吸引器吸除脑皮质表面的血肿，用双极电凝止血，吸除挫伤坏死的脑组织，寻找出血点，并彻底止血。

5. 逐层缝合切口。

七、慢性硬脑膜下血肿钻孔引流术的护理配合

【麻醉方式】

1. 基础麻醉加局麻	2. 全麻
适用于神志清楚的患者。	适用于气管内插管，神志不清或无法配合手术的患者。

【手术体位】

仰卧位，头偏向健侧，头部略高，以头圈固定。

【手术切口】

根据影像学资料选择标记手术切口，一般以血肿最大层面上血肿最厚处为中心进行钻孔或细孔钻颅。

【手术物品准备】

1. 器械	2. 物品
钻孔引流包。	开颅敷料包。
3. 特殊器械及物品	
脑室外引流管、骨蜡、明胶海绵等。	

【手术配合】

1. 常规消毒铺巾。

2. 用大圆刀划开头皮，双极止血，用乳突拉钩拉开。

3. 用大圆刀切开骨膜，用刀柄或骨衣撬分开骨膜，暴露颅骨。

4. 用手摇钻在血肿相应部位的颅骨上钻孔，用脑棉、骨蜡对骨缘上的出血点止血。

5. 用蚊式钳、小号刀片切开脑膜，见陈旧血肿涌出将引流管置入血肿部位，并以生理盐水冲洗；用破皮器在手术切口旁开一小孔，将引流管从中穿出皮外，用大三角针和中号线将引流管固定在头皮上，然后接闭式引流袋。

6. 用小圆针和细线缝合脑膜。

7. 用大三角针缝合皮肤切口，以敷贴覆盖伤口。

八、开放性颅脑外伤的手术护理配合

【麻醉方式】

全麻，气管内插管。

【手术体位】

根据受伤部位的不同相应地采取平卧位、俯卧位或侧卧位。一般采取头略高位。

【手术切口】

根据影像学资料确定手术入路。

【手术物品准备】

1. 器械	2. 物品
根据受伤部位不同相应地准备开颅手术器械包或者脑脊柱特殊器械包。	开颅敷料包。

3. 特殊器械及物品

头架、气钻、显微镜、一次性显微镜套、明胶海绵、骨蜡、电刀、纤丝速即纱、双极电凝、负压球、生物胶水和化学胶水、弹簧剪、脑棉、枪状剪、枪状息肉钳等。除此之外，还需准备过氧化氢溶液、甲硝唑溶液。

【手术配合】

开放性颅脑外伤，在进入手术室前应先在急诊室进行头部皮肤破损处的紧急清创，并缝合皮肤伤口，然后再进入手术室进行手术处理。

1. 清创术

（1）逐层由外至内冲洗伤口，去除脑表面的异物、血块、碎骨片等。

（2）清洗完毕后，严格消毒、铺巾。更换手套和器械。

2. 扩创术

应在直视下进行。

（1）各层严密止血。

（2）吸除挫伤脑组织，尽量保存正常脑组织和血管。

（3）清除术野内的异物，对位于脑深部的异物，一般不宜强行取出。

（4）合并脑内血肿者，应清除。

（5）一般缝合硬脑膜，将开放性脑挫伤转为闭合性。

（6）修整颅骨缺损，缝合各层头皮，皮下引流 24~48 小时。

九、颅后窝肿瘤手术入路护理配合

【麻醉方式】

全麻，气管内插管。

【手术体位】

根据病变部位采用侧卧位、俯卧位或坐位。

【手术切口】

　　根据手术部位常采用正中线直切口、旁中线直切口、钩状切口、倒钩形切口。以最典型和最常用的枕下正中切口颅后窝开颅术为例说明手术入路及手术配合。

【手术物品准备】

1. 器械	2. 物品
开颅手术器械包、脑脊柱特殊器械包。	开颅敷料包。

3. 特殊器械及物品
头架、气钻、显微镜、一次性显微镜套、明胶海绵、骨蜡、电刀、纤丝速即纱、双极电凝、负压球、生物胶水和化学胶水、弹簧剪、脑棉、枪状剪、枪状息肉钳等。

【手术配合】

　　1. 常规皮肤消毒铺巾。

　　2. 传递纱布和大圆刀给术者切开皮肤。用头皮夹做切口止血。

　　3. 传递单极电刀给术者切开肌层，沿正中白线操作，可减少出血。传递骨膜剥离器给术者做向两侧分离附着于枕骨的肌肉及肌腱，显露寰椎后结节和枢椎棘突，递双关节乳突拉钩、梳式拉钩给术者以牵开肌层。用双极电凝镊或电刀止血。

　　4. 递颅骨钻或磨钻给术者在一侧枕骨鳞部钻一孔，并用鼻甲咬骨钳扩大骨窗，向上至横窦，向下咬开枕骨大孔，必要时咬开寰椎后弓。

　　5. 重新铺消毒巾，建立一个新的无菌区域。医师、洗手护士换手套。洗手护士和巡回护士套好手术显微镜套，并保持无菌备用。

　　6. 用尖头刀、脑膜剪剪开脑膜，并用双极电凝止血。用小圆针细线悬吊和牵开硬脑膜。

　　7. 显露颅后窝结构。

　　8. 肿瘤切除并止血后，洗手护士清点器械及脑棉，确认无误后用小圆针细线缝合硬脑膜。

9. 放置负压引流管，用粗线、大三角针或 0 号可吸收线，严密缝合枕下肌肉、筋膜。中线、三角针缝合皮下组织和皮肤。

10. 切口再次用消毒纱布消毒，传递敷料覆盖切口，用网状头套包扎。

十、经鼻蝶入路垂体瘤切除手术护理配合

【麻醉方式】

气管插管，全麻。

【手术体位】

患者取平卧位，肩下垫一方枕，头部后仰 15°~20°（如果后仰角度不够，会导致暴露不全，影响手术视野；如果后仰角度过大，则在手术操作中容易造成手术视野误导，而误入前颅底），头圈固定。

【手术切口】

一般根据习惯选择左侧或右侧鼻腔入路，如肿瘤生长明显偏向右侧或左侧，则分别选择左侧或右侧鼻腔入路，即选择肿瘤生长偏向的对侧鼻腔入路，经单鼻腔蝶窦入路。

【手术物品准备】

1. 器械	2. 物品
小垂体包，小垂体特殊包。	开颅敷料包。

3. 特殊器械及物品

小垂体双极、小垂体电刀头、枪状显微剪、宝石刀、长柄磨钻、液状石蜡（石蜡油）、金霉素眼膏 2 支、麻黄碱 3 支、棉球及明胶海绵若干、5ml 注射器 1 支、庆大霉素 2 支、膨胀海绵、医用生物蛋白胶、医用化学胶。

【手术配合】

1. 常规消毒。

2. 铺巾：用1块手术巾和1块包布（手术巾在上）垫于患者的头下，以开刀巾包裹患者的头面部，毛巾钳固定，仅暴露口鼻部，再按常规铺巾。

3. 用血管钳和剪刀剪去薄膜，暴露鼻腔。

4. 用短枪状镊、中号吸引器头、短扩鼻器和安尔碘棉球消毒鼻腔后，给予干棉球拭干。

5. 塞入2块麻黄碱脑棉于鼻腔内，收缩鼻甲以减少术中出血（高血压患者不宜）；将相对污染的短枪状镊、中号吸引器头、短扩鼻器及剪薄膜时用的剪刀和血管钳放置在一边。

6. 辅助移去手术灯，将手术显微镜推至适当的位置，并连接显示器。

7. 将鼻镜插入鼻腔后，打开。传递的鼻镜应处于合闭状态，并涂上液状石蜡（石蜡油），以防损伤鼻黏膜。

8. 用电刀U形切开右侧鼻中隔黏膜，用鼻镜钝性折断骨鼻中隔，推向左侧鼻道，用单、双极电凝止血。

9. 重新调换鼻镜，暴露蝶窦前壁。

10. 给予髓核钳及鼻甲咬骨钳咬开蝶窦前壁，直径约1.2cm×1.2cm。

11. 递双极电凝、枪剪剪除蝶窦黏膜，直接暴露鞍底。

12. 在鞍底中央用平凿凿开一小骨窗，并以鼻甲咬骨钳扩大骨窗，直径约1.0cm×1.0cm；用枪状息肉钳钳夹骨蜡及脑棉进行止血。

13. 用钩刀或宝石刀做十字形切口，切开鞍底硬脑膜。用双极电凝扩大硬脑膜切口，用刮匙和枪状息肉钳摘除肿瘤。因手术标本一般较小，故应立即送病理，以免遗失。

14. 手术结束前，仔细止血，检查有无脑脊液漏，并用明胶海绵填塞。如有脑脊液漏，可取大腿外侧或腹部的皮下脂肪，用生理盐水冲洗，后用纱布拭干，加医用耳脑胶填塞，封闭脑脊液漏口。

15. 取出鼻镜，用涂有液状石蜡（石蜡油）的剥离子将鼻中隔向右侧推至正中，放入涂有金霉素眼膏的膨胀海绵于鼻腔内，加入适量的生理盐水使膨胀海绵膨胀以压迫止血（如为带通气道的膨胀海绵则需剪去一头），鼻腔填塞物一般于术后36~48小时拔除。

十一、经眶上锁孔入路垂体瘤切除手术护理配合

【麻醉方式】

全麻,气管内插管。

【手术体位】

取仰卧位,用 3 点 Mayfield 头架固定。

【手术切口】

皮肤切口位于眉弓上,起于眶上孔或眶上切迹,止于颧突前方眉弓的外侧缘。

【手术物品准备】

1. 器械	2. 物品
开颅器械。	开颅敷料包。

3. 特殊器械及物品	
显微枪剪、显微息肉钳、眼帘拉钩、双关节乳突拉钩、显微剪刀、垂体刮匙(45°、90°长、90°短)。颅骨钛钉及工具一套、医用生物蛋白胶一套、医用化学胶。	

【手术配合】

1. 常规消毒铺巾。

2. 用大圆刀切开皮肤,分离皮下组织显露额肌筋膜和颞肌。在颞上线处切开颞肌筋膜约 2cm,骨膜下分离用眼帘拉钩牵拉肌肉以显露颞区。

3. 准备用骨膜剥离器剥离骨膜,气钻和 5B 磨钻头在颞窝眶缘上方钻孔做宽 3.5cm、高 2cm 的游离骨瓣。用生理盐水冲洗滴注。

4. 取下骨瓣后,用 3.5B 磨钻磨除额窝骨窗缘的内板、蝶翼和颅前窝底不规则的骨棘,以增加视野。用小号尖头刀和脑膜剪将硬脑膜半弧形切开,并翻向眶部,小圆针细线悬吊。

5. 手术显微镜下，用显微剥离器先行外侧裂蛛网膜分离，游离额叶，然后吸出侧裂池和颈动脉池的脑脊液，显露大脑中动脉和颈内动脉。

6. 用显微剥离子分离肿瘤，双极电凝电灼周围的血管，再用显微剪刀剪断，准备脑棉止血，用取瘤钳取出肿瘤。

7. 清点脑棉无误后，用无菌生理盐水冲洗，用小圆针细线缝合硬脑膜，钛钉固定骨瓣，3-0 吸收线缝合额肌筋膜，4-0 可吸收线做皮内缝合。

十二、颅内硬脑膜动静脉瘘手术护理配合

【麻醉方式】

全麻，气管内插管。

【手术体位】

根据需要采用不同体位。以仰卧位为例，患侧肩下垫一小枕，头向对侧倾斜 30°~45°，床头抬高 10°~20°，头架固定。

【手术切口】

根据 DAVF 位置的不同，设计合理的切口，用记号笔做好标记。

【手术物品准备】

1. 器械	2. 物品
开颅手术器械包。	开颅敷料包。

3. 特殊器械及物品

除需准备幕上肿瘤手术所需器械及物品外，尚需准备钛夹和钛夹钳、微型剥离子、微型枪剪或弹簧剪、临时阻断钳、临时阻断夹、可调节吸引器管、多普勒血流测定仪等。

【手术配合】

1. 开颅时注意在翻开骨瓣时要小心,因为硬脑膜上充满了动脉化的静脉血管,应及时用明胶海绵、脑棉压迫,以减少出血,用双极电凝镊将出血处逐一电凝止血。

2. 用小号尖头刀、脑膜剪剪开硬脑膜,用小圆针 0 号线悬吊硬脑膜在骨窗缘上。

3. 在显微镜下解剖侧裂,将额叶牵开,改换蛇形脑牵开器,用脑棉保护显露的额叶眶面,用双极电凝镊、微型的剥离子、弹簧剪或枪剪切开蛛网膜。将双极电凝镊电流调小,在低电流下电凝并切断从大脑皮质回流至上矢状窦的桥静脉。对大的供血动脉可用钛夹夹闭或临时阻断夹暂时阻断,以防大量失血。若术中突发出血,器械护士应沉着冷静,立即更换粗号吸引器头,必要时准备两路吸引器,及时准备好临时阻断夹、钛夹、明胶海绵、脑棉予以备用。用微型的剥离子逐步分离,直到暴露出 DAVF。

4. 找到瘘口,用双极电凝镊电凝引流瘘口的软脑膜静脉,再切断。用多普勒超声血液探测仪检查血流速度和方向,比较和确认脑膜静脉切断前后的颜色、流速和血流方向。

5. 生理盐水冲洗手术野,清点脑棉无误后按常规关颅。

十三、颅内动脉瘤手术护理配合

【麻醉方式】

全麻,气管内插管。复杂性或难治性动脉瘤可加用亚低温麻醉。

【手术体位】

仰卧位,患侧肩下垫一小枕,头向对侧倾斜 30°~45°,头架固定,上半身略抬高。

【手术切口】

颅内动脉瘤的开颅手术治疗,首先得做一个头皮切口。额颞部弧形切口,也称翼点入路切口是最常用的切口。

【手术物品准备】

1. 器械	2. 物品
开颅手术器械包。	开颅敷料包。

3. 特殊器械及物品

除同"幕上肿瘤手术入路及手术护理配合"外，准备显微持针器、显微剪刀、显微镊、显微持针器、微型剥离子、微型钩子、神经剥离子、7-0无损伤缝线、3-0可吸收线、8-0至9-0的血管缝线。还有施夹钳、各类动脉瘤夹、临时阻断夹、可调节吸引器管、多普勒超声血流探测仪、两路吸引器及罂粟碱溶液。

【手术配合】

1. 开颅手术方法同幕上或幕下肿瘤手术方法。以下以额颞开颅为例予以介绍。

2. 剪开脑膜时，辅助护士协助开放已留置的腰穿引流，放出脑脊液，进一步降低颅压，有利于术野暴露，同时换上可调节吸引器，由主刀控制吸力大小。

3. 辅助护士协助安放手术显微镜，在手术显微镜下经蛛网膜下隙游离动脉瘤。在外侧裂浅静脉的额叶侧，用小号尖头刀切开蛛网膜，用微型剥离子、微型钝头钩子、小枪剪和弹簧剪逐步进行剥离。当侧裂完全开放后，用蛇形拉钩将额和颞叶轻轻拉开，脑压板下要垫脑棉以保护脑组织。

4. 分离和暴露动脉瘤：解剖动脉瘤前应先暴露其供血和回流的血管和神经结构并加以保护。游离载瘤动脉的近端和远端，然后暴露瘤颈，最后才暴露瘤体。用微型钝头钩子，微型剥离子分离瘤颈，探出一个通道，利于动脉夹通过。

5. 夹闭动脉瘤：辅助护士协助将双极电凝功率调小。当瘤颈较宽不能直接夹闭时，可在低电流下用双极电凝镊将瘤颈电烙变细，然后再夹闭。当动脉瘤粘连较严重，瘤壁较薄时，可暂时阻断载瘤动脉，然后再夹闭。瘤体较大时，可先用注射器抽吸瘤体血液，等瘤体缩小后再行夹闭。对巨大型动脉瘤、梭形动脉瘤可先行血管重建术（搭桥），用显微器械8-0至9-0血管缝线缝合，以减少载瘤动脉结扎引起的脑缺血并发症，建立良好的侧支循环。根据需要选择合适的动脉夹,传递时动脉瘤夹要沾水,然后由洗手护士握住施夹钳的颈部传递。张开瘤夹的叶片,伸到瘤颈的两侧,然后缓慢夹闭。瘤颈夹闭后,应检查动脉夹的位置是否满意。如动脉夹位置不满意应取下重放,直至满意。用多普勒超声血液探测仪探测血流,证实载瘤动脉通畅。

6. 用含 3%罂粟碱溶液的小棉片湿敷载瘤动脉 5 分钟,解除血管痉挛。用不同规格的止血纱布、明胶海绵、脑棉妥善止血。用含庆大霉素溶液的生理盐水清洁手术野。清点棉片、缝针、器械。

7. 按常规关颅,辅助护士协助拔出留置腰穿装置,并用小敷贴覆盖穿刺点。

十四、脑动静脉血管畸形手术护理配合

【麻醉方式】

全麻,气管内插管。

【手术体位】

根据 AVM 的部位、大小选择合适体位(卧位、侧卧位或坐位)。

【手术切口】

额叶 AVM 可采取大型额颞切口和额部冠状切口;颞叶 AVM 位于颞极的病变采取翼点入路,颞后部者采用耳上马蹄形切口;顶叶 AVM 采用顶部切口;枕叶 AVM 采用枕部切口入路,或根据病变发展向相应方向扩大切口。

【手术物品准备】

1. 器械	2. 物品
开颅手术器械包。	开颅敷料包。

3. 特殊器械及物品

除需准备幕上肿瘤手术所需器械及物品外，尚需准备钛夹和钛夹钳、微型剥离子、微型枪剪或弹簧剪、临时阻断钳、临时阻断夹、可调节吸引气头。

【手术配合】

1. 开颅步骤：见"第十三章神经外科手术护理配合"中"三、幕上肿瘤手术入路及手术护理配合"的相关内容。

2. 剪开硬脑膜：辅助护士根据需要调节双极电凝功率，洗手护士递双极电凝镊给术者。电凝硬脑膜与皮质粘连及硬脑膜于 AVM 沟通的小血管，显微剪刀剪断。在显微镜下，用小号尖头刀、微型弹簧剪将蛛网膜锐性剪开，在低电流下用双极电凝镊小心剥开蛛网膜，递脑棉加以保护，确定 AVM 的部位。

3. 围绕病灶用微型剥离子、弹簧剪、可调节的吸引器头逐步分离，沿病变与脑组织的分界线呈圆锥状进入，用脑压板将两侧界面轻轻拉开，解剖供血动脉，用双极电凝镊电凝后切断或钛夹夹闭后切断。分离畸形血管团。

4. 结扎和切断主要引流静脉：当病灶与周围脑组织分离和主要供血来源阻断后，在靠近病变处，将引流静脉用双极电凝后切断，并完整地摘除 AVM。

5. 彻底止血：脑组织创面严密止血，用不同规格的明胶海绵、脑棉、止血纱布、双极电凝妥善止血。

6. 生理盐水冲洗手术野，清点脑棉无误后按常规关颅。

十五、脑室腹腔分流术护理配合

【麻醉方式】

全麻，气管内插管。

【手术体位】

仰卧位，头侧向健侧，患侧肩下垫一小枕或小砂袋，头圈固定。

【手术切口】

标记右额发际内小马蹄形切口，颈部和胸部皮下隧道及剑突下正中长约 5cm 的切口。

【手术物品准备】

1. 器械	2. 物品
脑室腹腔分流包。	开颅敷料包、开腹敷料包。

3. 特殊器械及物品
脑棉 10 块、钝头皮下隧道通条、明胶海绵、骨蜡、7 号粗线、脑室腹腔分流管 1 套。

【手术配合】

1. 消毒头部、颈胸腹部皮肤，铺无菌巾，贴无菌保护膜。

2. 用大圆刀做一小马蹄形切口，用双极电凝镊止血，乳突牵开器牵开，骨膜剥离器剥离骨膜。在颅骨切口中央，用手摇钻进行钻孔，剥离子清除骨屑，咬骨钳扩大骨窗，骨蜡止血。

3. 辅助护士将分流装置拆封，洗手护士应将其浸泡于含有庆大霉素溶液的生理盐水中。

4. 用双极电凝镊电灼硬脑膜，十字或丁字形切开硬脑膜，取分流管脑室端，导丝支持下穿刺侧脑室前角，退出导丝即见脑脊液流出。将分流管固定于支架内，再用小圆针细线固定于骨膜上。

5. 用长的血管钳沿皮下扩张切口，取带芯的钝头皮下通条自额部切口沿皮下深层经耳后、颈部向剑突下切口处剥离。在形成皮下隧道时，辅助护士应将垫在肩部的小砂袋取出，通条在穿过胸锁关节处皮下时，其末端应向上挑起，以免损伤深部血管。胸部皮下组织不要太薄，以免局部皮肤坏死或感染。

6. 用小号尖头刀在剑突下做正中切口，并逐层分离。用双极电凝镊止血，暴露腹膜。

7. 通条于剑突下穿出，退出针芯，在通条头端用粗线固定，将通条退出。将丝线从皮下隧道内引出，连接分流管的远端，然后将分流管从额部切口经皮下隧道引至剑突下切口，将分流管近端连接阀门。安装分流管前，先检查分流管装置是否通畅，以及阀门内要充满液体。如使用可调压的分流管，应事先调节好阀门的压力。

8. 分流阀放在头皮切口外侧方，应注意阀门上箭头应指向脑脊液流出方向，并用丝线固定。分流管末端置于腹腔内，按压阀门可见分流管远端开口孔中有脑脊液流出，再次证明引流装置通畅。

9. 用双极电凝镊、明胶海绵、脑棉止血。冲洗手术野后，分层缝合头，腹部伤口依次缝合腹膜、腹肌、皮下组织和皮肤。用无菌敷贴覆盖。

十六、脊髓肿瘤手术护理配合

【麻醉方式】

全麻，气管内插管。

【手术体位】

俯卧位，颈椎手术可取坐位。

【手术切口】

常采用后正中切口（切口一般应包括病灶上、下各 1~2 个椎板，长度依据病变范围而定）。

【手术物品准备】

1. 器械	2. 物品
开颅手术器械包、脑脊柱特殊器械包。	开颅敷料包。

3. 特殊器械及物品
显微持针器、显微剪刀、显微息肉镊、神经剥离子、7-0 无损伤缝线、3-0 可吸收线。

【手术配合】

1. 常规消毒铺巾。

2. 传递纱布、大圆刀、电刀给术者依次切开皮肤、皮下组织及筋膜，直至棘上韧带。向两侧稍做分离，显露出棘突。沿棘突两旁切开肌筋膜。用骨膜剥离器紧贴棘突旁从骨膜下剥离棘突旁肌肉，逐个棘突剥离后，用纱布填塞止血。用椎板牵开器牵开肌肉，显露椎板。

3. 用电刀切断棘间韧带，用小号尖头刀切开黄韧带；用咬骨剪、椎板咬骨钳咬除棘突和椎板，暴露硬脊膜。

4. 用双极电凝镊彻底止血后，冲洗手术野。用消毒敷料重新铺巾，建立一个新的无菌区域。医师、洗手护士换手套。

5. 用小号尖头刀切开硬脊膜，脑膜剪扩大硬脊膜切口。用小针细线把硬脊膜切口向两侧牵开，用蚊式钳牵引。

6. 髓外肿瘤：用生理盐水棉片保护脊髓。如肿瘤较小，用小针细线牵引，将肿瘤牵至脊髓背侧。用双极电凝粘连后，以显微剪剪断取下肿瘤，用滴水双极电凝镊、明胶海绵止血。

7. 对较大的肿瘤，可用双极电凝肿瘤包膜后，切开包膜，做瘤内切除。待瘤体缩小后，再游离和摘除肿瘤。

8. 髓内肿瘤：用小号尖头刀片切开脊髓表面。用低功率双极电凝电灼血管和粘连。用显微持针器和7-0无损伤缝线悬吊脊髓软脊膜切口。

9. 分离肿瘤：用剥离子分离肿瘤与脊髓的分界处，用双极电凝电灼肿瘤周围的血管，再用显微剪刀剪断即可取出肿瘤。或用息肉钳和小吸引器头吸除肿瘤，用脑棉、明胶海绵止血。

10. 缝合硬脊膜：用双极电凝止血、无菌生理盐水冲洗。用小圆针、细线严密缝合硬脊膜。用大三角针、粗线分层严密缝合肌肉，用3-0可吸收线缝合皮下组织，用大三角针、中线缝合皮肤。

参 考 文 献

［1］赵群，陈金宝，张波. 急危重症护理学. 上海：上海科学技术出版社，2010.

［2］周丽娟，孟威宏. 专科疾病护理流程. 北京：人民军医出版社，2011.

［3］杨莘. 神经疾病护理学. 北京：人民卫生出版社，2011.

［4］徐丽华，钱培芬. 重症护理学. 北京：人民卫生出版社，2011.

［5］刘云生，袁贤瑞，方加胜. 神经外科学住院医师手册. 北京：科学技术文献出版社，2009.

［6］陈茂君，蒋艳，游潮. 神经外科护理手册. 北京：科学出版社，2011.

［7］郎梨薇. 神经外科护士临床常见问题与解答. 上海：复旦大学出版社，2010.

［8］赵世光，刘恩重. 神经外科危重症诊断与治疗精要. 北京：人民卫生出版社，2011.

［9］杨树源，只达石. 神经外科学. 北京：人民卫生出版社，2008.

［10］赵晓辉，陈海花，赵毅. 神经外科常见疾病护理流程. 北京：军事医学科学出版社，2013.

［11］周良辅. 现代神经外科学. 上海：复旦大学出版社，2013.

［12］张伟英，叶志霞. 外科护理查房. 北京：科学技术出版社，2011.

［13］曹伟新，李乐之. 外科护理学. 第4版. 北京：人民卫生出版社，2009.